U0211245

麻醉与肿瘤转移

Compendium Anaesthesia in Surgical Oncology

（荷）迈克尔·斯拉梅克（Michael Šrámek）　著

方　军　解康杰　主　译

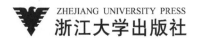

ZHEJIANG UNIVERSITY PRESS
浙江大学出版社

图书在版编目(CIP)数据

　　麻醉与肿瘤转移 /（荷）迈克尔·斯拉梅克著；方
军,解康杰主译. — 杭州：浙江大学出版社，2021.8

　　书名原文：Compendium Anaesthesia in Surgical
Oncology

　　ISBN 978-7-308-21200-7

　　Ⅰ. ①麻… Ⅱ. ①迈… ②方… ③解… Ⅲ. ①麻醉—
关系—肿瘤转移—研究 Ⅳ. ①R614②R73—37

　　中国版本图书馆 CIP 数据核字(2021)第 052955 号

浙江省版权局著作权合同登记图字：11—2021—079

麻醉与肿瘤转移

（荷）迈克尔·斯拉梅克（Michael Šrámek）　著

方　军　解康杰　主　译

责任编辑	张　鸽
责任校对	季　峥
封面设计	续设计－黄晓意
出版发行	浙江大学出版社
	（杭州市天目山路 148 号　邮政编码 310007）
	（网址：http://www.zjupress.com）
排　　版	杭州朝曦图文设计有限公司
印　　刷	浙江省邮电印刷股份有限公司
开　　本	710mm×1000mm　1/16
印　　张	21.25
字　　数	453 千
版 印 次	2021 年 8 月第 1 版　2021 年 8 月第 1 次印刷
书　　号	ISBN 978-7-308-21200-7
定　　价	108.00 元

版权所有　翻印必究　印装差错　负责调换

浙江大学出版社市场运营中心联系方式：0571—88925591；http://zjdxcbs.tmall.com

《麻醉与肿瘤转移》
翻译编委会

主　　译：方　军　解康杰

副 主 译：姜慧芳　张润泽　郭文静　周惠丹

翻译编委：(按姓名拼音排序)

蔡淑女	陈　默	陈国庆	程　云	崔小英
方　军	付　霜	顾　斌	郭文静	何志健
胡慧中	胡张睿	姜慧芳	连燕虹	刘　玮
刘信毅	倪海芳	潘亚飞	解康杰	王　珂
王江玲	温鹏路	项小兵	袁俊波	张润泽
周惠丹	朱烨静	朱韵甜		

译者单位：中国科学院大学附属肿瘤医院(浙江省肿瘤医院)

皖南医学院麻醉学院

浙江省抗癌协会肿瘤麻醉与镇痛专业委员会

引　言

　　近年来，麻醉与肿瘤外科手术干预的关系，特别是麻醉对肿瘤复发可能的影响受到越来越多的关注。越来越多的证据表明，不仅外科手术干预会影响肿瘤生长和转移，麻醉药物和麻醉技术也可能会影响肿瘤的发展。由于我们一直专注于肿瘤诊断和治疗，所以通过大范围搜索文献，研究这些文献中麻醉、肿瘤外科学和患者结局之间的关系，从而在此基础上编写了本书。根据这些研究结果，我们提出意见和建议，并且尽可能将这些建议融入我们的日常工作中。为确保这些建议与时俱进，需要定期更新文献并在必要时进行修改。我们希望通过这种方式为外科肿瘤学提供最佳的治疗方案。

序言一

健康是促进人的全面发展的必然要求,是经济社会发展的基础条件,是民族昌盛和国家富强的重要标志,也是广大人民群众的共同追求。党和国家历来高度重视人民健康。党的十九大将"实施健康中国战略"提升到国家整体战略层面统筹。从全面建成小康社会到基本实现现代化,再到全面建成社会主义现代化强国,健康中国战略将在每一个阶段与整体战略紧密衔接,发挥重要的支撑作用。人民健康是民族昌盛和国家富强的重要标志。要完善国民健康政策,为人民群众提供全方位全周期健康服务。将健康中国提升至国家战略地位是国家治理理念与国家发展目标的升华,有助于促使人们关注健康,促进健康成为国家、社会、个人及家庭的共同责任与行动。习近平总书记提出"没有全民健康,就没有全面小康"的重要论断。而中共中央、国务院印发的《"健康中国2030"规划纲要》对当前和今后一个时期如何更好地保障人民健康做出了制度性安排,健康中国战略进入了全面实施阶段。

众所周知,肿瘤是影响人类健康发展的重要因素之一。恶性肿瘤术后复发和转移是临床上极为棘手的问题之一。不同的麻醉药物和麻醉方式对恶性肿瘤患者的免疫功能、肿瘤复发和转移可能有不同的影响。本书广泛搜集文献,总结文献中各类麻醉和肿瘤治疗与疾病转归之间的关系,系统地阐述了不同麻醉药物、麻醉方式对不同种类肿瘤预后的影响,以便为肿瘤手术提供丰富的麻醉策略和建议。相信读者通过阅读本书会对肿瘤麻醉有进一步的认知。希望此书能起到抛砖引玉的作用,为推进实施健康中国战略添砖加瓦。

中国科学院大学附属肿瘤医院(浙江省肿瘤医院)始建于1963年10月,是新中国成立以来最早的四所肿瘤专科医院之一。该院集肿瘤预防、医疗、科研、教学、康复于一体,承担着国家肿瘤防治重任,并着力牵头建设国家癌症区域医疗中心,在我国肿瘤防治事业中发挥着龙头作用。

浙江省抗癌协会是浙江省从事防癌抗癌的医药卫生科技工作者及热心于防癌抗癌事业的社会人士与团体自愿结成、依法登记成立的群众性、学术性、专业性、公益性、非营利性的法人社会学术团体。其宗旨是团结并广泛动员社会各界力量,大力开展防癌抗癌宣传,普及防癌抗癌知识,开发防癌抗癌先进技术,提高肿瘤防治研究水平,促进肿瘤防治科技人才的成长和提高;面向群众,服务社会;积极支持、热情指导帮助癌症患者科学康复;组织省内外科研协作;加强国内外学术交流,以促进浙江省防癌抗癌事业的发展。

在中国科学院大学附属肿瘤医院(浙江省肿瘤医院)、浙江省抗癌协会的大力支持和所有译者的共同努力下,本书得以出版,并为肿瘤防治事业尽绵薄之力。

浙江省抗癌协会秘书长

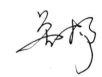

序言二

　　随着麻醉学与围手术期医学的发展和进步,肿瘤患者的转归也越来越多地受到麻醉医生们的关注。近年来,麻醉药物、麻醉方法,以及神经系统与肿瘤的互相作用已经成为麻醉领域的研究热点之一。

　　近些年来,随着肿瘤研究的深入,越来越多的证据表明肿瘤还会受到机体神经系统的调控,神经系统可以通过直接、间接等多种途径调控肿瘤的发生、生长及转移等。麻醉药物可通过神经、炎症、免疫等方式与肿瘤实现交互作用,参与炎性反应和免疫调节,进而影响肿瘤进展和转归。

　　该书作者迈克尔·斯拉梅克是荷兰安东尼文赫克医院麻醉学和重症监护医学教授,他搜索了近年来麻醉与肿瘤相关的大量文献,总结了麻醉、肿瘤治疗与患者结局之间的关系,为肿瘤手术临床麻醉提供了意见和建议。该译著团队在原著者授权下将其译为中文,以飨读者。

　　该书分两个部分共十一章,第一部分所阐述的内容涵盖麻醉药物对各类肿瘤的影响,麻醉药物对头部、喉部和颈部、胸部、消化道、泌尿生殖系统、皮肤、软组织、肌肉和骨骼、神经内分泌等的恶性肿瘤的影响,以及麻醉药物对肿瘤微创治疗的影响。第二部分根据第一部分进行了总结,提出肿瘤手术的麻醉建议,分析和制定适合肿瘤手术的各类麻醉方案。

　　该书观点新颖,内容实用,有助于麻醉医生了解麻醉与肿瘤转归之间的关系,为制定肿瘤手术最合适的麻醉方案提供依据。

中华医学会麻醉学分会副主任委员
上海交通大学医学院附属仁济医院麻醉科主任
中国科学院大学附属肿瘤医院(浙江省肿瘤医院)特聘主任
中国科学院基础医学与肿瘤研究所神经－肿瘤互作研究中心主任

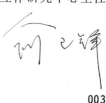

目　录

第一部分　麻醉与肿瘤转移研究进展

第二部分　肿瘤麻醉建议

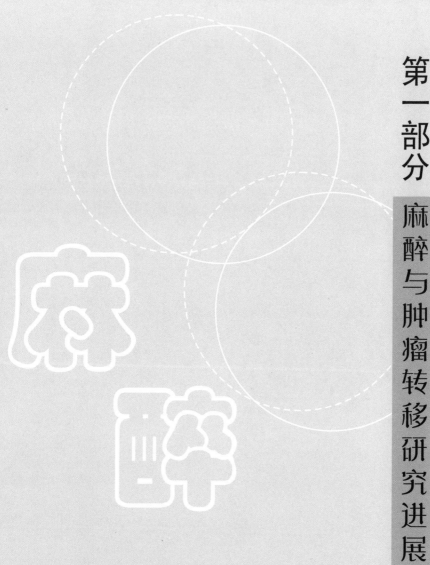

第一部分

麻醉与肿瘤转移研究进展

第一章　绪　论

随着人口老龄化的发展,癌症发病率显著升高。精准的诊断可使患者得到早期治疗,从而提高患者的生存率。由于每种肿瘤都有其特异性,所以未来的治疗将着重于研究癌细胞的 DNA 突变,使特异性的个体治疗成为可能。这将有望使更多的癌症转变为慢性疾病。

近年来,尽管医疗水平不断发展,但是手术仍然是治疗癌症的主要方式。显而易见,手术是离不开麻醉的。人们越来越多地认识到,即使是短期事件(如围手术期)也可能对肿瘤的整体治疗产生影响。目前,诸如所谓的微小残留病灶的影响、炎症的作用和各种转归,都是人们关注的重点。

关于(外科)肿瘤学更全面的背景资料,我们参考了大量可用的教科书。虽然已经归纳了许多肿瘤可能的潜在机制,但围手术期与肿瘤进展之间确切的相互作用尚未完全阐明。下文的研究结果将说明许多因素可能会产生的影响。

已有证据证明,免疫在围手术期是被显著抑制的。这种抑制是神经内分泌和细胞因子应激反应共同作用的结果[1]。免疫抑制是一个复杂的、多因素的过程[2]。Lewis 等证明疼痛本身能够促进肿瘤的生长[3]。此外,Bar-Yosef 等也已经证明疼痛会导致肿瘤转移增加[4]。

大型手术所造成的应激反应会抑制机体细胞免疫并持续数天[5]。Coffey 等也证实,在大型手术后,机体体液免疫保持相对完整,而细胞免疫抑制的峰值出现在术后第 3 天左右[6]。因此,可以认为免疫抑制的程度取决于手术对组织损伤的程度。腹腔镜检查的免疫抑制程度低于开腹手术[7]。小鼠的动物研究表明,手术所造成的应激增加会加剧肿瘤转移[8],并通过抑制肿瘤特异性 $CD8^+$ T 细胞而降低生存率[9]。

治疗癌症不属于麻醉医生的职责范围。然而,在围手术期内,麻醉医生发挥着关键作用。本书旨在综合科学文献,尤其侧重于围手术期过程对癌症生长和复发的影响。通过综合分析,我们希望提供一个合理的指导原则,并且利用这一指导原则为肿瘤手术中采取的特定麻醉技术和麻醉剂做出合理的选择。

阿姆斯特丹的荷兰癌症研究所 Antoni van Leeuwenhoek 医院提出男性和女性患者人群最常见的肿瘤分别为前列腺癌和乳腺癌。

除了确保患者尽可能地进行手术外,麻醉医生还可以通过以下方式确保患者接受肿瘤学围手术期护理:①抑制内部和外科应激反应;②选择最合适的麻醉技术;③选择最合适的麻醉剂;④避免体温过低。

疼痛和手术除了在抑制机体的免疫系统方面会造成影响外,还可能对肿瘤形成的过程产生影响。有迹象表明,手术期间使用的麻醉剂和药物可能会加快肿瘤进展和癌症复发[10-13]。在 Snyder 和 Greenbery 的文章中,他们清楚地概述了肿瘤转移的发病机制,健康机体的免疫系统对肿瘤细胞的反应,以及手术对机体内源性防御机制和肿瘤转移所造成的影响[11]。

麻醉剂和麻醉技术可以在很多方面影响肿瘤的进程,原则上都围绕着内源性免疫与肿瘤之间的平衡突变(肿瘤生长以及转移能力)。

1. 内源性细胞免疫

自然杀伤细胞(NK 细胞)在细胞免疫中发挥着重要作用[14]。研究表明,NK 细胞活性较低的患者恶性肿瘤发生率较高[13]。应激(包括手术应激)可导致应激诱导的 NK 细胞活性下降[13]。动物研究表明,NK 细胞活性降低可导致肿瘤快速增长[15]。Page 等表明,术后疼痛仅作为大鼠手术肿瘤增强效应的介质[16]。白细胞介素-2(IL-2)和干扰素-γ(IFN-γ)是 NK 细胞活性的重要激活剂。细胞毒性 T 细胞也参与免疫,其主要假说是主动免疫在肿瘤转移中发挥着重要作用(从微小残留病灶开始)。

2. 肿瘤细胞增殖和血管生成

血管表皮生长因子(VEGF)和前列腺素 E_2 是肿瘤细胞增殖和血管生成过程中的重要介质。吗啡已经被证明具有促血管生成的作用。在动物研究中发现,吗啡可以促进乳腺肿瘤的生长[17]。

我们研究了围手术期常用药物及其对细胞免疫的影响,以及肿瘤细胞增殖与血管生成的关系。如表 1-1 所示,大多数这些药物的使用会导致 NK 细胞活性和(或)NK 细胞数量的降低。这一发现在多大程度上具有临床相关性,将在后文中讨论。我们惊奇地发现,所有研究过的局部麻醉药都没有对 NK 细胞的活性产生影响[18]。然而,在体外环境下,它们对肿瘤细胞的增殖和肿瘤生长具有抑制作用。

表 1-1　围手术期常用药物

药物	对肿瘤宿主的免疫功能的潜在影响
硫喷妥钠	降低 NK 细胞活性和数量（AM）
丙泊酚	降低 NK 细胞数量（AM）
吸入麻醉药	通过 NK 细胞毒性抑制干扰素刺激（AM） 减少人类 NK 细胞数量 *
氧化亚氮	与促进肺转移和肝转移相关（AM） 对人类结直肠癌手术结果无影响 抑制造血细胞的产生（对于肿瘤细胞可能具有重要性）
局部麻醉药	利多卡因：体外抑制肿瘤细胞增殖 罗哌卡因：体外抑制肿瘤细胞生长
吗啡	抑制细胞免疫，包括 NK 细胞活性（AM 和 HM）
芬太尼	抑制 NK 细胞活性（HM）
曲马多	刺激细胞免疫，包括 NK 细胞活性（AM 和 HM）
COX-2 抑制剂	表达抗血管生成和抗肿瘤特性（AM）
S-氯胺酮	降低 NK 细胞活性和细胞数量（AM）

AM：动物实验

HM：人体模型

* 与局部浸润切除恶性黑色素瘤相比，预后更差（来自 Snyder 等[11]）。

丙泊酚

丙泊酚是临床常用的静脉麻醉药物。虽然已知丙泊酚具有保护性的抗氧化特性，但可能是由于血红素加氧酶（HO-1）的作用，所以其对癌症的影响不太清楚。在一些研究中，丙泊酚的使用对癌症具有潜在的不利影响。例如，Garib 等证明丙泊酚可以通过激活 GABA 增加乳腺癌细胞的迁移[19]。也有研究报道丙泊酚通过抑制人类结肠癌细胞的侵袭而具有保护作用[20,21]。

丙泊酚对不同肿瘤的不同效应，使得科学家开始研究丙泊酚的不同治疗作用。

Zhang 等发现丙泊酚的使用与胆囊癌细胞增殖和侵袭的增加有关（呈剂量依赖性）。这一发现可以用丙泊酚抑制细胞凋亡和增加侵袭能力来解释[22]。Song 等表示丙泊酚通过促进细胞凋亡表现出抗癌作用[23]。Su 等证实，丙泊酚可以有效抑制人卵巢上皮癌细胞的增殖并诱导细胞凋亡[24]。Zhang 等证明丙泊酚通过抑制人肝癌细胞的生长而表现出抗肿瘤作用[25]。Wang 等表示丙泊酚通过下调 microRNA-221 的表达来抑制胃癌细胞的增殖和侵袭[26]。此外，丙泊酚还被报道通过上调 microRNA-133a 的表达来抑制胰腺癌细胞的增殖和侵袭[27]。Yang 等声称丙泊酚可以抑制非小细胞肺癌低氧诱导因子 1α 的积累和肿瘤侵袭性[28]。Wu 等认为丙泊酚能够通过抑制 N-甲基-D-天冬氨酸（NMDA）受体，抑制脂多糖诱导的促炎细胞因子和促炎性酶在小胶质细胞中的表达[29]。Wang 等总结了丙泊酚对癌症的调节特性及其相关机制[30]。

一项前瞻性研究探讨了丙泊酚、异氟烷和安氟醚对癌症患者 IL-8 和 IL-10 水平的影响，这篇研究认为，与异氟烷和安氟醚相比，丙泊酚是一种更好的麻醉剂。与异氟烷和安氟醚相比，丙泊酚可以进一步抑制血清 IL-8 分泌，并促进 IL-10 分泌。换句话说，抗炎细胞因子分泌的增加和促炎细胞因子分泌的减少，使手术炎性应激反应减弱[31]。

有趣的是，Ammar 和 Mahmoud 报道称，与七氟烷相比，丙泊酚可以减小择期腹主动脉瘤修补术后的肾损伤。在这项前瞻性随机研究中，与七氟烷组相比，丙泊酚组术后尿内肾脏特异性蛋白和血清促炎性细胞因子的浓度显著降低。换句话说，与七氟烷麻醉相比，丙泊酚对开放性主动脉瘤修复术后肾缺血/再灌注损伤具有更强的保护作用[32]。

吸入麻醉药

对于使用吸入麻醉药对肿瘤的影响，各项研究结果显示均不太明确。尽管有一些证据表明卤类吸入麻醉药对脏器缺血具有保护作用[33]，但体外研究表明异氟烷和七氟烷对 NK 细胞活性均有间接的抑制作用。据悉，七氟烷可以影响包括 IL-1β 和 TNF-α 在内的细胞因子的释放[34,35]。此外，Kawaraguchi 等表示结肠癌细胞可受异氟烷的保护。相应的保护机制被认为是通过获得性抵抗相关肿瘤坏死因子的凋亡实现的[36]。

Miyata 等研究了丙泊酚麻醉诱导后异氟烷维持全身麻醉，从而对犬外周血淋巴细胞中 NK 细胞活性的影响。他们报道，在麻醉后 24 小时内，NK 细胞活性显著下降；直至麻醉后 120 小时，NK 细胞活性才恢复到基线值[37]。Zhang 和 Shao 证明异氟烷通过激活 Akt-mTOR 信号通路，促进非小细胞肺癌的增殖、迁移和侵袭[38]。Wei 等表示，5% 的七氟烷可以诱导 A549 肺泡上皮细胞凋亡，导致细胞活力下降，凋亡小体增加，DNA 完整性受损和细胞凋亡蛋白酶水平升高 43%[39]。Zheng 等比较了异氟烷、七氟烷和地氟烷对小鼠神经炎症反应和认知功能的影响。他们的研究结果显示，异氟烷、地氟烷麻醉可减少神经炎症反应和认知障碍[40]。关于吸入麻醉药对肿瘤的影响,我们缺乏足够的研究。根据一项对黑色素瘤患者的大型回顾性研究发现,与仅使用局麻药相比,使用吸入麻醉药可使患者生存率降低[41]。相反,Lindholm 等的研究显示,七氟烷麻醉患者的新发恶性疾病的发生率并未增加,并且在这项研究中发现七氟烷麻醉的持续时间和深度与恶性疾病的发病率无关[42]。

Wigmore 等的一项回顾性试验,比较了使用吸入麻醉药和静脉麻醉药的癌症患者的术后长期生存率。他们的研究结果表明,麻醉药品的使用方式与患者的生存期之间存在关联。使用吸入麻醉药的患者生存期(3 年)低于静脉麻醉药[43]。Ecimovic 等的体外研究表明,七氟烷可促进雌激素受体阳性[ER(+)]的乳腺癌细胞的增殖、迁移和侵袭;然而对于雌激素受体阴性[ER(−)]的乳腺癌细胞,七氟烷促进癌细胞增殖和迁移,但不促进侵袭。但是,所观察到的增殖、迁移和侵袭效应较小,且不具有剂量相关性[44]。Huang 等利用强有力的证据表明,不应将异氟烷应用于前列腺癌手术,该结果与使用丙泊酚相反。体外实验表明,暴露于异氟烷的前列腺癌细胞系(PC3)增殖、迁移等恶性肿瘤相关的特征增强,对化疗药物的耐受性增加。另一方面,丙泊酚的应用使得一部分癌细胞的恶性活性减弱[45]。

Jaura 等研究发现,在原发性乳腺癌手术中,相比于丙泊酚麻醉联合椎旁神经阻滞镇痛,七氟烷麻醉联合阿片类镇痛可以更大程度减少 ER(−)乳腺癌细胞的凋亡。这项前瞻性随机临床试验是让 ER(−)的乳腺癌手术患者接受七氟烷麻醉联合阿片类镇痛或丙泊酚麻醉联合椎旁镇痛,再抽取患者血液,并将血清暴露于 ER(−)MDA-MB-231 细胞中,使用仪器 ApoLive-Glo Multiplex Assay 测量细胞凋亡数。基于这些结果,他们得出结论:麻醉方法可能会以某种方式影响血清组成,并通过这种方式影响癌细胞凋亡,从而影响肿瘤的转移[46]。

与这项研究不同,也有科学家通过试验研究得出相反的结果。Muller-Edenborn 等表示,七氟烷和地氟烷可抑制结直肠癌细胞的体外迁移[47]。这种抑制作用是由嗜中性粒细胞减少基质金属蛋白酶-9(MMP-9)释放引起的。Liang 等通过研究肺癌细胞,也报道了类似的结果[48]。与其他吸入麻醉药相比,在接受细胞减灭术的卵巢癌患者中使用地氟烷可改善无瘤生存率。尽管如此,Marana 等表示在腹腔镜手术时,地氟烷和七氟烷会产生不同的应激反应。他们对腹腔镜手术治疗良性卵巢囊肿的患者进行了研究,根据他们前瞻性随机研究的结果,与七氟烷麻醉相比,地氟烷麻醉导致儿茶酚胺、肾上腺素和去甲肾上腺素的释放增加[49]。然而,这两种物质都不影响血浆 IL-6、CRP 和血糖水平。目前这些发现的临床意义尚不明确。关于吸入麻醉术后镇痛需求，Fassoulaki 等表示，在七氟烷、地氟烷或丙泊酚麻醉下进行腹式子宫切除术，术后 24 小时的阿片类药物消耗量和疼痛评分没有差异[50]。

笑　气

氧化亚氮，又称笑气。试验研究发现，笑气既可以降低嗜中性粒细胞的功能，又可以减少单核细胞的增殖。一项对小鼠的研究表明，使用氧化亚氮可增加癌细胞的肺转移和肝转移[51]。然而，在另一项关于结直肠癌的研究发现，手术后随访患者 4～8 年，65％使用氧化亚氮的患者未见更高的癌症复发率[52]。

局部麻醉剂

局部麻醉剂（简称局麻剂），如利多卡因和罗哌卡因，在体外试验中能抑制癌细胞的增殖和生长[53]。利多卡因在人舌癌的体外研究中表现出明显的抗肿瘤作用[54]，同时有其他研究也证实了这些发现[55,56]。引人注目的是，Piegeler 发现与酯类局部麻醉剂相比，只有酰胺类局部麻醉剂才具有这些抑制特性[57]。

然而，必须提到的是，Lirk 等利用在体外培养的乳腺癌细胞证明，利多卡因和罗哌卡因可以使脱氧核糖核酸去甲基化，而消旋布比卡因无此功能[58]。甲基化的减少已经被证实可以使肿瘤抑制基因再次激活，从而抑制肿瘤生长。在这种观点下，提倡在外科肿瘤术中行局部区域阻滞技术时，考虑使用罗哌卡因，而不使用布比卡因。这些"抗炎"作用被认为是独立的钠通道的抑制作用。Lucchinetti 等声称利多卡因、罗哌卡因和布比卡因都可以减少间质干细胞增殖。此外，罗哌卡因对细胞分化、肿瘤发生和转移有关的多个转录程序均有负面影响[59]。

Chang 等证实，利多卡因和布比卡因可诱导人乳腺癌细胞和甲状腺癌细胞的凋亡[60,61]。Xuan 等认为，布比卡因通过激活卵巢癌内源性和外源性的凋亡途径，具有直接的"抗癌"特性，即减弱细胞活力及抑制细胞增殖和转移。在前列腺癌患者体内，布比卡因仅通过内源性途径显示出这些抗癌特性[62]。Ramirez 等报道，在利多卡因的临床相关浓度范围内，通过释放裂解颗粒来增强 NK 细胞的体外功能[63]。此外，他们还声称利多卡因在不同的实验环境中均可激发 NK 细胞的功能。因此，Cata 和 Ramirez 建议可以在围手术期使用利多卡因，从而减少手术对 NK 细胞的影响[64]。对进行癌症手术的患者，Chamaraux-Tran 和 Piegeler 支持将静脉注射利多卡因作为围手术期麻醉方案的一部分，因为这一措施在降低癌症复发和进展的风险方面具有潜在的重要性[65]。Le Gac 等证明利多卡因和罗哌卡因可引起肿瘤细胞的基因表达谱发生深度变化,这将引起细胞抑制和诱导细胞凋亡[66]。

与之不同,Bundscherer 等声称只有高浓度的罗哌卡因或布比卡因才对体外结肠和胰腺癌细胞表现出显著的抗增殖潜力[67]。Gonzalez 和 Altermatt 系统荟萃分析了静脉注射利多卡因对疼痛及术后恢复时间的影响,得出结论:静脉注射利多卡因对疼痛和住院时间并没有相关临床上的差异,但是可能可以预防术后恶心呕吐[68]。

关于慢性疼痛的管理,Yousefshahi 等根据文献回顾发现,利多卡因静脉注射和利多卡因贴剂在治疗几种慢性或神经病理性疼痛综合征方面是有效的、安全的。因此,在手术中使用利多卡因可能可以预防部分慢性术后疼痛综合征的发展[69-70]。

Hahnenkamp 等通过研究发现硬膜外麻醉可能减少术后并发症和缩短术后恢复时间,改善接受重大手术患者的预后。总而言之,硬膜外麻醉可能的益处包括减少心脏并发症、加快胃肠功能的恢复、提高患者舒适度、降低肺功能障碍的发生率、改善凝血功能、减少炎症反应等。然而,具体的作用机制尚不清楚,可能与局部麻醉剂从硬膜外腔再吸收有关。因此,作者认为患者如果不能或不愿意接受硬膜外镇痛,那么局部麻醉剂的全身应用被认为是预防术后及围手术期并发症的一种新的方法[71]。当然,这种假设还需要进一步的研究结果来证实。

Picardi 等发现局部麻醉剂会影响人体中性粒细胞功能,不依赖钠通道阻滞,由此表现出显著的免疫调节作用[72]。

阿片类药物

围手术期和长期使用阿片类药物对细胞和体液免疫均有明显的影响[73,74]。这些影响包括 NK 细胞活性下降、免疫刺激细胞因子的产生、吞噬能力和抗体的产生[75]。实验发现,吗啡具有呈剂量依赖性地抑制大鼠 NK 细胞毒性作用的能力。而这种抑制作用对纳洛酮敏感。这就意味着通过使用纳洛酮,可以消除吗啡的抑制作用[76]。对小鼠乳腺癌的研究显示,给予吗啡导致小鼠血管生成增加,加快肿瘤生长[17]。吗啡的这种作用可以通过给予塞来昔布而消除,并且不影响其镇痛作用[77]。

在动物和人类研究中已经证实,阿片类药物也能抑制术后 NK 细胞的细胞毒性。在给予大剂量阿片类药物(芬太尼)时,这种效应似乎可以持续很长一段时间。值得注意的是,阿片类药物对 NK 细胞的抑制作用可以被人重组 IL-2

完全逆转，也可以被人 IFN-α 和 IFN-β 部分逆转[78]。在接受开腹手术的大鼠的研究中，Page 等证实了手术前给予吗啡对免疫的抑制作用比在手术后期给予吗啡少。这一现象通过术前给药可早期抑制疼痛相关的神经内分泌反应来解释。这也可以理解为预防、早期抑制与疼痛相关的神经内分泌反应。该发现可以被认为是一种预防机制[79]。

Grace 等证明使用吗啡治疗腹部手术引起的疼痛，实际上是延长了患者感知疼痛的时间。吗啡和手术共同可引起神经系统胶质细胞的兴奋，这种兴奋继而导致额外的疼痛信号被发送到周围神经。同时，吗啡可与脑胶质细胞中的受体结合，即阿片诱导的 Toll 样受体 4（TLR4）。TLR4 激活可启动促炎性细胞因子和趋化因子的释放，从而对经典阿片受体介导的镇痛效应具有拮抗作用[80]。

虽然已有证据表明阿片类药物对抑制由外科手术引起的炎性应激反应发挥了有利的作用，但越来越多的证据表明阿片类药物也可能通过免疫调节产生不利的影响。

Xie 等的研究结果显示，吗啡可以改变小鼠的循环蛋白水解酶谱，从而改变肿瘤微环境，对癌细胞的迁移和侵袭产生功能性的后果[81]。

Cata 等的回顾性研究报告中显示，术中阿片类药物的使用与 I 期非小细胞肺癌患者的总生存率降低有关，但与 II 期或 III 期患者的总生存率没有关系[82]。

Maher 等还提出非小细胞肺癌患者术后最初 4 天增加阿片类药物的剂量与高复发率之间呈正相关[83]。

Owusu-Agyemang 等回顾性研究了围手术期使用阿片类药物对接受腹腔热灌注化疗的青少年的生存率的影响，结果显示阿片类药物的使用与复发率或总生存率没有显著相关性[84]。

Grandhi 等做了系统回顾，研究吗啡在体外模型中的使用与血管再生与转移的关系。他们的结论是吗啡与血管生成和转移有潜在的因果关系。其可能的致病机制包括免疫抑制、促炎症反应和促血管生成[85]。

基于他们的研究结果，Lennon 等在人肺癌中发现，μ-阿片受体（MOR）激活对阿片类药物以及对生长因子诱导的增殖、迁移和上皮间质转化（EMT）可能有直接的影响[86]。研究结果表明，一方面，外周 μ-阿片受体拮抗剂甲基纳曲酮呈剂量依赖性地抑制表皮生长因子所诱导的人肺癌细胞的增殖和迁移；另一方面，吗啡可以促进人肺癌细胞的增殖和侵袭。这些发现均已被先前的研究所证实[87]。此外，他们还发现，疼痛和炎症可通过 MOR 的 P 物质反式激活促进癌细胞的上皮间质转化（EMT）。

上皮间质转化(EMT)和间质上皮转移(MET)是导致癌症转移一系列事件中的关键成分。该论点在 Thiery 和 Yao 等的论文中得到了很好的阐述[88,89]。EMT 和 MET 被定义为上皮表型和间质状态之间的细胞表型。实体肿瘤的进展涉及 EMT 的空间和时间上的变化,这使肿瘤细胞获得侵袭性和转移性。一旦间质肿瘤细胞成功地扩散,它们就会发生反向变化。换句话说,EMT 被认为是从良性到浸润性癌的初始转化所必需的,而 MET 对后期阶段的转移是至关重要的。诱导 MET 或 EMT 的因素是不同信号通路,这些信号通路起源于肿瘤自身的基质细胞的局部环境。诱导 MET 或 EMT 取决于信号的类型,主要受肿瘤自身的局部环境的影响。这种局部微环境还受某些细胞因子和炎性细胞的影响。

已经证实在动物模型和人模型中,原发肿瘤的切除可导致血管生成的抑制减少,并且手术之后伴随着大量细胞因子的产生,会促进血管生成和生长因子的增加,以促进伤口的愈合[90-92]。

因此,肿瘤的血管生成和增殖可能是由原发性肿瘤的相关手术引起的,这一说法并不奇怪。手术本身就可以导致肿瘤的隐匿性转移,这一假说得到了 Chang 等的研究支持。他们的研究表明,"正常伤口愈合"很可能在癌症转移中起重要作用。这是在 295 例早期乳腺癌患者的研究中发现的,与未表达创伤反应特征的肿瘤相比,表达创伤反应特征的肿瘤患者总生存率显著降低,无远处转移的患者生存率亦明显下降[93]。

据 Janku 等报告,甲基纳曲酮(FDA 批准用于治疗阿片类药物导致的便秘)通过作用于外周的 μ-阿片受体(MOR)发挥作用,它与晚期癌症患者的存活率上升有关。基于这一发现,作者得出结论,MOR 可以在癌症进展中发挥作用,并且可以针对这些受体进行癌症治疗的深入研究[94]。

关于上皮间质转化(EMT),Kim 等的研究结果表明地塞米松对细胞迁移和侵袭具有抑制作用,这种作用是通过抑制低氧条件下结肠癌细胞的上皮间质转化来实现的[95]。

一方面,越来越多的证据表明炎症在癌症的进展和复发中起着关键的作用。恶性肿瘤主要由细胞介导,从而诱发炎症及其引发的抗肿瘤反应。这种内源性防御系统在早期具有识别肿瘤细胞并产生炎性细胞因子的潜能。它们反过来吸引免疫细胞,如淋巴细胞、巨噬细胞和树突状细胞。通过这种方式,炎症反应保护机体免受肿瘤细胞的侵袭。

另一方面,炎症也在肿瘤发生转移之前就能够诱导癌变、去分化和原发肿瘤生长。在发生转移后,炎症过程有可能通过抑制细胞凋亡和增加细胞分裂

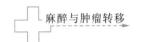

(有丝分裂)来促进肿瘤细胞的增殖[96]。

造成这一悖论的原因有哪些呢？

总体而言,手术、炎症与促进肿瘤生长机制密切相关。在手术切除肿瘤时,肿瘤细胞不可避免地在肿瘤附近释放。肿瘤细胞能否经血流转移取决于原发肿瘤附近的炎性微环境。

除了促进肿瘤细胞的传播外,炎症过程还具有促进转移肿瘤生长的能力,通过血小板黏附机制、介质合成参与这一过程。反过来,免疫细胞一方面有助于消除肿瘤细胞(利用自然杀伤细胞、细胞毒性 T 淋巴细胞以及树突状细胞来消除肿瘤细胞);另一方面,抑制免疫应答(利用 T 调节淋巴细胞、肿瘤相关巨噬细胞、中性粒细胞以及髓源性抑制细胞来抑制免疫)。逃避免疫监视的肿瘤细胞(肿瘤细胞逃逸)可能导致癌症复发或转移[97]。

有关炎症和癌症的进一步信息,我们参考 Coussens 和 Werb 的论文[98]。

环氧合酶-2 在肿瘤细胞和免疫抑制细胞(如巨噬细胞)中可以过表达。花生四烯酸通过环氧合酶途径生成的前列腺素 E_2,能够直接或间接地抑制细胞免疫,从而刺激肿瘤生长。细胞因子、白细胞介素-1β(IL-1β)、白细胞介素-6(IL-6)和肿瘤坏死因子 α(TNF-α)均具有直接抑制免疫细胞活性的能力,并促进抑制性细胞的数量及增加抑制性细胞的活性。手术造成组织损伤相关的其他因素进一步加剧了这一过程,如(去甲)肾上腺素和皮质醇的额外释放[99-100]。显而易见,麻醉本身和(或)通过抑制手术引起的炎性应激反应,有可能干扰到这些过程[101]。阿片类药物对减轻手术组织损伤有明显的作用,部分通过改变疼痛感知,部分通过减轻手术后的应激反应。因此,阿片类药物对自主防御机制具有调节作用。通过体外和动物研究表明,吗啡可以对癌症防御机制产生负面影响,但总的来说,阿片类药物一般对控制手术应激有良好的效果。因此,与围手术期使用阿片类药物相比,不使用阿片类药物的手术应激对肿瘤的演变有更不利的影响[102-104]。

曲马多

与吗啡相反,曲马多对自主免疫有不同的影响。除影响阿片受体外,曲马多也影响去甲肾上腺素和 5-羟色胺系统[105]。啮齿动物和人体经曲马多治疗后,NK 细胞的活性也随之增加。此外,外科手术能抑制 NK 细胞活性,同时也能导致肺部肿瘤的转移增加。已证实,曲马多能够预防外科手术的这两种效应。有研究发现,子宫内膜癌妇女接受子宫切除术后立即给予 100 毫克曲马多,可使 NK 细胞活性增加[106]。

非甾体抗炎药

非甾体抗炎药通过抑制环氧合酶(COX)来减少前列腺素的合成。研究证实,许多肿瘤具有分泌前列腺素的能力。这可以解释为什么在大鼠研究中COX-2 抑制剂可以同时显示出抗肿瘤和抗血管生成作用[107,108]。在另一项大鼠的围手术期环境研究中,也观察到了抗肿瘤和抗血管生成作用。本研究认为,手术引起的免疫抑制效应可以通过联合使用 β-受体阻滞剂和 COX-2 抑制剂来预防[109]。由 COX-2 抑制剂引起的有利作用被认为是前列腺素合成的结果,而 β-受体阻滞剂的使用使儿茶酚胺的释放减少,并使随后的应激反应减弱[110−112]。研究表明,COX-2 抑制剂通常具有抗肿瘤作用,尤其是双氯芬酸。Kaur 和 Sanyal 研究发现,在结肠癌患者中,使用双氯芬酸具有降低血管生成的作用[113,114]。Johannesdottir 等发现,对某些皮肤肿瘤(包括黑色素瘤和基底细胞癌)使用双氯芬酸可以起到预防作用[115]。Singh 等证实,双氯芬酸能够诱导人急性髓系白血病细胞的凋亡和分化[116]。最后,Mayorek 等研究阐明双氯芬酸在胰腺癌细胞中显示出类似的抗肿瘤作用[117]。Amanullah 等进一步研究发现,双氯芬酸可以诱导细胞凋亡,同时可能发挥其抗致癌作用[118]。Pantziarka 等根据新证据发现,双氯芬酸可能在治疗癌症中起重要作用,特别是在与其他药物联合使用时[119]。Paul-Clark 等证明,非甾体抗炎药在小鼠肠肿瘤模型中显示出显著的化学预防作用[120]。Will 等的报告显示,双氯芬酸的局部释放提高了复发性口腔癌小鼠模型的存活率。因此,抗炎因子的局部药物释放可以作为预防口腔鳞癌复发的选择[121]。Kumar 等利用纳米技术合成的萘普生(和其他非甾体抗炎药),研究发现其具有与众不同的抗癌活性。据研究发现,萘普生具备最高的抗白血病活性,是标准抗白血病药物——阿霉素的两倍多。纳米的临床应用是为了提高药物的溶解度和生物利用度[122]。Intini 等对含有一种或两种非甾体抗炎药双氯芬酸配体的新铂(Ⅱ)衍生物进行了描述,并介绍了其合成、生物效应和作用机制。据报道,这些化合物具有很强的抗增殖活性,并作为癌细胞选择性细胞毒药物,在对于顺铂耐药或 COX-2 阳性肿瘤细胞系中表现出活性[123]。根据 Aran 等报告,副炎症是一种低级别的炎症,广泛存在于人类癌症中,特别是在包含 p53 突变的癌症类型中。因此,副炎症可能是 p53 突变的驱动因素,也可以作为非甾体抗炎药治疗癌症的指南[124-128]。

值得注意的问题是,心血管疾病患者在服用双氯芬酸时应该非常谨慎。根据 Ghosh 等报道,双氯芬酸通过影响活性氧机制(造成线粒体毒性和蛋白酶体功能障碍),从而引发心脏毒性[129]。基于巢式病例对照研究的结果,Thöne 等调查发现,使用最常用的非甾体抗炎药双氯芬酸和布洛芬,即使是低累积量也会造成急性心肌梗死,其相对风险可增加至 $40\% \sim 50\%$[130]。Bryant 等也认为非甾体抗炎药可能对急性应变损伤(小鼠)的肌肉修复有直接的负面影响。因此,建议在使用非甾体抗炎药时,尤其对老年人或癌症或艾滋病患者要格外谨慎[131]。Pitt 发现一些癌症内部可产生热量,这就导致肿瘤细胞会产生比周围组织更高的温度。这被称为癌症的过度熵产生。这种过度熵产生是驱动癌症远离稳态的根本原因,因此稳态特征是最小熵。减少炎症和温度的治疗应该能够使癌症朝着静止状态发展,从而减缓癌症的进展[132]。如前所述,手术、炎症和肿瘤生长机制似乎紧密联系在一起。因此,人们试图研究一种筛查工具,以确定患者术中和术后的炎症状态,以及参与免疫应答过程的关系[133-134]。根据对 35 例结肠癌患者的前瞻性随机试验,Moselli 等认为硬膜外镇痛不仅可减轻早期和术后诱发的促炎反应,还可以减弱典型的术后免疫抑制。与静脉镇痛相比,硬膜外镇痛可能与术后并发症的发生率降低有关[135]。Bartal 等已经证明,在术前患者中,免疫学差异各不相同。换句话说,术前患者的免疫状态彼此不同。这种免疫状态差异的临床意义尚未完全清楚。然而,患者的术前免疫状态会影响身体对手术创伤的反应方式。这也适用于不同抗炎药物发挥其调节作用[136]。Forget 等认为炎症与更坏的结局密切相关,但是在单次手术期间给一种非甾体抗炎药(如双氯芬酸)就能够抵消这种不利的联系[137]。尤其在乳腺癌术后 $9 \sim 18$ 个月,预防用药可使早期复发事件降至原来的 20%。

Christopherson 等在结肠癌研究中观察到了同样的结果[138]。在非小细胞肺癌的病例中,双氯芬酸的使用与肿瘤远期无转移生存率以及患者更长的总生存期呈正相关。

Shebl 等进行了非甾体抗炎药的使用与癌症发病关系的前瞻性倾向配对队列研究。简而言之,超过 31.4 万名参与者需完成一份生活方式问卷,其中包括非甾体抗炎药使用。参与者的中位随访时间为 10.1 年。癌症发病率的信息是通过链接到癌症登记处和生命状态数据库确定的。结果显示,在随访前 12个月使用非甾体抗炎药的个体所患炎症相关癌症的风险显著降低(如酒精、感染、肥胖症和吸烟相关的癌症)。这些发现再次支持了炎症与某些癌症的风险增加有关的假设[139]。

与此相关的是,一些研究已经尝试确定生物标志物,这将使我们能够确定单个患者的免疫状态与治疗结果有关。多项研究已确定将中性粒细胞与淋巴细胞比例(NLR)可以作为一种合适的评估手段[140-164]。这些研究表明,术前高 NLR 与肿瘤更快地进展和更差的结果相关。引人注意的是,与对 NLR<4

的乳腺癌患者使用非甾体抗炎药相比,术前高 NLR($\geqslant$4)乳腺癌患者使用非甾体抗炎药的癌症复发和死亡率的相对风险降低了 50% 以上。换言之,高 NLR 且具有较高的炎性分级的乳腺癌患者,双氯芬酸抗炎治疗效果较好。该发现再次说明炎症分级与肿瘤生长之间存在关联。

此外,这也解释了为什么某些肿瘤对抗炎治疗的反应要比有些肿瘤差。与具有较高炎性分级的肿瘤相比,某种肿瘤具有较低生长率和转移潜能,并且通常具有较低的炎症分级,因此不太可能对非甾体抗炎药有反应。例如,Forget 等对 1000 例以上接受前列腺癌根治术的患者进行研究,仍不能证明抗炎治疗对他们的复发预防或生存有任何益处[165]。

基于 REDUCE 研究的结果,Vidal 等报道阿司匹林和(或)非甾体抗炎药的使用与降低高分化前列腺癌风险显著相关,但与降低低分化前列腺癌风险无关[166]。这也支持了低 NLR 肿瘤患者/低分化肿瘤抗炎治疗反应较低。相反,高 NLR 肿瘤患者/高分化癌症可能对非甾体抗炎药的治疗有反应。

简言之,肿瘤切除术中,肿瘤生长和转移取决于患者的炎症程度。此外,炎症分级似乎有预测性价值,它可以用来确定抗炎治疗在减少炎症和术后的结果上将取得多大的成功。在这个问题上,我们亦急切地等待进一步的研究结果。

然而必须提到的是,Sanchez-Covarrubias 等注意到吗啡与非甾体抗炎药双氯芬酸之间可能存在药物相互作用。他们根据研究结果得出结论,外周炎性疼痛和单独双氯芬酸治疗,均可导致脑内吗啡摄取减少[通过增加 P-糖蛋白(P-gp)外排活性]。与双氯芬酸和吗啡同时给药的动物相比,用双氯芬酸预处理的动物,吗啡镇痛明显减小[167]。但是目前这些发现的意义尚不清楚。

最后,Hooijmans 等系统性回顾和荟萃分析了止痛药治疗对实验动物模型肿瘤转移的影响。他们的研究结果表明,止痛药治疗可以显著降低肿瘤转移的数量和风险。此外,这种效应主要是因为非甾体抗炎药的作用。没有证据表明,使用任何止痛药治疗会增加肿瘤转移的发生[168]。

S-氯胺酮

S-氯胺酮是 N-甲基-D-天冬氨酸(NMDA)受体拮抗剂,越来越多地被应用来减少阿片类药物的消耗,并降低痛觉敏化和慢性疼痛的风险[169-181]。然而,强有力的证据表明,使用 S-氯胺酮会导致 NK 细胞数量减少,自主防御机制减弱。此外,发现刺激 β-肾上腺素系统与增加癌症复发和(或)转移的可能性之间的相关性[182-186]。值得注意的是,S-氯胺酮的肿瘤增强作用可以通过给予 β-受体阻滞剂来消除。这表明,不管潜在刺激机制的类型,刺激 β-肾上腺素系统都可以产生不利的肿瘤效应。疼痛、手术应激和 S-氯胺酮都会刺激 β-肾上腺素受体。如果这一假设被证明是正确的,可以考虑对接受 S-氯胺酮的外科手术患者给予 β-受体阻滞剂,以中和 S-氯胺酮潜在的肿瘤增强作用。Cheong 等进一步探讨 β-肾上腺素受体(β-AR)在低氧中的作用及其对葡萄糖代谢的影响,并且继续阐述 β-肾上腺素受体在低氧传感中的作用[187]。最后,Rains 等报道 β-肾上腺素受体在各种癌症中的表达,黑色素瘤最为强烈,β-肾上腺素受体水平较高的其他癌症有食管癌、胰腺癌、肾癌和肺癌等[188]。Salamon 等描述 Warburg 效应,这说明肿瘤细胞的主要能量来源不是有氧呼吸,而是糖酵解,即使在正常氧浓度下也是糖酵解。从有氧呼吸到无氧代谢的转变是由相互拮抗的酶、丙酮酸脱氢酶和丙酮酸脱氢酶激酶共同决定的。肿瘤细胞的厌氧代谢可以促进细胞增殖、局部组织免疫抑制以及耐受缺氧条件和代谢过程。通过转换回氧化代谢,这些效应可以逆转,例如通过丙酮酸脱氢酶激酶抑制剂。因此,作者得出结论,患有缺血性疾病的患者可能受益于这些效应。此外,β-受体阻滞剂可能提高癌症特异性患者的生存率,而非选择性 β-受体阻滞剂已被证实能促进葡萄糖氧化。因此,他们认为这里可能存在一定的联系[189]。除此之外,Malsy 等报道氯胺酮和 S-氯胺酮对胰腺癌细胞增殖和凋亡有明显抑制作用[190]。Luggya 等阐述低剂量的氯胺酮可以降低术后 24 小时血清白细胞介素-6(IL-6)的水平。然而,这种差异没有统计学意义[191]。

有趣的是,尽管不同的开放性研究描述了氯胺酮作为癌症疼痛的辅助止痛药的益处,但是 Jonkman 等通过荟萃分析仍无法得出氯胺酮可以减轻疼痛或减少阿片类药物消耗。然而,他们也认为没有足够的证据来确定氯胺酮在癌症疼痛方面是无效的[192]。

Fan 等根据随机对照试验结果得出结论,S-氯胺酮能迅速缓解新确诊的癌症患者的急性抑郁和自杀意念[193]。

除外科炎症应激反应和不同药物对肿瘤过程的影响外,围手术期的低温和输血也被认为是能够影响肿瘤进展的因素。但是,对这些因素的研究结果也不明确。Ben-Eliyahu 等发现围手术期体温过低、免疫力下降与肿瘤进展的相关性[194]。但是 Yücel 等在研究中无法证实这种相关性。因此,他们得出的结论是轻度低温不影响肿瘤复发或死亡率[195]。

关于手术中接受输血,也有不一样的研究结果。在对前列腺癌的研究中,Ness 等发现输血对癌症复发没有影响[196]。但是,Amato 和 Pescatori 在 Cochrane 数据库中发现了一些相关性的证据[197]。而 Kekre 等的结果表明红细胞储存时间对癌症复发或总生存率无影响[198]。但是,在随后的一项研究中,通过多变量分析发现,超过 6 个单位的输血与较高的癌症复发率相关。最后,Yeoh 等在前列腺癌根治术患者的回顾性研究中也未发现异体输血与全身肿瘤进展和(或)生存率之间的任何关联[199]。Carson 等报道,根据 FOCUS 随机对照试验的结果,在有潜在心血管疾病或高危老年患者中,与限制性输血策略相比,开放输血对患者死亡率并没有影响。在本研究中,老年患者(大于 50岁)有心血管疾病的病史或危险因素,髋部骨折修复术的术后 3 天内血红蛋白(Hb)浓度<100g/L,通过进行随机分组分为开放性输血组和限制性输血组。开放性输血组接受输血,以维持 Hb 水平在 100g/L(=6.2 mmol/L)或者更高;限制性输血组在 Hb 水平低于 80g/L(=5.0mmol/L)或有贫血症状时,才接受输血。显然,这项研究并没有把重点放在癌症患者,但结果表明,随访 3 年中限制性输血策略对有潜在心血管疾病的老年高危人群的死亡率并没有影响[200]。

相比之下,Bergamin 等观察到在感染性休克的肿瘤患者中,与限制性输血相比,开放输血对患者生存更有利。在这项随机双盲对照试验中,当血红蛋白阈值<9g/dL(<559mmol/L)时,予以开放输血;当血红蛋白阈值<7g/dL(<434mmol/L)时,予以限制性输血。随机化后 90 天,开放输血组的死亡率显著低于限制性输血组[201]。

Poveda 和 Nasciemento 报道,低体温与入住麻醉恢复室(PACU)的时间延长有关,但与胃肠道肿瘤患者的术中和术后输血无关[202]。

越来越多的证据表明,应激和 β-肾上腺素受体刺激可能对肿瘤的发展有影响。Yang 等阐述,慢性应激可能通过增加白细胞介素-6(IL-6)的分泌,促进胃癌的进展[203]。IL-6 在慢性应激的个体中升高,也参与肿瘤的发生和进展。Choi 等研究发现,β-受体阻滞剂可以延长癌症患者的生存时间,尤其是以手术治疗为主的早期癌症患者。在这项 meta 分析中,β-受体阻滞剂的使用与总生存率和无瘤生存率提高有关[204]。根据 Hwa 等的回顾性研究结果,在多发性骨髓瘤患者中,与不使用 β-受体阻滞剂或作用于心脏的药物相比,使用 β-受体阻滞剂可以降低疾病特异性死亡的风险和总体死亡率[205]。

Coelho 等研究了 β-受体阻滞剂对肿瘤细胞增殖的影响。基于强有力的研究证据,他们认为 β-肾上腺素受体的激活(通过多种细胞机制)调节了肿瘤细胞增殖。因此,β-受体阻滞剂可能是一种拮抗 β-肾上腺素受体的治疗方法或者 β-受体阻滞剂本身具有保护作用[206]。如果想更全面地评论肾上腺素对癌症演化的影响,我们推荐阅读 Meier,Eng 和 Krizanova 等发表的论文[207-209]。Tang 等在他们的综述中进一步研究应激过程所产生的激素、尼古丁和 β-肾上腺素受体在肿瘤细胞的增殖、凋亡、侵袭和转移中的作用[210]。Nagaraja 等强调了解

肿瘤细胞的 β-肾上腺素受体状态的重要性,以便选择最佳 β-受体阻滞剂进行潜在的辅助治疗[211]。

有趣的是,Pedersen 等报道,通过肾上腺素和 IL-6 依赖的 NK 细胞,动员主动运动,可以抑制肿瘤生长。在这项研究中,被随机分到主动跑轮运动的带瘤小鼠的肿瘤发生率和生长率降低了 60%。参与运动锻炼的小鼠,其肿瘤细胞中 NK 细胞浸润明显增加,而 NK 细胞的耗竭则会增强肿瘤生长,进而减弱运动锻炼的有益效果。肾上腺素能动员 NK 细胞,并且阻断 β-肾上腺素受体信号,减弱训练所导致的肿瘤抑制作用[212]。He 等认为,遗传变异的个体差异影响 β-受体阻滞剂的潜在抗癌作用[213]。

Rosenne 等研究了应激和手术对体内 NK 细胞毒性(NKCC)的抑制作用。结果表明,内源性和外源性的皮质酮水平升高可以抑制体内 NKCC 水平,但在某些条件下,NKCC 抑制作用继发于肾上腺素水平的变化。具体来说,皮质酮可以诱导 NKCC 抑制的发生:①不是短时间暴露于应激下,而是长期的影响;②小于肾上腺素的显著影响;③主要归因于皮质酮诱导肾上腺素和(或)前列腺素的增强作用;④通过拮抗肾上腺素或前列腺素可以完全被消除[214]。

虽然 S-氯胺酮具有刺激 β-肾上腺素受体的缺点,但如前所述,氯胺酮对抑郁症的治疗似乎有益处。Iglewicz 等研究了这种效应,并得出结论,在接受临终关怀的患者中,氯胺酮对临床抑郁的治疗是安全、有效和快速的[215]。由于该结论基于回顾性研究,所以尚需要随机、双盲和对照试验来证实。最后,Braun 等报道称,S-氯胺酮(以毫摩尔浓度计)通过线粒体途径诱导人淋巴细胞和神经细胞发生凋亡[216]。

(胡张睿　解康杰　崔小英)

第二章 头部、喉部和颈部恶性肿瘤

在头部、喉部和颈部恶性肿瘤的外科肿瘤学麻醉中，气道管理扮演着重要角色。在临床中，有很多这种类型的癌症患者需要接受气道管理。所谓的清醒纤支镜插管(FFI)可在常规或关键时刻使用。对于气道困难的患者，纤支镜插管仍然是重要手段。但是，当患者张口度≥3厘米时，可考虑用 i-Gel 管 4 号进行双肺通气。在纤支镜引导下，将 7.0 号气管导管插入 i-Gel 管中(如条件允许，可在用手术钳将气管导管固定在原位的同时，移开 i-Gel 管)。通过纤支镜，可轻松实现气管导管的正确定位。在临床上，这种方法被称为"Srámek-Keijzer 法"[217]，且被越来越多地用于不可预测的困难气道[218]。除潜在的气道困难外，头颈部恶性肿瘤手术麻醉也不同于其他类型的手术，这主要是由于神经阻滞辅助治疗在这些部位不完善。虽然颈部硬膜外麻醉有时用于治疗(慢性)疼痛，但其围手术期尚未普遍使用[219]。因此，麻醉方式常采用全身麻醉联合静脉注射止痛药。阿片类药物是麻醉的经典用药。然而，有研究表明，阿片类药物有可能降低免疫功能和减弱自主防御机制[72-85]，甚至可能促使癌症复发[74-86,220]。因此，我们应提倡在围手术期，在不减少镇痛的前提下，尽可能减少阿片类药物的使用。简而言之，旨在最大限度地减少(手术)炎症的应激反应，使对免疫功能和自主防御机制的影响最小。理论上讲，可通过与其他药物交替使用，减少阿片类药物的用量。

1.S-氯胺酮。NMDA 受体拮抗剂具有较强的镇痛作用，可减少阿片类药物的用量，并能缓解慢性疼痛和痛觉过敏[116-177,221]。

2.颈浅神经阻滞。研究表明，颈浅神经丛阻滞能够改善疼痛，并减少阿片类药物的用量[222-225]。研究表明，罗哌卡因具有比布比卡因更显著的抑制肿瘤的特性[57-58]。

3.对乙酰氨基酚和 COX-2 抑制剂联合用药[107-109]。考虑到双氯芬酸作用机制的多样性，双氯芬酸这种非甾体抗炎药可能优于其他非甾体抗炎药[118,226]。然而，应该提到的是，根据最近的研究结果，双氯芬酸对心血管疾病和(或)充血性心力衰竭的患者是禁忌的[129,131]。此外,Parzefall 等认为,喉切除术后应慎用非甾体抗炎药,因为非甾体抗炎药可以增加发生咽瘘的风险[227]。

Bhoyar 等证实颌面部肿瘤手术中应用双氯芬酸,可减少阿片类药物的使用[228]。Hiller 等发现在口腔癌症手术中,标准剂量的 COX-2 抑制剂塞来昔布可以降低围手术期环氧合酶活性,尽管降低幅度很低,但是它也降低了术后疼痛评分[229]。然而,只有少数研究侧重于麻醉对头颈部和喉部恶性肿瘤复发的影响。Merquiol 等的回顾性(倾向性匹配)研究表明,与单纯全身麻醉相比,全身麻醉联合硬膜外麻醉的喉癌和下咽癌手术患者生存率显著提高[230]。Cata 等回顾性研究术中使用阿片类药物对喉鳞癌术后复发的影响,结果表明术中阿片类药物使用与喉鳞癌复发之间的相关性较低($P=0.02$)[231]。

另外,Li 等的研究表明,连续的高位胸段硬膜外麻醉可以减轻大脑缺血后的海马凋亡和行为缺陷,并且这些保护作用与改善微循环和降低氧化应激有关[232]。他们的研究是将成年大鼠的 4 根血管阻断 15 分钟,建立局部缺血,将 0.5% 布比卡因或生理盐水通过 T_{4-5} 椎间隙建立不同的研究组,从缺血前15分钟至缺血后 24 小时或 72 小时连续输注至胸段硬膜外隙,结果表明高位胸段硬膜外麻醉可改善缺血再灌注损伤。

Seyedmajidi 等报道,与正常口腔黏膜相比,在口腔鳞状细胞癌和异型增生中发现 COX-2 高水平表达。此外,COX-2 的表达与异型增生的严重程度呈正相关[233]。Hsu 等研究表明,表皮生长因子(EGF)诱导的 COX-2 通过激活纤维蛋白信号传导途径,增强头颈部鳞状细胞癌转移。因此,抑制 COX-2 表达和活性可能是治疗 EGF 介导的头颈部鳞状细胞癌转移的潜在方法[234]。Klatka 等得出结论,COX-2 抑制可以作为喉癌患者强化免疫治疗的手段。在他们的研究中,COX-2 抑制会使 NK 细胞功能增强[235]。

Zhang 等的研究表明,硫化氢是口腔中口臭的主要原因之一,它通过激活 COX-2/AKT/ERK$_{1/2}$ 轴(以剂量依赖性方式)促进口腔癌细胞增殖[236]。这强调了炎症与口腔鳞状细胞癌之间是有相关性的。

Lee 等研究了塞来昔布对活动性舌癌患者生存率的影响。与不接受塞来昔布治疗的患者相比,接受塞来昔布联合化疗的患者具有更高的生存率。然而,两组的复发率之间无显著性差异[237]。在塞来昔布联合化疗时,对患者的生存率可能是有利的。Tang 等进行了一项荟萃分析,研究应用非甾体抗炎药、阿司匹林与头颈部癌症(HNC)风险之间的关系。研究表明,布洛芬和长期服用阿司匹林可使发生 HNC 的风险适当降低。然而,单纯使用非甾体抗炎药并不能降低发生 HNC 的风险[238]。

根据 Young 等的回顾性研究,将中性粒细胞与淋巴细胞比例(NLR)作为口咽癌放化疗独立预后因子的重要参数[155],也证实了 NLR 在喉癌中的重要性。在 Duzlu 等的回顾性研究中,喉癌患者组的 NLR 高于对照组[239]。Charles 等支持将 NLR 作为口咽鳞癌和非口咽鳞癌患者的重要预测因子,NLR≥5.0 与患者总体生存率显著降低有关[240]。Liao 等通过回顾性分析研究证实,治疗前高 NLR 是鼻咽癌患者预后不良的独立危险因素。其中,高 NLR 被定义为 NLR≥3.6[241]。根据 Wang 等的回顾性研究,全身性和局部炎性标志物,特别是 PLR 和肿瘤浸润淋巴细胞(TILs)的密度是喉鳞状细胞癌患者总体生存率可靠的预后因素[242]。Salim 等认为,NLR 是头颈部鳞状细胞癌患者生存率或复发的独立预后因素。在其回顾性研究中,高 NLR(>2.93)与总生存率降低显著相关[243]。Bobdey 等通过回顾性研究发现,治疗前较高的 NLR 和单核细胞水平是口腔癌患者预后不良的危险因素。NLR(>2.38)和单核细胞计数(≥500/mm³)与患者总生存率下降显著相关[244]。Ozturk 等认为,术前 NLR 和 PLR 可用于预测早期舌癌的局部复发[245]。Kawakita 等通过一项多中心回顾性队列研究,评估了血液炎性标记物对唾液腺癌患者的影响。结果显示,改良的格拉斯哥预后评分(mGPS)、高 C-反应蛋白(≥0.39mg/dL)和高 NLR(≥2.5)与总生存率下降显著相关。与高 mGPS 和高 CRP 相反,高 NLR 与总生存率下降并不成比例,且 PLR 与总生存率无显著相关性[246]。Haddad 等证实,NLR 对局部晚期头颈部肿瘤患者的死亡率具有预测作用。他们研究了 46 例原发性黏膜鳞状细胞癌患者放化疗后随访 12 个月的情况,结果显示,治疗前 NLR≥5.0 与总生存率下降显著相关[247]。Moon 等通过前瞻性研究中指出,放化疗前高 NLR 是头颈鳞状细胞癌患者无进展生存率、肿瘤特异性生长率和总生存率的独立预测因素[248]。Fu 等回顾性研究了晚期全喉切除患者肿瘤特异性生长(CSS)、总生存期(OS)与术前 NLR 之间的关系。结果,与 NLR<2.59 患者相比,NLR≥2.59 患者肿瘤特异性生长和总生存期显著降低。因此,他们认为 NLR 可被用作晚期喉鳞状细胞癌患者全喉切除术的 CSS 和 OS 的独立预后因素[249]。

与之不同,Chen 等认为对于口腔鳞癌并进行口腔癌切除术的患者,术前 PLR 作为预测手术愈后和总生存率的独立因素优于 NLR[250]。但必须指出,根据 Anandha 等的研究,吸烟可能会影响 NLR。他们得出结果,重度吸烟患者血脂异常,红细胞计数、白细胞计数及嗜中性粒细胞均增加[251]。有趣的是,Maruyama 等通过回顾性研究发现,NLR 是头颈部显微外科重建术后创面愈合失败的预测指标,术前中性粒细胞比例(<64.9%)、NLR(<3.5)和 PLR(<

160)与伤口愈合的失败率显著相关[252]。Katoumas 等证实,非甾体抗炎药舒林酸对口腔鳞状细胞癌具有抗肿瘤作用[253]。

根据病例对照研究,Macfarlane 等认为,非甾体抗炎药的使用与上消化道(UADT)和食管癌风险明显降低相关。然而,使用阿司匹林并不能显著降低上消化道肿瘤、头颈部肿瘤或食管癌的发生风险[254]。他们还对上消化道肿瘤患者进行了一项观察性队列研究。研究结果显示,服用阿司匹林和其他非甾体抗炎药可降低上消化道肿瘤患者的死亡率[255]。Becker 等也认同使用非甾体抗炎药与头颈部癌症风险降低相关的观点。他们通过病例对照分析发现,定期使用布洛芬与头颈部癌症风险降低显著相关,尤其是喉癌[256]。Sun 等回顾性研究了各种血液参数对鼻咽癌患者的预后影响。研究结果表明,治疗前 NLR≥2.7 和 PLR≥167.2,与无进展生存期较短相关;当 PLR≥163.4 时,与总生存率降低有关[257]。

相反,Chua 等认为,在放化疗的Ⅲ/ⅣA/B 期鼻咽癌患者中,治疗前高 NLR(≥3.0)与治疗前高 Ebstein-Barr 病毒 DNA 滴度的晚期 T-状态、N-状态及总体阶段相关;但高 NLR 与患者的总生存率、无瘤生存率、无远处转移生存率和无局部复发生存率无关[258]。Nakashima 等通过回顾性研究认为,NLR 是预测口腔鳞状细胞癌(OSCC)患者是否可以采用 5-FU 放化疗及治疗效果的重要参考因素;高 NLR 意味着病情处于晚期阶段,对放化疗反应差。NLR 对放化疗的反应是患者无瘤生存率的重要预测因素。此外,IL-6 与 NLR 和 C-反应蛋白相关[259]。Kum 等甚至认为,NLR 可用于鉴别喉鳞状细胞癌、良性病变和癌前病变。这一说法是通过对 209 例喉部病变患者回顾性研究得出的。通过审核患者的临床、组织病理学和实验室数据资料,根据组织病理学结果,将喉部患者分为良性病变组(BLL)、癌前病变组(PLL)和鳞状细胞癌组(LSCC)。三组的平均 NLR 分别为 2.12±0.86(BLL),2.32±0.68(PLL)和 3.46±1.51(LSCC)。三组间差异具有统计学意义[260]。Wong 等证实,治疗前 NLR 对喉鳞状细胞癌患者的预后具有预测价值[261]。

Kim 等认为,术前高 PLR 与甲状腺乳头状癌患者淋巴结转移显著相关[262]。Gong 等在针对甲状腺乳头状癌患者的研究中也证实了这一点。在此回顾性研究中,术前 NLR 与患者的 TNM 分期密切相关[263]。Ozmen 等也回顾性研究了 NLR 对不同类型甲状腺癌患者的预测价值。结果表明,较高的 NLR(和 PLR)预示着甲状腺球蛋白水平较高,预后较差。此外,他们认为,在预测不同类型甲状腺癌的发生方面,NLR 可能优于 C-反应蛋白(CRP)[264]。Nakahira 等指出,联合血小板计数和 NLR 监测指标可预测咽部鳞状细胞癌患者的生存期[265]。Cho 等证实，NLR 可用于鉴别甲状腺乳头状癌（PTC）、低分化甲状腺癌（PDTC）和甲状腺未分化癌（ATC）。也就是说，他们认为 NLR 可作为甲状腺癌鉴别诊断的新标准及治疗方法选择的依据[266]。

相反，Liu 等对涉及 7349 名患者的 7 项前瞻性队列研究荟萃分析得出的结论指出，NLR 升高并不是不同类型甲状腺癌病情进展的可靠指标[267]。Huang 等研究证实了治疗前中性粒细胞计数（CNC）、单核细胞计数（CMC）和淋巴细胞计数（CLC）对人乳头瘤病毒（HPV＋）和（HPV－）口咽癌患者的预测价值。他们认为，高 CNC 和高 CMC 可以独立预测不良的总生存率和无复发生存率，而高 CLC 预测 HPV 阳性的口咽癌患者的无复发生存率和总生存率较高。CNC、CMC、CLC 与 HPV 阴性的口咽癌患者预后无显著相关性[268]。

Valero 等证实，治疗前高中性粒细胞和（或）单核细胞与头颈部恶性肿瘤患者预后不良相关[269]。Turri-Zanoni 等研究表明，治疗前高 NLR 和 PLR 与晚期原发性上皮鼻窦癌患者预后不良相关[270]。

Farhan-Alanie 等的研究表明，激活全身炎性反应的格拉斯哥预后评分（mGPS）高可作为切除口腔鳞状细胞癌预后不良的预测指标[271]。改良的格拉斯哥预后评分，通过测量血清中 C-反应蛋白和白蛋白水平来计算。血清 C-反应蛋白 ≤10mg/L（相当于 mGPS 为 0 分）；C-反应蛋白 ≥10mg/L，白蛋白 ≥35g/L（相当于 mGPS 为 1 分）；C-反应蛋白 >10mg/L，白蛋白 <35g/L（相当于 mGPS 为 2 分）[272]。Selzer 等证实了，GPS 和改良的 GPS 预测系统在局部放疗晚期头颈部癌症患者中的重要性。但是在术后放疗的患者中未发现其预后相关性[273]。

Xie 等通过研究口腔癌患者术前心理问题、肿瘤组织学、血中儿茶酚胺和糖皮质激素水平得出结论，应激反应产生的激素可通过循环血液影响肿瘤微环境，从而影响口腔癌症的发生。该研究涉及 75 例患者，其中有 40 例口腔癌患者（口腔癌组）和 35 例良性口腔肿瘤患者（良性口腔肿瘤组），采用 SCL-90-修订版量表确定心理问题。结果显示，口腔癌患者的抑郁症和强迫症发生率较高，且两组患者在心理问题方面没有显著性差异，口腔癌组外周血中儿茶酚胺和糖皮质激素的平均浓度高于良性口腔肿瘤组[274]。Chang 等进行了一项涉及 2.4 万多名患者的队列研究，评估了普萘洛尔对癌症风险的影响。结果显示，经普萘洛尔治疗的患者发生头颈部、食管、胃、结肠和前列腺癌的风险明显较低。他们认为，这些结果支持普萘洛尔可降低头颈部、食管、胃、结肠和前列腺癌发生风险的观点[275]。Wei 等证实，非选择性 β-受体阻滞剂普萘洛尔在体外和体内均可抑制甲状腺癌细胞生长并诱导细胞凋亡。β_1-特异性阻滞剂阿替洛尔并无这些作用。普萘洛尔能够增强维罗非尼（Vemurafenib）的细胞毒性，并使甲状腺癌细胞对维罗非尼的细胞毒性更敏感[276]。Pantziarka 等进一步研究了普萘洛尔的抗癌作用，并指出应进一步研究与其他药物联合使用的作用[277]。Kim 等对 10414 名颈部癌症患者进行了多年的随访观察性研究，对使用 β-受体阻滞剂和其他抗高血压药物对复发率和死亡率的影响进行了调查。结果显示，血压正常患者使用 β-受体阻滞剂与特异性死亡率、竞争性死亡率和全因性死亡率显著相关。此外，使用钙通道阻滞剂会增加头颈鳞状细胞癌患者的癌症复发率[278]。

Majumdar 等认为，术前静脉注射对乙酰氨基酚可使姑息性头颈部手术患者获得良好的疼痛管理，并可以让患者提早出院。他们通过一项前瞻性、双盲和随机性研究，将 80 例姑息性头颈部癌症手术患者分为两组。对乙酰氨基酚组（P 组）患者在诱导前 5 分钟接受 1000mg 静脉注射对乙酰氨基酚，安慰剂组（F 组）患者静脉注射安慰剂，其余围手术期治疗均相同。结果显示，P 组术后 1 小时和 2 小时平均视觉模拟评分（VAS）较低。P 组需要芬太尼的量较少，给药时间延迟。与 F 组相比，P 组外科重症监护和住院时间均缩短。他们总结认为，静脉注射对乙酰氨基酚对头颈癌术后镇痛有效[279]。Wang 等对甲状腺切除术患者进行了一项前瞻性、随机和安慰剂对照试验，研究帕瑞昔布预防性镇痛对血浆应激水平和血流动力学的影响。结果表明，在麻醉前和手术后使用帕瑞昔布预防性镇痛可有效降低血浆中的应激激素（去甲肾上腺素、皮质醇和血糖）水平，并改善甲状腺癌手术患者的镇痛效果，同时对血流动力学无明显影响[280]。然而，Patel 等指出，除阿司匹林外的非甾体抗炎药和阿司匹林均不能降低甲状腺癌的发病率。在人口流行病学中发现，女性和肥胖可增加发生甲状腺癌的风险，吸烟和饮酒可降低发生甲状腺癌的风险[281]。

Bae 等根据前瞻性随机试验结果指出，机器人甲状腺手术后，切口注射罗哌卡因可减轻术后急性疼痛和镇痛需求，且无不良反应[282]。Paek 等进行了一项前瞻性的试验研究，将机器人甲状腺切除术后的应激水平与开放式甲状腺切除术后的应激水平进行比较。有趣的是，两者之间 IL-6、白细胞计数或 CRP 方面并无显著性差异。但开放手术后 VAS 评分显著高于机器人手术[283]。

Ferrell 等通过一项前瞻性随机研究报道，麻醉方法对头颈部鳞状细胞癌的形态学表达产生影响。在该研究中，使用七氟烷（联合瑞芬太尼）而非丙泊酚，可增加头颈部鳞状细胞癌中促癌蛋白标志物的表达[284]。Pintaric 等通过一项前瞻性随机对照研究比较了颈浅丛神经阻滞和颈深丛联合颈浅丛神经阻滞对微创甲状旁腺切除术患者中的效果。该研究表明，在神经阻滞起效、疼痛评分、阿片类药物用量及可能的副作用方面,颈浅丛神经阻滞都是一项很好的选择[285]。El-Shmaa 和 El-Baradey 报道,右美托咪定(静脉滴注 $1\mu g/kg$)可以比拉贝洛尔(静脉滴注 $0.25mg/kg$)更有效地减弱喉镜检查和气管插管时的血流动力学应激反应。此外,右美托咪定还降低丙泊酚麻醉诱导剂量[286]。Long 等证实,甲状腺切除术中使用右美托咪定能减少术后镇痛药的使用[287]。Abd El-Rahman 和 El Sherif 对甲状腺全切术后,切口局部滴注氯胺酮的效果做了前瞻性研究,结果表明,与肌注氯胺酮和安慰剂相比,切口局部滴注氯胺酮可以提供更好的术后镇痛效果,且副作用更低[288]。Kainulainen 等通过前瞻性、随机、双盲试验研究了地塞米松在头颈部癌症患者中对微血管重建的作用。在该项研究中,患者术前 3 天和术后使用 60mg 地塞米松,其术后颈部肿胀、重症监护室和住院时间、带管时间或气管切开方面均没有益处,并且可能延迟放疗的治疗时间。相反,这些患者的并发症可能更多,特别是感染[289]。显然,用较高剂量的地塞米松可使患者更易感染。然而,这些发现与最近发表的一项研究结果相矛盾,该文章研究了地塞米松对患者术后感染的影响。在这项倾向匹配的术后分析中,给高危非心脏手术患者使用地塞米松,术后 30 天内并没有增加切口感染或其他不良事件发生。因此,地塞米松在糖尿病或非糖尿病患者中使用应该是安全的[290]。

Schiegnitz 等前瞻性地研究了口腔癌前病变(OPL)患者、口腔鳞状细胞癌(OSCC)患者和健康人群中血清促炎性细胞因子水平。与健康人群和 OPL 组相比,OSCC 患者中促炎性细胞因子白细胞介素-6(IL-6)、白细胞介素-8(IL-8)和可溶性白细胞介素-2 受体(sIL-2R)水平显著升高。此外,更成熟的 T 淋巴结受累导致 IL-6 值更高。与具有低 IL-6 和 sIL-2R 值的 OSCC 患者相比,具有较高的 IL-6 和 sIL-2R 血清值的患者存活率较低。总之,IL-6,IL-8 和 sIL-2R 与 OSCC 密切相关,IL-6 和 sIL-2R 是评估 OSCC 患者预后的有效标志物[291]。关于选择性颈清扫术后炎性应激反应,Fan 等认为,与开放式颈清扫术相比,内镜选择性颈清扫术能够降低炎性反应和手术应激,从而减少围手术期创伤并加速恢复。他们在这项前瞻性研究中指出,内镜手术显著降低了 IL-6、IL-10、CRP 和皮质醇的释放[292]。

(项小兵　刘信毅)

第三章　胸部恶性肿瘤

第一节　肺　癌

目前关于胸内恶性肿瘤术后镇痛的研究较多。

Sun 等报道,在小鼠姑息性手术中,地塞米松通过下调低氧诱导因子 1α 和血管内皮生长因子,可以抑制术后残留 Lewis 肺癌细胞的生长和血管生成[293]。

Thakur 和 Sanyal 证明了双氯芬酸作为一种化学催化剂,通过抑制 COX-2,诱导某些类型癌症的细胞凋亡,如肺癌[294]。Moody 等报道,S-双氯芬酸可抑制非小细胞肺癌的生长,并且降低前列腺素 E_2（PGE_2）水平[295]。Li 等报告肿瘤间质液可能独立于血管生成,为肿瘤提供更好的营养,并促进肺癌中不依赖血管生成的恶性表型的发展[296]。Hou 等根据荟萃分析结果报道,选择性 COX-2 抑制剂塞来昔布联合化疗可显著提高晚期非小细胞肺癌患者的总体有效率[297]。Ling 等前瞻性研究了帕瑞昔布联合胸段硬膜外镇痛对开胸术后疼痛和应激反应的影响。利用多模式镇痛,他们得出结论,静脉给予帕瑞昔布可以改善胸段硬膜外镇痛的术后镇痛效果,进一步缓解应激反应,并可能抑制慢性疼痛的发生[298]。

Nesher 等通过研究证明,围手术期使用 S-氯胺酮不仅可以减少阿片类药物的使用,而且也可在开胸手术中发挥作用[221]。Mathews 等和 Nesher 等指出,如果开胸手术患者禁用硬膜外镇痛,则首选治疗方法是将 S-氯胺酮加入吗啡中,通过 PCA 泵给药,以减少阿片类药物的消耗并获得更好的镇痛效果,该方法未发现任何明显的副作用[299-300]。然而,Melamed 等和 Shakhar 等指出,S-氯胺酮不应被认定为一种万能药。目前,研究已证明 S-氯胺酮可诱导 β-肾上腺素系统,从而进一步抑制 NK 细胞活性,增强肿瘤作用,刺激转移的发展[182-183]。这项研究通过给大鼠注射癌细胞,随后将之暴露于不同类型的麻醉药。对接触 S-氯胺酮和硫喷妥钠的大鼠尸体进行解剖的过程中发现,其肺中有存活的肿瘤细胞(分别为因子 5.5 和 2)。相反,暴露于丙泊酚或地西泮的大鼠没有这种情况。丙泊酚和地西泮对 NK 细胞的量或活性均无影响。该发现与暴露于 S-氯胺酮和(或)硫喷妥钠的情况形成鲜明对比,S-氯胺酮和(或)硫喷妥钠均可导致 NK 细胞的数量和活性显著降低。

Yoshioka 等证实,在开胸和胸腔镜(VATS)手术中采取胸段硬膜外镇痛,可减少阿片类药物的消耗[301],并且镇痛效果更佳。但是,Helms 等发现在开胸手术中,经由外科医生放置椎旁神经导管并予以局麻药,吗啡的用量并未减少[和(或)达到更好的镇痛效果]。该发现强烈表明硬膜外镇痛存在超前镇痛效应[302]。另外值得注意的是,根据体表标志插入椎旁导管,导管定位错误率高达 50%[303]。在 VATS 肺叶切除术患者中,Kosinski 等比较了连续胸段硬膜外镇痛和经皮腔内连续椎旁阻滞的镇痛效果。他们根据随机非劣效试验的结果得出结论,VATS 肺叶切除术后疼痛是显著的,需要应用联合的镇痛技术。此外,在这类患者中,经皮腔内连续椎旁阻滞与胸段硬膜外镇痛的效果一样[304]。Mercanoglu 等通过随机双盲前瞻性试验研究了静脉使用吗啡,及硬膜外使用吗啡、布比卡因或罗哌卡因,对开胸术后疼痛管理的有效性和副作用。研究结果显示,通过硬膜外途径使用吗啡比静脉注射更有效。此外,术后后期硬膜外给予吗啡更有效,而早期硬膜外联合应用吗啡和布比卡因更有效[305]。Shah 等的结论是,术中连续硬膜外镇痛可以缩短患者在麻醉后恢复室(PACU)的时间,患者 NRS 疼痛评分较早达到出院标准。该结论基于他们对手术前放置硬膜外导管的回顾性分析[306]。Chen 等通过前瞻性和随机研究,研究了两种不同麻醉方法对肺癌切除术后细胞免疫功能的影响。结果指出,与全凭静脉全麻相比,全凭静脉全麻(TIVA)联合硬膜外麻醉对免疫系统的干扰更少[307]。Alexin 和 Khoronenko 甚至声称,使用胸段硬膜外镇痛可以显著降低肺部扩大切除术患者术后房颤的发生率(对肺叶切除患者最有效)[308]。

Özbek 等研究了对开放肺切除术患者行神经轴镇痛的额外价值。与全身麻醉相比,神经轴镇痛联合全身麻醉患者发生急性心肌梗死、肺部并发症、需要输血和机械通气的风险均较低,但是血栓的发生率却有所增加[309]。研究证实在不影响生理聚集和凝血过程的情况下,硬膜外镇痛可以防止术后即刻发生高凝状态。Ke 等进行了一项荟萃分析,该荟萃分析比较了腔镜肺外科手术患者硬膜外麻醉与全身麻醉手术时间和术后住院时间。他们的结果表明,硬膜外麻醉在手术时间方面比全身麻醉更具有优势。此外,硬膜外麻醉组在术后住院期间手术疗效更好。因此,他们得出结论,与全身麻醉相比,硬膜外麻醉可以节省手术时间和住院时间。然而，在这项荟萃分析中，硬膜外麻醉与并发症较少之间并没有关系[310]。

Dumans-Nizard 等进行了一项前瞻性双盲对照研究，评估在开胸手术患者中硬膜外使用左布比卡因对瑞芬太尼和丙泊酚用量的影响。研究结果表明，硬膜外使用左布比卡因，可使瑞芬太尼的需要量减少 1/3[311]。Chan 等报道，通过体外和体内实验证明，左布比卡因会诱导肺癌细胞扩散。相比之下，其他酰胺类局部麻醉药（包括罗哌卡因、利多卡因和布比卡因）却并未发现肺癌细胞扩散[312]。根据 Xu 等的前瞻性随机研究结果，全身麻醉联合硬膜外麻醉（CGEA）和全身静脉麻醉（TIVA）均会影响细胞免疫。然而，与 TIVA 相比，全身麻醉联合胸段硬膜外镇痛可以减弱细胞免疫。此外，CGEA 可改善术后镇痛效果。换句话说，在非小细胞肺癌胸腔镜手术患者中，胸部硬膜外镇痛联合全身麻醉可以更大限度地减弱手术应激反应[313]。根据一项前瞻性随机研究的结果，Zawar 等报道，胸段硬膜外镇痛减少了手术的应激和炎症反应，并缩短了非体外循环冠状动脉搭桥手术患者的住院时间[314]。

为了改善胸廓切开术后的术后疼痛，Gebhardt 等和 Ried 等研究了 On-Q® 导管局麻药浸润的有效性。On-Q® 疼痛缓解系统是一种非麻醉性弹性体泵，由外科医生在术中放置，可自动持续地向患者的手术部位或与神经紧密接近的部位输送局麻药，为患者提供最多 5 天的靶向镇痛（Halyard）。Gebhardt 等通过回顾性研究，在接受开胸手术的患者中比较了胸段硬膜外镇痛和 On-Q 浸润导管镇痛。结果显示，接受胸段硬膜外镇痛的患者在术后第 2 天的平均疼痛评分低于 On-Q 组患者。On-Q 组患者疼痛评分在第 1 天和第 2 天以及出院时更高。但是，On-Q 组患者平均提前 1 天出院。因此，他们得出结论，尽管 On-Q 组患者的最高疼痛评分较高，但患者整体舒适度更高，可以提前出院，从而节约成本[315]。Ried 等通过前瞻性非随机试验，研究比较了 On-Q 导管系统和胸段硬膜外镇痛在开胸患者中的应用。根据结果，他们得出结论，对于无法行胸段硬膜外镇痛的患者，肋间 On-Q 系统可为其开胸手术术后提供足够的镇痛效果[316]。尽管镇痛在节约成本方面起着重要作用，但从长远来看，对手术的炎性应激反应也可能会增加治疗费用。Engelhardt 等进行了一项回顾性研究，比较肺叶切除患者硬膜外镇痛与胸膜下镇痛的效果，尤其关注与两种镇痛技术相关的并发症。对于开胸术或胸腔镜行肺癌肺叶切除术患者，可以放置硬膜外或胸膜下导管。胸腔镜手术患者更多选择放置胸膜下导管，与硬膜外组相比，更容易发生肠道并发症。同时，硬膜外镇痛组患者更可能出现术后瘙痒症状（吗啡效应），并且患者在重症监护病房的停留时间更长，但较少使用自控镇痛泵[317]。

Miyazaki 研究小组进行了一项随机开放对照试验,评估术后早期给予普瑞巴林对肺癌术后疼痛的影响。与硬膜外镇痛和非甾体抗炎药相比,术后早期使用普瑞巴林对非小细胞肺癌手术患者没有任何有益的影响。两组患者额外的非甾体抗炎药(NSAID)使用频率相似,持续疼痛强度 NRS 评分相近,手术后 3 个月内神经性疼痛发病频率相近[318]。

Tamura 等前瞻性地比较了胸段硬膜外镇痛和术野直视下椎旁阻滞在开胸手术中的镇痛效果。他们的结果显示,硬膜外阻滞优于椎旁神经阻滞(由外科医生置入椎旁间隙)。此外,两组的副作用(如低血压)的发生率相似[319]。显然,椎旁阻滞无超前镇痛的优势。这与 Khalil 等进行的研究相一致。在他们的随机、观察者单盲、对照研究中,肺癌患者被随机分配到前锯肌阻滞(SAPB)组和胸段硬膜外镇痛(TEA)组。SAPB 组患者在拔管前行前锯肌阻滞,伤口缝合后注射 30mL 0.25% 左布比卡因,然后连续输注 5mL/h 的 1.125% 左布比卡因。在 TEA 组中,患者术前置入硬膜外导管,在拔管前予以小剂量的局麻药。结果显示,两组患者的 VAS 评分有显著差异,吗啡总用量相似。此外,TEA 组患者的平均动脉压显著低于 SAPB 组[320]。这项研究设计显然取消了超前镇痛的效应。Yamauchi 等将胸腔镜导管置入椎旁,比较连续椎旁阻滞与胸段硬膜外的镇痛效果。在这项回顾性病例对照研究中,对照组为接受胸段硬膜外镇痛的开胸手术患者;椎旁阻滞组纳入了接受椎旁阻滞(PVB)开胸手术的患者,其在开胸之前,在胸腔镜引导下将 PVB 导管经皮插入椎旁间隙。比较两组之间的疼痛效果和副作用。结果显示,术后 2 天的疼痛评分两组间没有显著差异。椎旁阻滞组患者的尿潴留发生率较低[321]。

Cata 等研究了非小细胞肺癌患者术后的不同镇痛方法对无复发生存率和总生存率的影响。这项回顾性研究显示,不同术后镇痛方法(患者自控静脉镇痛,患者自控硬膜外镇痛及联合用药)与总生存率以及无复发生存率无明显相关性[322]。Lee 等回顾性分析了椎旁阻滞对肺癌患者手术后复发的影响。他们的结果显示,PVB 与减少癌症复发无关,但 PVB 可能对肺癌患者的总体生存有益[323]。关于椎旁阻滞,Hassan 和 Mahran 通过前瞻性研究指出,将右美托咪定联合布比卡因加入 PVB,可提供更有效的镇痛作用,并可以改善胸外科手术患者的术后功能。结果显示,右美托咪定以 $0.2\mu g/(kg \cdot h)$ 持续输注,追加剂量为 $1\mu g/kg$,可显著降低术中及术后第一个 24h 阿片类药物的用量,并且咳嗽时的 VAS 评分降低,术后肺功能有所改善[324]。然而,在他们的倾向评分匹配的回顾性研究中,Cata 等报道,术中使用右美托咪定与肺癌手术后总体生存率降低相关[325]。Oh 等通过对非小细胞肺癌患者进行的回顾性研究,报道阿片类药物的使用量与复发或死亡率无关[326]。

Jones 等和 Asteriou 等表示,与 VATS 相比,开胸肺切除术患者的促炎反应更强[327,328]。该发现与之前的报道一致,表明由外科手术介入引起的组织损伤水平决定了免疫抑制程度。奇怪的是,Cata 等报道,虽然对非小细胞肺癌患者术后行硬膜外镇痛,但是患者的免疫功能并未得到保护。该结论基于他们的观察性单中心研究,该研究纳入了开胸手术后行硬膜外镇痛的 NSCL 患者。结果显示,虽然自然杀伤细胞的百分比和功能在手术后显著降低,但自然杀伤 T 细胞、T 辅助细胞和细胞毒性 T 淋巴细胞的百分比保持不变[329]。然而,Xu 等报道,手术创伤可以通过 PD-1/PD-L1 途径诱导肺癌患者的术后 T 淋巴细胞功能障碍。此外,这种功能障碍似乎与手术创伤的严重程度相关。除这种功能障碍之外,手术后 T 淋巴细胞和自然杀伤细胞的计数减少,且炎性细胞因子和应激激素的水平显著增加[330]。

有趣的是,Ju 等通过前瞻性双盲试验,研究了吸入布地奈德对肺叶切除术单肺通气患者呼吸力学和炎症反应的影响。他们根据研究结果得出结论,与吸入生理盐水相比,术前吸入布地奈德可以降低气道峰值和平台压力。此外,术前布地奈德治疗也可以降低支气管肺泡灌洗液中肿瘤坏死因子-α、白介素-1β、白介素-6 和白细胞介素-8 的浓度;但膨肺 30 分钟后,白介素-10 浓度增加[331]。

根据前瞻性随机研究的结果,Potonik 等报道七氟烷似乎对单肺通气开胸手术患者具有抗炎作用。与丙泊酚麻醉组相比,七氟烷麻醉组患者白介素-6 和术后 CRP 水平较低,两组术前和术后降钙素均在参考范围内[332]。Tian 等前瞻性地比较了七氟烷麻醉与丙泊酚麻醉对接受肺癌切除术患者围手术期炎症反应的影响。他们根据结果总结,与七氟烷麻醉相比,丙泊酚麻醉可显著降低围手术期炎症反应,缩短恢复时间,保护肺功能,减少术中不良反应的发生[333]。如前所述,Zhang 和 Shao 证明异氟烷可通过激活 Akt-mTOR 信号通路,促进非小细胞肺癌的增殖、迁移和侵袭[334]。

Sen 等前瞻性地研究了压力控制(PCV)和容量控制通气(VCV)对经皮肾镜取石术患者呼吸力学和全身应激反应的影响。结果显示,与 VCV 模式相比,PCV 模式可降低患者仰卧位和俯卧位时的气道峰值压和平台压,改善术后氧合,降低俯卧位和术后早期血液皮质醇浓度[335]。因此,麻醉期间,患者取俯卧位更适合 PCV 模式。

如前所述,Cata 等根据回顾性调查结果指出,术中使用阿片类药物与Ⅰ期非小细胞肺癌患者的总体生存率下降有关,但与Ⅱ期或Ⅲ期非小细胞肺癌患者的生存率无关[82]。Maher 等在回顾性分析中指出,术后最初 4 天内阿片类药物剂量的增加与非小细胞肺癌复发率增加相关[83]。Lennon 等也提出,Mu 阿片受体(MOR)刺激,可直接促进人类肺癌中阿片样物质和生长因子诱导的增殖、迁移和上皮间质转化。从他们的研究中发现,吗啡会促进人肺癌细胞的细胞增殖和侵袭[86]。Zylla 等回顾性研究了ⅢB/Ⅳ期非小细胞肺癌(NSCLC)患者长期使用阿片类药物,与慢性疼痛无关,与生存率降低相关。根据他们的研究结果,慢性癌症相关疼痛的严重程度或更高的阿片类药物需求与晚期非小细胞肺癌患者的生存期较短有关,与已知的预后因素无关[336]。Wang 等也回顾性评估了术后 Mu 受体激动剂对早期非小细胞肺癌患者总生存期和无病生存期的影响。他们的研究结果表明,术后阿片类药物的使用与非小细胞肺癌手术患者的总生存期和无病生存期较短有关[337]。

Kashiwagi 等比较了超声引导胸椎旁阻滞(TPVB)和硬膜外镇痛在胸腔镜手术(VATS)患者中的疗效。他们指出,TPVB 对血流动力学的影响小于硬膜外镇痛。然而,TPVB 术后镇痛效果低于硬膜外镇痛[338]。而 Kosinski 的研究小组指出,连续 PVB 与连续胸段硬膜外镇痛一样有效,可为患者提供镇痛作用[304]。Rao 等指出,罗哌卡因切口用药可能是开胸手术患者安全有效镇痛的快速途径。在他们的前瞻性随机双盲研究中,与安慰剂局部切口用药相比,罗哌卡因局部切口用药可使疼痛评分显著降低,阿片类药物消耗量下降,术后住院时间缩短,患者可早期下床活动,患者满意度高[339]。

Piegeler 等研究发现,酰胺类局部麻醉药可以抑制肺腺癌细胞迁移和炎症 Src 信号传导,此作用不依赖钠通道阻滞[57]。Wang 等研究表明,酰胺类局部麻醉药可诱导细胞凋亡,并抑制人非小细胞肺癌细胞的侵袭和迁移[340]。

如前所述,越来越多的证据表明炎症在肿瘤发展中起着关键作用。最近,一些研究结果证实,术前嗜中性粒细胞与淋巴细胞比(NLR)为某些类型癌症的侵袭性提供了重要的预后信息。正如 Forget 等所证实的那样,在乳腺癌 NLR≥4 的患者中,使用 NSAID 可使癌症复发和死亡风险较 NLR＜4 的患者降低 50% 以上。换句话说,具有高 NLR 且炎症反应较高的乳腺癌患者,大多能从双氯芬酸抗炎治疗中获益[137]。正如 NLR 所反映的,炎症程度不仅与癌症的侵袭性相关,而且与用抗炎药和(或)化疗药的有效性相关。Carus 等得出的结论是,嗜中性粒细胞指数(包括嗜中性粒细胞增高和中性粒细胞减少)能够用于鉴别高风险组的非小细胞肺癌(NSCLC)和对化疗效果不大的卵巢癌患者[341]。有趣的是,高 NLR 乳腺癌患者对抗炎药的治疗反应更好。相反,高 NLR 的非小细胞肺癌和卵巢癌患者对化疗反应效果较差。这种差异很大程度上是因为化疗药物对炎症反应的干预较少(与非甾体抗炎药相比)。事实上,很多化疗药物可促发和维持炎症反应。

作为新近验证的预后评分 LENT[胸腔积液乳酸脱氢酶,东部肿瘤协作组(ECOG)性能评分,NLR 和肿瘤类型]的组成部分,NLR 的预后价值已得到证实。Clive 等根据研究结果得出结论,用 LENT 预后评分预测恶性胸腔积液患者的生存率比单独使用 ECOG 进行预后评分更准确[342]。Huang 等发现,NLR 结合增强对比计算机断层扫描是检测非小细胞肺癌患者局部淋巴结转移的有价值的方法。据统计,增强对比计算机断层扫描与 NLR(COCT-NLR)的结合,在预测淋巴结转移方面具有 70.6% 的灵敏度和 74.9% 的特异性[343]。Cannon 等报道,对于进行立体定向放射治疗的早期非小细胞肺癌患者,治疗前 NLR 和 PLR(血小板与淋巴细胞比率)是预测存活率的重要预后指标[344]。Barad 等根据回顾性分析指出,治疗前 NLR 是鉴别预后不良肺癌患者的潜在生物标记[345]。Diem 等报道,在用单抗治疗转移性非小细胞肺癌前,高 NLR 和高 PLR 与患者较短的整体生存率、较短的无进展生存率以及较低的反应率有关[346]。Derman 等得出结论,NLR 的高水平及其进行性增加,与非小细胞肺癌患者的疾病进展、较低的总体生存率和体重减轻有关[347]。Käsmann 等则认为相反,NLR 能预测小细胞肺癌患者的预后,NLR<4 是一个独立的预测因子,能改善生存率及无转移存活率[348]。

Lan 等报道了一个单中心队列研究,他们研究了 NLR 和 PLR 对接受根治性肺叶切除术的患者的预后特性。结果显示,对于接受手术的非小细胞肺癌患者,术前 NLR 和 PLR 都是预测术后并发症及整体生存率的良好预后因子[349]。Deng 等证实了治疗前 NLR 对小细胞肺癌患者的预测价值,在他们的回顾性研究中,NLR≥2.65 是一个独立预测因子,预测更差的无进展生存期和总体生存率[350]。与此相反,Jin 等却认为,术后的 NLR 和 ΔNLR(而不是术前 NLR)可以作为独立的预后因子,能预测接受根治性切除的Ⅰ期非小细胞肺癌患者的无疾病生存期和总体生存率[351]。Sanchez-Salcedo 等报道,在肺癌筛查中,每年评估 PLR 的变化可以帮助预测肺癌进展情况[352]。Han 等报告说,PLR(而不是 NLR)是淋巴瘤激酶(ALK)阳性非小细胞肺癌患者的独立预测因子[353]。

与之相反,Kang 等认为,NLR(而不是 PLR)与预测含铂化疗方案治疗的小细胞肺癌患者的总体生存率及无进展生存期有关。在他们的回顾性研究中,高 NLR(≥4.0)的诊断与较差的疾病状态、疾病进展及治疗低反应显著相关[354]。Lee 等认为 NLR 在接受手术的非小细胞肺癌患者中有预后价值。在这项回顾性研究中,高 NLR(≥180)与无复发生存率及总体生存率降低显著相关。虽然术前炎症的发生率较高与生存率降低有关,但该研究认为非甾体抗炎药的围手术期使用并不是一项独立的预测因子[355]。Zhang 等证实,高 NLR 与非小细胞肺癌患者的总体生存率更差有关[356]。Tang 等研究了 NLR 对接受同步放化疗的局部进展肺癌患者中的预测作用。结果证实,NLR 和单核细胞计数可以作为接受抗血管生成药物及同步放化疗的 Ⅲ 期肺癌患者总体生存率的独立预测因子。但治疗前 NLR 和单核细胞计数增加与总体生存率无关[357]。Giuliani 等证实了,在接受立体定向放疗(SBRT)的肺癌患者中,治疗前高 NLR 和高单核细胞比率(MLR)的重要性。他们发现,NLR 和 MLR 与总体生存率和疾病无关性死亡密切相关[358]。在 Lin 等完成的回顾性研究中,他们得出了这样的结论,对于接受一线 EGFR 抑制剂(吉非替尼或埃罗替尼)治疗的 EGFR 突变晚期的非小细胞肺癌患者,高 NLR($\geq$3.5)水平是无进展生存期及总体生存率更差的独立预测因子[359]。Kos 等证实了 NLR 对预测非小细胞肺癌患者结局的重要性。高 NLR($\geq$3.5)被证明是不良结局的独立预测因子,同时,低预后营养指数(PNI<49.5)与更差的总体生存率显著相关[360]。PNI 根据人血白蛋白、三头肌厚度、血清转移蛋白和延迟超敏反应计算得出[361]。根据 Zhang 等的研究,术前 NLR 水平对于可手术的非小细胞肺癌患者是很好的预测因子。NLR 被认为是一个无瘤生存期及总体生存率的独立预测因子。同时他们认为,基于 NLR 水平,高危患者不能从新辅助化疗中获益[361]。治疗前 NLR 对肺癌患者生存率的预测显著性同时得到了 Takahashi 等,Xie 等和 Berardi 等研究的证实[363-365]。

与此相反,Sim 等报道称,治疗前 NLR 是接受化疗的非小细胞肺癌患者的预测因子,但却不是接受酪氨酸激酶抑制剂治疗的 EGFR 突变肺癌患者的预测因子[366]。Gu 等对 NLR 在非小细胞肺癌患者的预测意义做了个荟萃分析,并得出结论,治疗前高水平的 NLR($\geq$5.0)预示更差的总体生存率和无疾病进展期[367]。Yin 等证实,NLR 在非小细胞肺癌患者和小细胞肺癌患者中同时具有预测意义。在他们的荟萃分析中,高水平的 NLR 与两组患者的更差总体生存率均相关[368]。Shao 和 Cai 证实,治疗前 NLR 能预测复合型小细胞肺癌的复发和预后不良。在他们的研究中,高 NLR($\geq$4.15)与复合型小细胞肺癌的复发和预后不良显著相关[369]。Shaverdian 认为,对于接受立体定向身体放疗的早期非小细胞肺癌患者,治疗前高 NLR 是总体生存率不良的预测因子。除 NLR 外,高 PLR、高中性粒细胞计数和淋巴细胞减少症也是总体生存率较差的独立预测因子[370]。

Tong 等得出的结论是,系统性免疫-炎症指数(SII)是 Ⅲ 期非小细胞肺癌患者预后不良的独立预测因子,并且他们认为 SII 在预测能力上比其他炎症相关因子更强[371]。SII 的定义是中性粒细胞计数×血小板计数/淋巴细胞计数。

Gao 等报道称,非小细胞肺癌患者的术前肺功能与系统性炎症反应和预后相关。在他们的单中心回顾性分析中,术前最大肺活量(FVC)和 NLR 都与总体生存率密切相关[372]。Koh 等通过监测 NLR 与Ⅳ期非小细胞肺癌伴脑转移患者的基线和后续进展的关系,研究出了 NLR 的预测价值。与低 NLR(<4.95)的患者相比,高 NLR(≥4.95)患者的脑转移发生率显著增高。此外,在没有脑转移患者中,他们通过竞争危险分析揭示了高 NLR 患者(与低 NLR 患者相比)的后续脑转移的累积发生率较高。并且在治疗过程中,NLR 的增高与随后发生脑转移的发生率显著相关。所以,他们得出结论,NLR 是Ⅳ期非小细胞肺癌患者的脑转移和后续发生脑转移的独立预测因子[373]。Yu 等的研究纳入了7200 名患者,根据荟萃分析结果,他们认为术前高 NLR(≥4)与不良的整体生存率显著相关,尤其是在非小细胞肺癌患者中。因此,他们认为术前高 NLR可能是肺癌患者预后不良的生物标记物[374]。Choi 等对接受手术的非小细胞肺癌患者进行了一项回顾性研究,旨在调查非甾体抗炎药的术后使用和 NLR对非小细胞肺癌患者复发率和生存期的影响。他们的结果显示,酮咯酸的使用与更好的总体生存期相关(P=0.05),但与无复发生存期无关。术前 NLR(≥5.0)只与Ⅰ期非小细胞肺癌患者的无复发和总体生存率有关。酮咯酸并不是患者生存率的独立预测因子[375]。Dirican 等报道了肿瘤内肿瘤浸润淋巴细胞与 NLR 之间的联系,并证实了他们对非小细胞肺癌患者的独立预测能力[376]。Cata 等进行了一项倾向得分匹配的回顾性研究,旨在研究术中使用地塞米松对非小细胞肺癌患者术后生存率的影响。他们研究发现,术中使用地塞米松对非小细胞肺癌患者手术后无复发生存期和(或)总体生存期无显著影响[377]。同一组研究人员回顾性分析了围手术期输血对非小细胞肺癌患者术后生存率的影响。他们的研究结果显示,NLR<5.0 及围手术期无输血与死亡率降低有显著的相关性[378]。Miyazaki 等研究了格拉斯哥预后评分(GPS)对 80 岁以上并接受手术治疗的Ⅰ期非小细胞肺癌患者的预后诊断意义。他们通过研究发现,术前格拉斯哥预后评分似乎是预测术后总体生存率的有效指标,并可作为简单的手段来预测老年临床Ⅰ期的非小细胞肺癌患者的生存率[379]。Yuan 等研究认为,与术前 NLR 相比,PLR 对预测接受胸腺癌根治性切除患者的生存率更有意义。他们通过回顾性分析认为,术前 NLR>4.1 与患者的肿瘤体积增大、无病生存期和总体生存率降低有关[380]。

Song 等认为,与七氟烷吸入全麻相比,丙泊酚和瑞芬太尼静脉全麻可以减少胸科手术患者术后 3～6 个月慢性胸部术后疼痛综合征(CPTS)的发生[381]。

最后，正如之前提到的，β-肾上腺素受体激动剂对癌症的发展和(或)进展影响引起了越来越多的关注。Schuller 报告说，最近的实验数据表明，慢性应激或长期暴露于香烟烟雾中的尼古丁激动剂引起了自主神经系统交感神经分支的过度活跃，对非小细胞肺癌患者的肿瘤进展有显著影响[382]。

这些发现得到了 Jang 等研究的证实，他们在小鼠实验中证实，慢性应激通过促进肺上皮细胞的胰岛素样生长因子-2 可加重肺癌进展[383]。根据一项全国范围人群的回顾性配对队列研究，Lin 等报告说长期服用 β-受体阻滞剂与减弱肺癌和胃癌风险有关[384]。Yazawa 等声称，β2-肾上腺素受体的表达可以作为早期非小细胞肺腺癌预后的独立预测因子，β2-肾上腺素受体的表达与Ⅰ期非小细胞肺癌患者的无进展生存期较差相关[385]。Zingone 等回顾性分析研究了抗抑郁药物与肺癌生存率之间的关系，结果显示，抗抑郁药的使用与肺癌的长期生存率有关。具体来说，去甲肾上腺素、多巴胺再摄取抑制剂和三环类抗抑郁药的使用与患者的生存率提高有关。这可能是因为这些抗抑郁药作用于 β2-肾上腺素受体[386]。

然而，Numbere 等却无法证实 β-受体阻滞剂对降低肺癌风险有作用。在他们的病例对照研究中，β-受体阻滞剂与肺癌、乳腺癌、肠癌和(或)前列腺癌的风险降低没有关系[387]。同样，Yang 等和 Weberpals 等也无法证实在肺癌患者中使用 β-受体阻滞剂对结果有任何益处[388-389]。

有趣的是，Lip 等进行了一项队列研究，旨在研究抗高血压药与癌症风险之间的可能关联，他们声称地高辛和 β-受体阻滞剂的治疗能降低罹患呼吸道肿瘤的风险，而钙离子阻断剂能增加患癌的风险。噻嗪类利尿药与胃肠道肿瘤风险增加相关，而钙离子拮抗剂可以提高乳腺癌患者的生存率[390]。目前还没有研究对这些发现进行进一步的解释，可能地高辛和 β-受体阻滞剂的负性传导起了重要作用。与地高辛和 β-受体阻滞剂相比，钙离子阻断剂和噻嗪类利尿药缺乏这种负性传导作用。一些研究结果证实，正性传导活动间可能存在关联，如 β-肾上腺素受体激动可促进肿瘤生长。显然，以上论断仍需要更多的研究证实。尽管如此，Anker[391] 等报道，静息心率能用来预测晚期非小细胞肺癌患者、胰腺癌患者和肠癌患者的生存率，而血红蛋白水平和肿瘤分期不能用来预测。这项结论是根据一项平均随访期为 27 个月的前瞻性心血管研究得出的。

Lee 等[392] 进行了一项前瞻性、随机、安慰剂对照双盲试验，研究对于接受肺癌手术的中度 COPD 患者，使用右美托咪定对患者氧合和肺功能的影响。他们的结果显示，在单肺通气过程中使用右美托咪定能提高 PaO_2/FiO_2，降低通气无效腔,提高单肺通气后 30～60 分钟的动态肺顺应性。在这项研究中,右美托咪定的使用方法是在 10 分钟内输注 $1.0\mu g/kg$ 的负荷量,并在后续单肺通气过程中以 $0.5\mu g/(kg \cdot h)$ 的剂量维持用药。在他们的另一项研究中,右美托咪定组的患者在手术结束前 20 分钟输注了 $1.0\mu g/kg$ 的右美托咪定,而对照组在同一时间点输注同等剂量的生理盐水。结果,右美托咪定组(DEX)患者在术后第 1 天和第 2 天躁动发生率减低,第一秒用力呼吸容量(FEV_1)增加,而且该组的住院天数明显少于对照组。所以,作者认为术中使用右美托咪定能改善胸腔镜肺叶切除术(VATS)患者预后,并且缩短平均住院日[393]。

Bulow 等声称右美托咪定(作为麻醉辅助用药)能减少微小心肺转流的心血管手术患者的炎症应激反应。在他们的前瞻性、随机、双盲试验中,右美托咪定能减低循环中 IL-6、IL-1、TNF-α 和 TNF-γ 水平,揭示右美托咪定具有抗炎作用[394]。El-Shmaa 和 El-Baradey 报道右美托咪定能减少喉镜和气管插管的应激反应[286]。

Li 等报道胸段硬膜外镇痛能减少单肺通气的平均动脉压和平均肺动脉压。与单纯全麻相比,胸段硬膜外镇痛能显著减少动脉血氧分压和混合动脉血氧饱和度,增加肺静脉血分流[395]。

Cho 等进行了一项前瞻性随机研究,比较地氟烷联合瑞芬太尼和丙泊酚联合瑞芬太尼对接受胸腔镜手术单肺通气期间动脉血氧的影响。结果显示,与丙泊酚联合瑞芬太尼相比,在胸科手术单肺通气期间,地氟烷联合瑞芬太尼能减少动脉血氧分压[396]。

Liu 等认为,在肺腺癌手术麻醉中,与丙泊酚麻醉相比,依托咪酯麻醉对免疫功能影响较小[397]。在这项前瞻性研究中,术后 24h 的 $CD4^+$ 细胞水平在两组(依托咪酯和丙泊酚组)都较术前有显著降低,同时 $CD8^+$ 细胞水平在术后 24h 都有升高。成熟 T 辅助细胞表达了表面蛋白 CD4 所以被称为 $CD4^+$ 细胞,而 $CD8^+$ 细胞则代表了特定的细胞毒性 T 细胞。依托咪酯组的 $CD4^+$ 细胞比率比丙泊酚组高,而依托咪酯组的 $CD8^+$ 细胞水平则比丙泊酚组低。依托咪酯对肾上腺皮质功能的短暂抑制可能起到了一定的作用。

有趣的是,Zhao 等报道,对于接受肺癌手术的患者,全面的心理干预能有效缓解疼痛,增强免疫功能,提高生活质量。在这个研究中,对术后疼痛和免疫功能影响的分析持续到术后 48h[398]。

(姜慧芳　陈默　温鹏路)

第二节　间皮瘤

有关间皮瘤及其与麻醉和(或)麻醉技术关系的研究相对较少,我们只能利用下面的研究来说这个问题。

Robinson 等报道说,应用 NSAID 或者 COX-2 抑制剂,或两者都用,对接触石棉的人群间皮瘤的发生或者发展没有影响。并且,作者在小鼠模型中证实了这一发现。石棉被意外证实能够引起慢性炎症。因此,我们期望 NSAID 和 COX-2 抑制剂能抑制石棉诱发的间皮瘤[399]。

Linton 等调查了 910 名恶性胸膜间皮瘤患者的生存因素,这些患者的中位生存期是 10 个月,而更长的生存期的影响因素包括年龄小于 70 岁、女性、上皮细胞亚型、ECOG 状态和中性粒细胞和淋巴细胞比值(<5.0)[400]。

Chen 等根据他们的荟萃分析结果报道,高水平的 NLR 可能是恶性胸膜间皮瘤患者的潜在预后因子(可能与组织学相关),可以作为一种有效的临床指标,用于对患者进行分层[401]。

Yamagishi 等评估了淋巴细胞与单核细胞比(LMR)与恶性胸膜间皮瘤患者总体生存率之间的关系。同时作者比较了 LMR 与其他炎症评分在生存率预测中的价值。他们认为 LMR 是预测恶性胸膜间皮瘤总体生存期的独立指标。与其他炎症评分相比,该结果更具有预测价值[402]。

(姜慧芳　温鹏路)

第三节　乳腺癌

对于女性而言,乳腺癌是最常见的恶性肿瘤。已经发表的众多研究重点讨论了药物的围手术期使用、麻醉技术与乳腺癌的演变之间的关系。

对于这种恶性肿瘤,有证据表明外科手术和手术应激可以导致(微)转移的加速发展[403]。同时也有证据表明,(体外使用)抗炎药物(如地塞米松)可以抑制乳腺癌细胞对内皮细胞的黏附。在适当给药的情况下,可能会使转移减少。可惜的是这项研究并没有表明地塞米松达到这种效果的最佳剂量[404]。Gómez-Hernández 等证实了术前 8mg 的地塞米松可以减少乳腺癌患者术后疼痛、恶心和呕吐的发生[405]。然而,Li 等研究发现,地塞米松通过上调部分三阴性乳腺癌的 Krüppel 样因子-5 可诱发多西他赛和顺铂耐药性[406]。Bowers 等发现肥胖和超重的女性每日使用非甾体抗炎药可以减少雌激素受体-α(ER-α)阳性患者的乳腺癌复发率。根据调查,平均体重指数>30,ER-α 阳性的患者每天使用非甾体抗炎药,其复发率可以降低 52%,平均复发时间为 28 个月。具体机制可能是在肥胖患者的巨噬细胞中环氧合酶(COX-2)的表达以及前列腺素 E_2(PGE$_2$)的产生[407]。COX-2 的表达在预测乳腺癌早期复发和芳香化酶抑制剂耐药性方面的重要性,得到了 Generali 等的支持[408]。

Simonsson 等指出,乳腺癌中 COX-2 的表达取决于口服避孕药服用史、术前非甾体抗炎药使用以及肿瘤大小。换句话说,这些癌症患者的 COX-2 表达主要依赖于宿主因素和所患肿瘤的特征[409]。

Serra 等未能证实 COX-2 表达与乳腺癌亚型临床病理、肿瘤特征及预后之间存在正相关关系[410]。反过来,Cheuk 等报告说,前列腺素 E_2 受体通过下调 SLC19A3 来调节肿瘤转移[411]。De Pedro 等进行了一项 meta 分析,研究了 COX-2 抑制剂和其他非甾体抗炎药对乳腺癌风险的影响。根据研究结果,他们指出非甾体抗炎药的使用可以使侵袭性乳腺癌风险下降 20%[412]。

根据前瞻性队列研究的结果,Kim 等总结,非甾体抗炎药的使用(尤其是阿司匹林)可以降低绝经前妇女患乳腺癌的风险。此外,若姐妹中有乳腺癌患者,则本人患有乳腺癌的风险更大,这类人更可能从这种药物预防中获益[413]。Vaughan 等根据爱荷华州妇女健康研究的结果发现,服用阿司匹林可以预防老年妇女罹患乳腺癌、结肠癌、胰腺癌和卵巢癌[414]。Allen 等甚至宣称 COX-2 参与了乳腺癌患者脑脊液肿瘤细胞的生成。此外,笔者建议应该对在乳腺癌脑转移患者中使用 COX-2 抑制剂进行研究,因为 COX-2 抑制剂能够减少脑脊液肿瘤细胞数目和防止复发[415]。有趣的是,Thill 等指出,联合使用维生素 D(骨化三醇)和塞来昔布对于乳腺癌细胞系生长抑制具有协同作用[416]。

Cho 等比较了两种围手术期麻醉和镇痛对乳腺癌手术患者免疫功能的影响。在这一前瞻性随机研究中,对丙泊酚-瑞芬太尼麻醉联合术后酮咯酸镇痛(丙泊酚-酮咯酸组)与七氟烷-瑞芬太尼麻醉联合术后芬太尼镇痛(七氟烷-芬太尼组)方案进行了比较。结果显示,丙泊酚-酮咯酸组 NK 细胞(NKCC)毒性增加,而七氟烷-芬太尼组 NK 细胞(NKCC)毒性下降。因此,作者得出结论,在接受乳腺癌手术的患者中,与七氟烷麻醉相比,丙泊酚-瑞芬太尼麻醉术后酮咯酸镇痛这一方式可以更好地保留 NK 细胞功能,从而对免疫功能有良性影响[417]。

关于芬太尼的使用,Yang 等提出,警惕芬太尼在治疗乳腺癌的临床应用。在他们的研究中,芬太尼通过 Wnt/β-catenin 信号通路上调 α-1,6-岩藻糖基化,从而促进乳腺癌细胞具备干细胞特性,并且促进上皮细胞-间质细胞转换(EMT)[418]。

有趣的是,Goyal 等比较了静脉注射芬太尼和右美托咪定在乳腺癌手术中的作用。在这个前瞻性试验中,患者被随机分配到静脉输注芬太尼组[负荷剂量 $2\mu g/kg$,维持剂量 $0.5\mu g/(kg \cdot h)$]和右美托咪定组[负荷剂量 $0.1\mu g/kg$,维持剂量 $25\mu g/(kg \cdot h)$]直到手术结束。结果发现,经右美托咪定治疗的患者血流动力学更稳定,需要的麻醉剂剂量更低,并且状态恢复更好。因此,作者认为右美托咪定在乳腺癌手术中可以取代芬太尼[419]。

Hugo 等将 COX-2 的表达水平作为各种类型癌症(包括乳腺癌)生存的一个预测指标[420]。Li 等进一步阐述了 COX-2 的作用并指出,COX-2 通过在巨噬细胞和癌细胞之间触发正反馈,是促进肿瘤生长的关键因子。如我们所知,COX-2 是将花生四烯酸转化为前列腺素(尤其 PGE_2)的一种限速酶。在某些恶性肿瘤中已发现 COX-2 的过度表达(如乳腺癌),其通过刺激癌细胞增殖、抑制细胞凋亡、增加侵袭性及调节炎症和免疫功能而致癌。因此,非甾体抗炎药和非选择性 COX-2 抑制剂可以降低乳腺癌、肺癌、前列腺癌和结肠癌的发生风险[421-423]。

在肿瘤细胞中除有 COX-2 的过度表达外,肿瘤微环境也发生改变,巨噬细胞聚集。这些肿瘤相关的巨噬细胞被认为通过释放趋化因子、炎症因子和生长因子在肿瘤进展、转移和抗药性中发挥重要作用。此外,这些巨噬细胞对乳腺癌的浸润增加与预后不良密切相关[424]。越来越多的证据表明 COX-2 抑制剂是潜在的抗癌治疗药物[425]。

Maity 等根据他们的研究结果(在体外和体内异种移植模型中使用)称,阿司匹林通过诱导细胞凋亡可以阻止肿瘤细胞的生长,对预防乳腺癌有强有力的作用,但乳腺肿瘤启动细胞/乳腺癌干细胞的自我更新能力和生长也显著降低,肿瘤的形成也明显延迟[426]。

然而,Sutton 等的研究却无法证实术后非甾体抗炎药的使用是否能改善乳腺癌的预后。他们利用荟萃分析显示,使用阿司匹林和非阿司匹林非甾体抗炎药可能与乳腺癌死亡率和全因死亡率降低有关[427]。

与此不同,Dierssen-Sotos 等报告说,在他们的病例对照研究中,大多数非甾体抗炎药(除阿司匹林外)显示与乳腺癌反向关联。然而,这种效应仅限于激素阳性或 HER2 阳性癌症[428]。

Van Helmond 等进行了一项前瞻性随机对照试验,研究了围手术期 COX-2 抑制剂对乳腺癌手术后的痛觉过敏和持续性疼痛的影响。结果发现,除术后第 5 天活动疼痛减轻外,COX-2 抑制剂对乳腺癌术后的痛觉过敏和持续性疼痛没有明显的影响。因此,作者认为 COX-2 抑制剂在预防乳腺癌术后痛觉过敏和持续性疼痛方面的价值有限。因此,中枢敏化可能在持续术后疼痛中起作用[429]。

正如之前 Forget 等所报道的,即使在乳腺癌手术中只使用一种非甾体抗炎药(比如双氯芬酸),也能使早期癌症复发下降 83%。非甾体抗炎药的治疗效果在中性粒细胞-淋巴细胞比(NLR)高的患者中可以有明显体现。NLR 越高,乳腺癌复发率越低。换句话说,炎症程度越高,非甾体抗炎药治疗效果越好,从而强调了炎症与(乳腺)癌之间的关系[137]。

Nakano 等强调了 NLR 的重要性。根据回顾性分析结果,他们认为 NLR 是日本乳腺癌妇女生存的独立预后因素[156]。与较低的 NLR 相比,较高的 NLR 预示更坏的结果。有趣的是,作者还表示,体重指数较低的患者 NLR 明显更高。对于这一发现,我们无法给出一个直接的解释。Lee 等还回顾性研究了乳腺癌患者围手术期 NLR 对预后的意义。他们对超过 3100 例患者分别评估了术前、术后 1 周及术后 1 个月的 NLR 水平。结果显示,在术后第 1 周高 NLR(>5.2)与较高的乳腺癌特异性死亡率有显著相关性。因此,作者认为术后即刻的 NLR 是乳腺癌患者的重要预后标志[430]。Krenn-Pilko 等认同术前 NLR 作为乳腺癌患者预后因素的重要性。然而,在他们的研究中,高 NLR(≥3.0)与无病生存率更差有关,但与总体生存率更差无关[431]。根据 Li 等随机研究结果,对于接受乳腺癌改良根治术的患者,非甾体抗炎药帕瑞昔布能够通过抑制其术后 NLR 的升高,抑制炎症反应,提高乳腺癌患者的免疫功能[432]。Koh 等证实,对于雌激素受体/孕激素受体(ER/PR)阳性和人表皮生长因子受体-2(HER-2)阴性亚型接受新辅助化疗的乳腺癌患者,NLR 是无复发生存率和总生存率的独立预后因素[433]。Orditura 等回顾性倾向评分匹配分析的结果,证实了高 NLR 与早期乳腺癌患者的预后较差显著相关[434]。Ulas 等报道,在 HER2 阳性接受赫赛汀治疗的早期乳腺癌患者中,治疗前 NLR 较高(>2.38)与无病生存率较短相关,而 PLR 对无病生存或整体生存没有影响[435]。Liu 等证明,NLR 和 PLR 的共同升高与激素受体阴性(HR-)乳腺癌患者的生存能力差有关。此外,NLR 与总体生存和无瘤生存密切相关,但 PLR 与这两者无关[436]。Chen 等还报告说,在接受新辅助化疗的乳腺癌患者中,治疗前 NLR(<2.06)与病理完全缓解率有关。此外,证明了对于这组患者的无复发生存率

和乳腺癌特异性生存率,NLR($\geqslant$2.1)是独立预测指标[437]。Xu 等根据回顾性研究结果还得出结论,治疗前 NLR 和 PLR 可能是乳腺癌症患者对新辅助化疗反应的重要预测指标[438]。Dirican 等证实了 NLR 作为乳腺癌预后因素的重要性。在他们的回顾性研究中,NLR<4.0 与较长的无瘤生存期和总生存期有明显的联系。此外,新定义的衍生 NLR(dNLR,即中性粒细胞/白细胞淋巴细胞比率)被证明对无瘤生存率和总生存率有预测价值[439]。Pistelli 等回顾性研究了早期三阴性乳腺癌患者治疗前 NLR 与无瘤生存率和总体生存率的相关性。结果表明,治疗前高水平的 NLR(>3.0)与无瘤生存率和总体生存率相关性较差;另一方面,低水平的 NLR(<3.0)的患者显示出更好的无瘤生存率和总生存率[440]。Iwase 等研究证实了 NLR 对乳腺癌患者的预后价值,增加的 NLR 可预测乳腺癌患者生存率(复发乳腺癌患者同样适用)[441]。Yao 等的观察研究得出结论,术前 NLR 和红细胞体积分布宽度(RDW)对乳腺癌患者是方便、容易测量的预后指标,尤其在三阴性亚型患者中[442]。在本研究中,高 NLR(>2.57)患者的总生存率明显低于低 NLR($\leqslant$2.57)患者。Ozyalvacli 等研究了原发性乳腺癌和良性增生性乳腺疾病的术前 NLR 值。作者在此基础上总结得出,术前高 NLR(>2.96)是区别乳腺癌和良性增生性乳腺疾病的重要诊断指标。此外,NLR 的升高也是预测原发性侵袭性乳腺癌预后的重要指标[443]。Okuturlar 等回顾性地比较了乳腺癌患者(患者组)与健康女性(对照组)的血细胞计数参数,结果发现,患者组 NLR(>2.56)明显高于对照组[444]。Rimando 等说,在非转移性乳腺癌的黑人和白人患者中,治疗前高 NLR 与全因死亡率相关,但不是乳腺癌特定的死亡率。有趣的是,黑人患者的 NLR 值明显低于白人患者[445]。最近,Chen 等对 4293 例患者数据进行了 meta 分析,确定 NLR 在预测乳腺癌预后中的准确性,NLR 的升高与低总体生存率和低无瘤生存率有关[446]。Ethier 等最近进行了一项系统荟萃分析,分析了 NLR 对乳腺癌患者预后的影响。结果表明,高 NLR 与乳腺癌患者的低总体生存率和低无瘤生存率有关,对 ER 和 HER2 阴性疾病的特定疾病转归有更大的影响[447]。有趣的是,Yersal 等未发现 NLR 和 PLR 在乳腺癌不同亚型中的任何显著性差异。在他们的研究中,患者被分为三种亚型:雌激素受体(ER)或孕激素受体(PR)阳性肿瘤被归类为管腔上皮肿瘤;人类表皮生长因子受体 2(HER2)过度表达和 ER 阴性肿瘤被归为 HER2 阳性肿瘤;而 ER、PR 和 HER2 阴性肿瘤被归类为三阴性肿瘤[448]。Cihan 等也一直未能发现 NLR 与接受辅助放化疗的非转移性乳腺癌患者生存率之间的相关性[449]。

如前所述,中性粒细胞被认为在肿瘤生长和转移中起关键作用。

Benevides 等声称,转移性的原发性肿瘤浸润 T 淋巴细胞能够产生白细胞介素 17(IL-17),从而促进肿瘤生长,并将中性粒细胞和肿瘤细胞迁移到继发位点。致瘤性中性粒细胞可以促进疾病进展,产生趋化因子(C-X-C 模体)配体 1 (CXCL1)、基质金属蛋白酶 9(MMP-9)、血管内皮生长因子(VEGF)和肿瘤坏死因子(TNF)。IL-17 也可以诱导在转移性肿瘤细胞中产生 IL-6 和趋化因子(C-C 模体)配体-20(CCL20),有利于 T-17 辅助细胞的募集和分化。高 IL-17 表达与乳腺浸润性导管癌患者无瘤生存率低和预后差有关。换句话说,IL-17 通过改变肿瘤细胞的行为来促进乳腺癌的发展,并引起肿瘤的迁移。由于 IL-17 失活可以抑制肿瘤生长,阻止中性粒细胞和肿瘤细胞的迁移,所以他们认为 IL-17 抑制剂可能是控制侵袭性乳腺癌的一种方法[450]。Li 等研究证明,中性粒细胞在胃癌的进展中通过生成白细胞介素-17 发挥至关重要的作用。该过程通过促进血管生成将炎症刺激与癌症进展联系起来[451]。

Barron 等发表的研究结果表明,患有乳腺癌并在诊断前使用阿司匹林(COX-1/COX-2 抑制剂)的女性比不服用阿司匹林的患者出现淋巴结转移的可能性要低得多。此外,在淋巴结阴性的肿瘤女性人群中,诊断前服用阿司匹林还与 5 年乳腺癌死亡率降低相关。然而,在诊断后使用阿司匹林与乳腺癌特异性死亡率之间没有联系。基于这个全国性人群的队列研究,作者得出结论,近期诊断前使用阿司匹林(<1 年)对淋巴结阳性乳腺癌患者预后有益[452]。

Allott 等报告说,非甾体抗炎药使用时间延长和规律服用,可以降低雌激素受体阳性的女性乳腺癌死亡率(与雌激素受体阴性的患者没有相关性)。作者的结论是,这些发现支持了一种假说,即非甾体抗炎药的潜在化学预防特性是(部分)通过抑制雌激素生物合成介导的[453]。除此之外,Deb 等表示,一种新的合成的萘普生衍生物的抗炎和抗肿瘤性能甚至比母体化合物萘普生钠更强。抗肿瘤特性包括诱导乳腺癌细胞凋亡和延缓癌细胞迁移[454]。Mohammadinejad 等进行了一项前瞻性、双盲、安慰剂对照、随机试验,在乳腺癌患者中研究了塞来昔布和双氯芬酸的影响。根据研究结果得出结论,与双氯芬酸相比,选择性 COX-2 抑制剂塞来昔布对轻度到中度抑郁的乳腺癌患者具有较好的抗抑郁效果[455]。Cui 等声称,经常使用非甾体抗炎药与乳腺癌是呈负相关的,尤其在超重女性。因此,他们得出的结论是,超重女性比正常体重的女性更能从非甾体抗炎药的保护作用中获益[456]。该结论源于他们基于人口的病例对照研究,涉及 5000 名妇女,其中经常使用任何一类非甾体抗炎药都可使乳腺癌风险显著降低。有趣的是,Huang 等声称,与诊断前使用非甾体抗炎药和阿司匹林相比,在诊断后使用该类药物与乳腺癌存活率提高有关,包括乳腺癌的特定死亡率、全因死亡率、复发/转移[457]。

在对乳腺癌的研究中,Gupta 等发现吗啡具有促进肿瘤增殖的能力[17]。Niu 等甚至声称,吗啡能够提高化疗的耐药性(通过增加癌症干细胞的数量),并且促进小鼠乳腺癌模型的肿瘤生长[458]。

Doornebal 等发现,对转移性的人类侵袭性小叶癌和 HER2 阳性腺癌的小鼠模型实验,镇痛剂量的吗啡并不影响乳腺肿瘤的生长、血管生成和肿瘤浸润免疫细胞的组成。此外,在存在或缺乏手术引起的组织损伤和疼痛的情况下使用吗啡,既不能促进新转移的传播,也不能促进最小残留病灶的生长。此外,他们得出结论,阿片类药物可以安全地用于癌症患者的围手术期疼痛管理,并强调应保持目前的"良好临床惯例"标准[459]。Cronin-Fenton 等在前瞻性队列研究中也无法找到阿片类药物与乳腺癌复发相关的临床证据[460]。

Hozumi 等研究报告说,术中瑞芬太尼的使用与全身麻醉下的选择性乳房切除术所致的术后恶心和呕吐的风险增加有关,并且这个相关性是与剂量相关的[461]。Hetta 等通过前瞻性随机试验得出,术前单次剂量的普瑞巴林(150mg)是减少乳腺癌改良根治术患者术后疼痛和减少吗啡消耗的最佳剂量[462]。Satomoto 等基于前瞻性随机双盲研究[463]报告称,低剂量的氟哌利多(20μg/kg)可以减少乳腺癌手术所需地氟烷浓度,并且没有副作用。

Forget 等研究了围手术期使用止痛剂与癌症复发之间的关系。他们得出结论,对于接受乳房切除术的患者,只有使用非甾体抗炎药才有降低癌症复发的可能性。其他镇痛药(如阿片类药物和氯胺酮)不会影响癌症复发[464]。Legeby 等通过研究证实,在乳房切除术中使用双氯芬酸会影响凝血,从而增加出血[465]。

Wen 等报告称,将非甾体抗炎药氟比洛芬与阿片类药物芬太尼合用,会导致血清血管内皮生长因子-C、肿瘤坏死因子-α 和白介素-1β 下降。由于所有这些都与乳腺癌术后的复发和转移有关,因此我们可以得出结论,氟比洛芬和芬太尼联合使用有可能降低乳腺癌的复发和转移[466]。

已有研究证实,椎旁阻滞作为局部区域阻滞镇痛方式,能够更有效地控制疼痛,而且副作用也更小[46,467-472]。其中,Albi-Feldzer 等用罗哌卡因局部切口浸润,可明显减轻术后疼痛,但对慢性术后疼痛没有任何影响(术后随访 12 个月)[473]。有研究报告显示,给予椎旁镇痛,手术应激将会降低,皮质醇、C-反应蛋白和血糖水平也会明显降低,但尚未发现椎旁镇痛对血管生成因子的影响[474]。Looney 等发现,乳腺癌手术中所使用的不同麻醉技术是通过影响血管生成相关因子的血清浓度而对血管生成产生影响的[475]。根据前瞻性观察研究结果,Perez Herrero 等报告说,对于提高乳腺癌手术术后恢复的质量,全身麻醉联合椎旁阻滞与全身麻醉联合肋间神经阻滞的效果一样[476]。Tam 等进行了一项针对乳腺癌保乳手术切口浸润影响的随机对照试验。他们报告说,罗哌卡因或布比卡因局部伤口浸润麻醉仅在术后 2h 内可以明显减轻疼痛;在 12h 和 24h 后,没有发现疼痛减轻;对术后镇痛药物的消耗量也无显著影响[477]。与此相反,Abdelsattar 等表示,在接受乳房切除手术的患者中,术中局部浸润布比卡因可以降低恢复室的麻醉药需求,缩短术前的麻醉时间,并有围手术期镇痛作用(即使不比椎旁阻滞更好,也能提供类似的镇痛效果)[478]。关于布比卡因,Rice 等通过在健康志愿者中反复皮下注射后,得出其药物动力学和安全性的特点。他们的结果显示,在重复给予布比卡因后,检测患者的血浆药物浓度(用均数±标准差表示),观察到最高血浆浓度(C_{max})低于公认的中枢神经系统和心脏毒性的域值。布比卡因耐受性良好,未发现临床重要的安全征象[479]。

Wolf 等前瞻性地研究了在接受乳房重建手术的患者中,椎旁神经阻滞(PVB)对疼痛和阿片类药物需求的影响。全身麻醉联合 PVB 使患者术中及术后对阿片类药物的需求显著降低。此外,PVB 组患者的(术后 6h 以上)疼痛评分显著降低,止吐药的用量更少[480]。Fahy 等证实,PVB 减少了阿片类药物的使用,并减少了接受乳房切除术患者术后对止吐药的需求。PVB 最大的优点可以在进行双侧乳房切除手术并进行乳房重建的患者中观察到[481]。Parikh 等报告说,术前 PVB 除改善术后疼痛之外,还可以缩短乳腺癌患者接受乳房切除后重建的住院时间[482]。

基于随机、双盲试验的结果,Župic 等证实了使用 0.5% 左布比卡因做椎旁阻滞(与 0.5% 的左布比卡因和 2% 利多卡因联合使用比较)起效较晚,但血流动力学波动也降低了,镇痛效果延长[483]。Mayur 等认为在 PVB 中,可乐定作为一种佐剂,在没有任何明显副作用的情况下,可以在术后 48 小时内为乳腺癌患者提供更好的镇痛效果[484]。根据前瞻性随机研究结果,Jin 等在进行 PVB 时,在布比卡因中加入了右美托咪定,与 Mayur 等得出了同样的结论。右美托咪定可以延长布比卡因的作用持续时间,增加镇痛效果,没有严重的不良事件[485]。

Sultan 等报道,在乳腺癌手术中,若用椎旁神经阻滞取代全身麻醉,则可减弱细胞因子反应,改变血清中白介素(IL)-6、IL-10、IL-12 和干扰素-γ(IF-γ)的水平[486]。然而,Cata 等的回顾性研究结果并不支持椎旁神经阻滞(PVB)与乳腺癌术后存活时间延长有关的假设[487]。

Finn 等就单次给药和连续椎旁阻滞给药对乳腺癌术后复发的影响，做了一项前瞻性、三盲、安慰剂对照的随机试验研究。该试验共纳入 54 名接受单侧或双侧乳房切除术的患者，这些患者分别接受了与手术部位相对应的单侧或双侧椎旁阻滞。随后，通过导管注射 0.4％罗哌卡因或生理盐水，直到术后第 3 天拔除导管。之后，通过病历审查，调查手术当天到术后 2 年的癌症复发率。该小型试验研究结果显示，与单次椎旁阻滞相比，并没有证据表明连续椎旁阻滞可以降低乳腺癌术后复发的风险[488]。Karmakar 等对一项随机对照试验进行了 5 年的随访分析，研究胸椎旁神经阻滞（TPVB）对根治性乳房切除术患者生存率的影响。根据研究结果，作者认为最初的研究存在不足，未能妥善得出长期的结果；而在围手术期间，无论是单次还是连续输注，TPVB 对乳腺癌手术后局部复发、转移或死亡率似乎都没有明显的影响[489]。

Perez-Gonzalez 等根据文献综述得出结论，目前没有数据支持或反驳使用椎旁阻滞可以减少癌症复发或改善癌症相关生存率。然而，相比于全身麻醉和阿片类药物镇痛，椎旁阻滞的使用与炎症水平较低和免疫反应较好有关[490]。

Syal 和 Chandel 进行了一项随机的双盲试验，比较了椎旁阻滞、胸神经阻滞和局部浸润对改良根治性乳房切除术患者的镇痛作用。患者被随机分为局部浸润组、椎旁阻滞组或胸神经阻滞组。在手术结束后拔管前，给予所有患者以 21mL 0.5％布比卡因加入少量肾上腺素。局部浸润组患者在切口部位浸润，椎旁阻滞组患者接受超声引导下患侧椎旁阻滞，胸神经阻滞组患者接受超声引导下 PECS Ⅰ 和 Ⅱ 的阻滞。结果表明，与超声引导下的 PECS 阻滞和局部浸润相比，超声引导下的椎旁阻滞可以降低术后疼痛评分，延长镇痛时间，并减少术后 24 小时内对补救镇痛药物的需求。显然，任何预防模式的镇痛行为在手术结束时都已停止[491]。

Compagnone 等强调了椎旁阻滞在日间手术老年患者择期乳房切除术中的价值[492]。Cali Cassi 等进一步研究了椎旁阻滞在乳腺癌手术中的作用。作者指出，根据一些研究，椎旁阻滞在乳腺癌手术中的作用除控制疼痛、减少阿片类药物消耗、减少术后恶心和呕吐的发生以及缩短总体住院时间外，还包括区域阻滞可能减弱围手术期的免疫抑制，并使乳腺癌患者的转移降到最低程度。因此，他们得出结论，椎旁阻滞可能给单侧或双侧乳房切除术后立即重建的患者带来最大的好处[493]。然而，Albi-Feldzer 等报道了一例超声引导的胸椎旁阻滞导致全脊麻并发症的病例[494]。

Tsigonis 等认为，相比于全身麻醉，区域阻滞对乳腺癌的预后没有影响。在他们的回顾性研究中，乳腺癌患者被分为两组，一组患者只接受区域阻滞

（LRA），另一组患者接受全身麻醉（GA）。两组患者的总体生存率、无瘤生存率和局部复发率之间无显著性差异[495]。

Kairaluoma 等对乳腺癌手术进行回顾性研究后也得到了类似的结论。在他们的回顾性研究中，45 名患者接受了椎旁阻滞，41 名患者接受了假阻滞对照，对他们的中位随访时间为 12 年。结果，两组间的无瘤生存率、无复发生存率、乳腺癌特异性生存率和总生存率的差异没有统计学意义[496]。

Agarwal 等报道，单次注射胸椎旁阻滞能显著降低乳房切除术患者的疼痛评分。然而，疼痛评分降低的持续时间似乎仅限于术后即刻[497]。对于直接进行乳房重建的乳房切除术，Glissmeyer 等证明，胸椎旁阻滞可以减少阿片类药物的使用[498]。Pei 等进行了一项随机对照试验，在接受乳腺癌手术的患者中研究超声引导下胸椎旁阻滞（TPVB）对阿片类药物消耗和术后疼痛的影响。他们的研究结果清楚地表明，椎旁阻滞结合丙泊酚麻醉可以减少术中对挥发性麻醉药和阿片类药物的需求，并减轻乳腺癌手术患者的术后疼痛[499]。根据随机、双盲试验研究结果，Sahu 等得出结论，在接受改良根治性乳房切除术的患者中，单次注射罗哌卡因（0.375% 的浓度，0.25mL/kg）用于胸椎旁阻滞和单次注射布比卡因（0.375% 的浓度，0.25mL/kg）用于胸椎旁阻滞具有相同的镇痛作用。但是，布比卡因在术后第 1、6、24 小时后有较好的术后 VAS 评分[500]。

Amaya 等进行了一项 meta 分析，研究镇痛药（用于急性疼痛治疗）对乳腺癌手术后并发症的影响。结果表明，区域阻滞（椎旁阻滞）可以减少并发症的发生[501]。据 Pace 等报道，对接受乳房重建患者常规使用超声引导下横向、平面内胸椎旁阻滞，单次给药，几乎没有并发症。在 1427 例胸椎旁注射患者中，有 6 例发生了并发症。并且，其中一半的并发症包括心动过缓和低血压，1 例患者出现血管迷走神经兴奋，2 例患者可能出现局麻醉中毒，未发现可疑的胸膜穿刺或气胸症状[502]。有两项研究表明，在椎旁阻滞或硬膜外阻滞时，应用局麻药可能使慢性疼痛的发生率降低[503-504]。

Fuzier 等进行前瞻性队列研究发现，40% 的患者在乳腺癌手术术后的慢性疼痛可持续至术后 3 个月。此外，61% 的患者有神经性疼痛。在该研究中，大部分手术采取的是无局部镇痛技术的全身麻醉、喉罩插管、舒芬太尼、异丙酚诱导、术后多模式镇痛[505]。Shin 等的研究表明，在乳腺癌手术中，七氟烷麻醉与高剂量的瑞芬太尼联合应用可以诱发瑞芬太尼的相关痛觉过敏；而在丙泊酚麻醉与瑞芬太尼联合使用时，并没有发生这种情况[506]。Cho 等研究指出，相比于七氟烷麻醉，在静脉注射丙泊酚麻醉下行乳腺癌手术，术后的慢性疼痛发生率更低[507]。

Steyaert 等进行了一项横断面调查,研究围手术期镇痛/麻醉方案对乳房切除术后长期慢性疼痛的影响。其研究结果证实了乳房切除术后慢性疼痛(CPMP)的高发病率(44%)。回顾分析,术前疼痛、化疗以及麻醉恢复室(PACU)中强阿片类药物的使用,都与慢性疼痛有关。值得注意的是,在术中镇痛药/麻醉药的研究中,只有卤化剂的使用与 CPMP 的发病率降低有关[508]。

Lee 等基于回顾性研究结果得出,在乳腺癌改良根治手术中应用以丙泊酚为基础的全静脉麻醉(TIVA),可以降低术后 5 年内乳腺癌复发的风险。在该研究中,在接受乳腺癌改良根治术的患者中比较了以丙泊酚为基础的 TIVA(丙泊酚组)与以七氟烷为基础的 TIVA(七氟烷组)的麻醉效果。结果,相比于七氟烷组,丙泊酚组患者的癌症复发率明显降低。此外,丙泊酚组患者围手术期使用阿片类药物的概率高于七氟烷组[509]。

Aufforth 对乳房切除手术后用组织扩张器立即进行乳房重建的患者进行研究后,提出椎旁神经阻滞可以带来更好的疼痛管理和减少阿片类药物的消耗[510]。Exadaktylos 等报道,在乳腺癌手术中应用椎旁神经阻滞而没有用静脉注射阿片类药物,则肿瘤复发或转移的概率降低至原来的 25%[511]。Deegan 等指出,相比于七氟烷/阿片类药物麻醉,丙泊酚麻醉联合椎旁神经阻滞能更多地抑制癌细胞的增殖,但对癌细胞迁移的影响无差别[512]。如前所述,Jaura 等研究表明,在原发性乳腺癌手术中,与丙泊酚和椎旁神经镇痛联合使用相比较,七氟烷与阿片类药物镇痛联合使用能更大限度地减少雌激素受体(ER)阴性乳腺癌细胞的凋亡[46]。Buckley 等取原发性乳腺癌手术妇女的血清,观察其对健康人供体的自然杀伤(NK)细胞功能的影响,以及其对雌激素和孕激素受体阳性乳腺癌细胞的细胞毒性影响。在这个前瞻性、随机对照试验研究中,患者被随机分配到丙泊酚-椎旁阻滞(PPA)组和七氟烷-阿片类药物(GA)组。在手术前和手术后 24 小时,分别提取血清进行培养和检测。与 GA 组相比,用 PPA 组患者血清体外培养的 NK 细胞的毒性更大。该结论的依据是 PPA 组患者血清没有改变正常的 NK 细胞标记表达或细胞因子的分泌,而 GA 组患者血清减少了 NK 细胞激活受体、IL-10、IL-1β;此外,在 PPA 组患者血清处理细胞中可以观察到 NK 细胞的增长和凋亡,而 GA 组患者血清并未见[513]。

Desmond 等通过研究发现,相对于使用阿片类药物的全身麻醉,在持续的镇痛作用下,丙泊酚-椎旁阻滞能增加 NK 细胞和 T 辅助细胞浸润到乳腺癌组织中的水平,因此提出麻醉技术可能对乳腺癌的免疫细胞浸润有影响。Desmond 等认为,麻醉技术可能影响围手术期免疫功能,从而影响乳腺癌的复发和转移[514]。

Woo 等就丙泊酚和地氟烷对乳腺癌患者免疫反应的影响做了一个前瞻性试验研究。乳腺癌手术患者被随机分配接受丙泊酚麻醉($n=20$)或地氟烷($n=20$)麻醉，并且分别在术前、麻醉诱导 1 小时后和术后 24 小时测定白细胞总数、白细胞分类计数和淋巴细胞亚群。结果表明，丙泊酚和地氟烷麻醉均能维持 IL-2/IL-4 和 $CD4^+/CD8^+$ T 细胞比例。在诱导后 1 小时和术后 24 小时内，丙泊酚组患者的白细胞总数低于地氟烷组。此外，在诱导后 1 小时，丙泊酚组的 NK 细胞数量显著减少，而地氟烷组没有。因此，Woo 等得出结论，在乳腺癌手术围手术期，丙泊酚和地氟烷麻醉使 IL-2/IL-4 和 $CD4^+/CD8^+$ T 细胞比例得到了维持，免疫应答都较好；但地氟烷麻醉的不良免疫反应似乎比丙泊酚麻醉相对少[515]。

Kim 等研究了日间手术和住院手术乳腺癌患者对麻醉剂的免疫反应差异。该研究对日间手术组患者应用了利多卡因、丙泊酚和哌替啶，对住院手术组患者应用了丙泊酚、阿片类药物和七氟烷。结果发现，两组患者间的免疫反应几乎没有差异[516]。

Ramirez 等研究了乳腺癌、肺癌和结肠直肠癌手术后患者的先天免疫功能。结果表明，相比于术前，患者术后的 NK 细胞功能明显降低。然而，NK 细胞功能在不同类型的手术中相似，而术后血浆中肾上腺素浓度明显增加。因此，Ramirez 等得出结论，先天免疫抑制的程度在不同的肿瘤手术中是相似的[517]。然而，目前尚不清楚 NK 细胞的功能主要是受手术本身的影响，还是受麻醉药物的影响。

Naja 等报道称，在局部麻醉中加入可乐定可以提高阻滞的镇痛效果，进一步减少阿片类药物的消耗[518]。

Mohamed 等报道称，在接受乳腺癌改良根治术的患者中，胸椎旁阻滞时注入右美托咪定($1\mu g/kg$)和 0.25% 布比卡因(20mL)可以改善镇痛的效果和持续时间，减少镇痛药的消耗，并且没有严重的副作用[519]。Mohta 等的研究也证实了这些发现。在他们关于胸椎旁阻滞(TPVB)的前瞻性、随机性、双盲研究中，以全身麻醉下行乳腺癌手术的患者为研究对象，与单独使用布比卡因进行 TPVB 或没有进行 TPVB 相比较，将右美托咪定($1\mu g/kg$)添加到 0.5% 布比卡因($0.3mL/kg$)中进行 TPVB 可以使阿片类药物镇痛时间延长，并可以使术后恶心和(或)呕吐的发生率降低[520]。

Fan 等报道，在乳房切除术后第一个 24 小时内，与没有应用右美托咪定的患者相比，应用右美托咪定的患者的 NRS 疼痛评分较低，吗啡消耗较少，吗啡首次剂量的使用时间延长，并且不良反应的发生率较低[521]。

　　Goravanchi 等研究报道,在对乳腺癌手术患者进行单次给药或多次给药椎旁阻滞时,除局麻药罗哌卡因外,加入肾上腺素、可乐定和地塞米松,可以显著延长局麻药的临床作用时间。据报道,罗哌卡因作为椎旁阻滞的唯一药物,其临床持续时间可长达 6 小时[522]。Coopey 等报道,术前椎旁阻滞可以缩短接受乳房切除手术并立即进行重建患者的住院时间[523]。Arunakul 和 Ruksa 研究报道,单次椎旁阻滞可以降低改良根治性乳房切除术患者术后对阿片类药物的需求,减少术后疼痛,减轻恶心和呕吐的严重程度[524]。Fallatah 和 Mousa 研究报道,多节段的椎旁阻滞是一种有效的可用于术后疼痛管理的区域阻滞。对于进行单侧乳房肿瘤切除和腋窝淋巴结清除的乳腺癌患者,多节段的椎旁阻滞可以提供比患者自控吗啡镇痛更好的镇痛效果,麻醉剂消耗较少,副作用也较少[525]。

　　Wu 等前瞻性随机研究了椎旁阻滞对乳腺癌手术患者的作用。在该研究中,乳腺癌手术患者被随机地分为椎旁阻滞镇痛和丙泊酚全身麻醉(PPA)组,及七氟烷全身麻醉和阿片镇痛(SOA)组,比较两组阿片类药物的消耗情况和疼痛的结果。结果显示,相比于 SOA 组,PPA 组的疼痛评分和阿片药物的消耗均更低[526]。Karmakar 等基于一项前瞻性研究报道,相比于全身麻醉和应用阿片类药物,全身麻醉联用胸椎旁阻滞(TPVB)对改良根治性乳房切除(MRM)患者的术后 3 个月、6 个月的慢性疼痛发生率没有影响。但是,接受 TPVB 的患者的慢性疼痛较轻,慢性疼痛的症状和体征更少,并且身心相关的生活质量也较好。在该研究中,接受 MRM 的患者被随机分为 3 组:第 1 组为标准化全身麻醉组(GA),第 2 组为加单次注射安慰剂的 TPVB 全麻组,第3组为连续 TPVB 全麻组[527]。

　　Ilfeld 等基于一项随访期为 1 年的、随机的、三盲的、前瞻性、安慰剂对照研究报道,椎旁神经阻滞单次注射罗哌卡因后再连续多日注射罗哌卡因,可能可以使疼痛的发生率降低;乳房切除术后 1 年,与疼痛相关的生理和情感功能障碍的发生率降低[528]。

　　Bouman 等通过一项随机对照试验比较了全身麻醉下单侧乳房手术患者局部切口浸润和椎旁阻滞的效果,该研究纳入了 46 名在日间手术室或短时间内接受单侧乳房手术的患者。手术在全身麻醉下进行,有椎旁阻滞或局部切口浸润。外科手术方法有广泛性局部切除、乳房切除和改良根治。在广泛性局部切除的病例中,前哨淋巴结手术、腋窝清扫术或直接假体乳房重建是强制性的;而选择性乳房切除术或改良根治性乳房切除术是可选择的。在术后 24 小时内或术后第 2 天,视觉模拟量表(VAS)疼痛评分无明显差异。因此,Bouman 等认为,局部切口浸润和椎旁阻滞对大型乳房肿瘤手术的急性术后疼痛是同样有效的。由于局部切口浸润容易,并发症少,所以局部切口浸润应该优于椎旁阻滞[529]。然而,必须提到的是,只有19%(46名)的符合纳入标准的患者签署了知情同意书。因此,不能排除选择偏倚。此外,目前尚不清楚两组外科手术数量是否为平均分配。例如,与广泛性局部切除相比,乳房切除术后的背阔肌皮瓣重建很明显会导致组织损伤更广泛,炎症应激反应也更广泛。

Chiu 等也进行了一项前瞻性随机试验研究,研究了椎旁阻滞(相对于局麻药浸润)对乳腺癌手术患者持续性术后疼痛(PPP)的影响。在该研究中,持续性术后疼痛(PPP)被定义为在手术后1年休息或活动时,NRS 值>3。结果,在145例患者中,只有9例患者(6%)在手术后1年达到 PPP 标准:其中,有5例患者采用的是椎旁阻滞联合全身麻醉,剩余4例患者采用的是局部麻醉浸润联合全身麻醉。他们认为,乳腺癌术后1年慢性疼痛的发生率较低,但慢性疼痛对患者的手臂活动性和生活质量有很大的影响[530]。Chen 等在综述中则讨论了椎旁阻滞联合丙泊酚麻醉对乳腺癌转移和进展的影响[531]。

Zhong 等进行了一项随机、双盲、安慰剂对照试验,研究了腹横筋膜平面阻滞(TAP)对腹部组织乳房显微外科重建术后阿片类药物消耗的影响。结果显示,相比于使用生理盐水 TAP,术前第1天使用布比卡因 TAP 后,阿片类药物的消耗量明显减少。但两组在恶心、止吐药物、镇静评分、恢复质量评分、行走时间和住院时间之间没有显著性差异[532]。这些研究结果与先前的研究结果一致,即超前镇痛对疼痛和炎症应激反应的影响大于术前和术后镇痛干预[79,302]。

如前所讨论的,局麻药(如罗哌卡因和利多卡因)在体外似乎可以抑制癌细胞的增殖和生长。Piegeler 等证明,只有酰胺类局部麻醉剂才能显示出这些抑制特性[57],但酯类局部麻醉剂不能。Lirk 等也报道,利多卡因和罗哌卡因(而不是布比卡因)在乳腺癌细胞中可以将脱氧核糖核酸去甲基化,重新激活肿瘤抑制基因,抑制肿瘤生长[58]。Chang 等证明,利多卡因和布比卡因都能诱导人乳腺癌细胞凋亡[60]。Votta-Velis 等也指出,酰胺类局麻药可以减少肿瘤细胞的转移,减弱那些增强肿瘤生长和迁移的信号通路[70]。

Faria 等根据 meta 分析结果得出结论,在乳腺癌手术患者中,胸椎旁阻滞比安慰剂更能降低患者术后镇痛的需求[533]。Koonce 等对接受区域麻醉、区域联合全身麻醉或全身麻醉的乳腺癌手术患者进行回顾性病例对照研究。单因素分析显示,区域麻醉有降低癌症复发的趋势,但没有达到统计学意义($P=0.06$)[534]。

值得注意的是,丙泊酚-二十二碳六烯酸盐和丙泊酚-二十碳五烯酸盐有可能成为乳腺癌的治疗药物,而这正是基于它们有抑制细胞黏附和迁移的能力,以及诱导乳腺癌细胞凋亡的能力,相关研究正在进行中[535]。

这些研究结果表明,丙泊酚可以阻碍癌症的进展[21],这与之前的研究结果是相反的。

目前,乳腺癌手术的疼痛管理新技术主要有前锯肌-肋间阻滞、前锯肌平面阻滞、胸前锯肌筋膜间阻滞、椎旁椎板技术及胸神经Ⅰ和Ⅱ阻滞[472,536-543]。但到目前为止,还没有关于这些技术对改善乳腺癌手术预后和(或)抑制乳腺癌复发的有效性方面的研究结果。Hards等报道,前锯肌平面阻滞提供了有效的区域镇痛,适用于乳腺切除术,并且效果似乎优于单独的切口浸润[536]。Hetta和Rezk报道,胸锯肌筋膜平面阻滞是安全的,操作简单,可以减轻术后疼痛。但胸前锯肌筋膜间阻滞的镇痛效果不如胸椎旁阻滞[538]。

Abdallah等研究证实,相比于传统的乳腺癌手术后阿片类药物镇痛,胸前锯肌筋膜间阻滞可以减少术后住院时的阿片类药物消耗,减轻术后恶心、呕吐症状[539]。

关于胸神经Ⅰ和Ⅱ阻滞,Bashandy和Abbas报道,胸神经Ⅰ和Ⅱ联合阻滞是一种简单易学的技术,可以为乳腺癌根治性手术提供良好的镇痛效果[540]。Kulhari等甚至报道,对于改良根治性乳房切除术患者,胸神经Ⅱ阻滞的术后镇痛效果优于胸椎旁阻滞,且无不良反应[541]。Neethu等前瞻性地研究了胸神经阻滞对乳腺癌术后镇痛的影响。在他们的随机研究中,相比于单纯全麻,超声引导下阻滞Ⅰ、Ⅱ胸神经可以降低阿片类药物的消耗,延长术后无痛时间,有痛后才要求镇痛,减少术后4小时、5小时的肩部运动限制;但其对术后恶心、呕吐没有抑制作用[542]。

Rice等报道称,在胸外科大手术中,用布比卡因(脂溶性)进行后肋间神经阻滞可能替代胸段硬膜外镇痛。据报道,应用布比卡因有可能延长对肋间神经的阻滞时间,使阻滞时间长达72～96小时。然而,为了充分覆盖外科手术部位,必须在多个层面上进行阻滞[543-544]。Versyck等根据随机、双盲和安慰剂对照试验研究结果,提出胸神经Ⅱ阻滞可以降低乳腺癌手术患者术后恢复室和术后对阿片类药物的需求[545]。Kamiya等总结报道,胸锯肌平面阻滞联合全身麻醉可以降低丙泊酚的用量,但没有减小瑞芬太尼的用量。此外,胸锯肌平面阻滞可以改善术后疼痛,但不能改善乳腺癌患者手术后的生活质量[546]。Chakraborty等描述了一种单针注射技术(COMBIPECS),它将胸神经Ⅰ和Ⅱ阻滞联合在一起进行一次穿刺。他们认为这样既可以节省时间,又可以达到与注射两针的改良胸神经阻滞一样的效果[547]。Othman 等基于前瞻性、随机、双盲研究的结果,认为在改良 Pecs 阻滞(0.25％布比卡因 30mL)中加入 S-氯胺酮(1mg/kg)可以延长改良根治性乳房切除术患者术后第一次镇痛需求的时间,减少阿片类药物的总消耗,并且没有严重的副作用[548]。Takahashi 和 Suzuki 描述了完整的前胸段阻滞,包括前胸内侧、前胸下段和前胸外侧,并认为其可以适用于改良根治性乳房切除术[549]。Li 等报道称,相比于单纯椎旁阻滞,胸肌群阻滞联合椎旁阻滞可以减少改良根治性乳房切除术患者的术中镇静和镇痛要求,并提供更有效的术后镇痛[550]。

到目前为止,还没有研究结果表明脂溶性布比卡因对后肋间神经的阻滞作用与乳腺癌生长和(或)复发有关。Veiga 等描述了竖脊肌平面(ESP)阻滞,认为竖脊肌平面阻滞是可以应用于乳腺癌根治术的一种很有前景的新技术[551]。Bonvinci 等讨论了双侧超声引导的竖脊肌平面阻滞应用于乳腺癌和乳房重建手术的益处[552]。此外,Forero 等成功地将竖脊肌平面阻滞用于开胸术后疼痛综合征的系列病例[553]。显然,竖脊肌平面阻滞是一项很有前途的新技术,我们也非常期待其进一步的研究结果。

Kulkarni 等报道,颈段硬膜外麻醉是一项成熟的技术,可用于颈部、胸部和上臂手术。Kulkarni 等在前瞻性双盲试验中,研究了颈段硬膜外镇痛的安全性,并比较了 0.25％布比卡因(布比卡因组)与 0.375％罗哌卡因(罗哌卡因组)在乳腺癌根治术中的镇痛效果,结果两组患者的感觉阻滞无显著性差异。布比卡因组患者的平均运动阻滞(平均运动阻滞定义为从注药完成到运动完全阻滞的时间和从运动完全阻滞到 I 级运动恢复的时间)显著延长。然而,在布比卡因组 20 名患者中,有两名发生了呼吸窘迫而需要全身麻醉和气管插管。因此,Kulkarni 等认为,在根治性乳房切除术中,0.25％布比卡因的安全性比 0.375％罗哌卡因低[554]。Channabasappa 等进行了一项前瞻性、随机、双盲试验,研究结果显示,在改良根治性乳房切除术患者中,将低剂量的右美托咪定(1μg/kg)加入罗哌卡因(0.375％的罗哌卡因,15mL)中用于颈段硬膜外麻醉,相比于将可乐定加入罗哌卡因,可以缩短感觉阻滞的起效时间和延长阻滞持续时间,达到最佳镇静镇痛,且不发生低氧血症[555]。必须提出的是,颈段硬膜外镇痛在荷兰安东尼文赫克医院的手术室并不常规使用。

Lou 等回顾性分析了全身麻醉联合硬膜外麻醉对游离皮瓣乳房重建患者的影响。他们认为,全身麻醉联合硬膜外镇痛可以改善术后疼痛,减少副作用,而不会增加皮瓣血栓形成的风险[556]。Claroni 等报道称,七氟烷预处理对微创皮瓣转移修复术产生的皮瓣缺血-再灌注损伤具有保护作用。然而,这种保护作用只表现于术后早期,而不是长期存在的[557]。

关于乳腺癌手术后的乳房再造,Kronowitz 等基于对照研究结果,提出乳房的脂肪填充不会增加乳腺癌复发的风险[558]。

Bharti 等对接受全乳房切除术的乳腺癌患者进行了一项前瞻性、随机、双盲试验,研究了加巴喷丁(600mg,在手术前 2 小时给予)输注对丙泊酚消耗、血流动力学变化和乳腺癌手术后疼痛缓解的影响。研究结果显示,术前给予加巴喷丁,可以降低术中丙泊酚用量和减少术后镇痛的消耗[559]。Rai 等根据随机对照试验的 meta 分析结果指出,加巴喷丁和普瑞加林可能可以减少乳腺癌手术后 PACU 中阿片类药物的消耗;加巴喷丁可以减轻术后 24 小时疼痛,但普瑞加林不可以减轻术后 24 小时疼痛;这两种药物均不影响术后慢性疼痛的发展[560]。最近,在术中及术后静脉注射利多卡因的治疗方法也备受关注。Grigoras 等发现,在乳腺癌手术中,围手术期静脉注射利多卡因可以降低术后 3 个月以上的持续性疼痛的发生率。但奇怪的是,静脉注射利多卡因组和未静脉注射利多卡因组患者的镇痛药用量无明显差异[562]。Kim 等进行了一项前瞻性随机双盲试验,研究了全身输注利多卡因与镁联合应用对乳腺癌手术后功能恢复和慢性疼痛的影响。结果显示,在术中注射利多卡因[2mg/kg 单次负荷剂量后,2mg/(kg·h)持续输注]可以改善患者的康复质量,并减轻这些患者的慢性疼痛强度[561]。

Kendall 等进行了一项随机、双盲和安慰剂对照试验。在该试验中,在相同的剂量和输注速率下,分别给予患者静脉输注利多卡因注射液[1.5mg/kg 单次负荷剂量后,2mg/(kg·h)持续输注]和生理盐水,并在术后 3 个月和 6 个月评估慢性持续性疼痛情况。结果显示,静脉注射利多卡因注射液可以降低乳腺癌术后 6 个月静息疼痛的发生率,而对活动时疼痛、疼痛的性质以及身体或情绪没有影响[563]。

Christie 等进行了一项随机试验,研究了在溶有稀释肾上腺素的膨胀液中加入利多卡因对隆胸手术的影响。结果显示,在膨胀液中加入利多卡因不会显著改善术后疼痛。虽然含有肾上腺素的膨胀液可以显著减少手术出血,但再加入利多卡因对总静脉麻醉使用量、24 小时麻醉药使用量、麻醉恢复室中和术后 24 小时的疼痛评分峰值以及恶心和呕吐的发生率并没有影响[564]。至今尚无研究可以证明静脉注射利多卡因可以影响乳腺癌患者的肿瘤生长和(或)复发。

Cheng 和 Ilfeld 根据 meta 分析结果提出,关于乳腺癌手术患者的镇痛问题,操作干预方式(包括区域阻滞)比药物治疗更有效[565]。此外,他们还得出结论,胸硬膜外镇痛和椎旁神经阻滞是能够提供有效、持续控制乳房手术术后

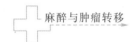

疼痛的镇痛技术[566]。

　　有趣的是,前面提到的 S-氯胺酮可能刺激 β-肾上腺素系统而产生不利的肿瘤效应。研究表明,疼痛和手术(炎症)应激会对自主防御机制产生负面影响。此外,据报道,在刺激 β-肾上腺素系统与增加发生转移的机会之间也存在相关性[183-187]。上述发现表明,无论潜在刺激机制的类型如何,刺激 β-肾上腺素系统都会产生不利的肿瘤效应。Botteri 和 De Giorgi 发表的论文也支持这样的假设,即刺激 β-肾上腺素受体,无论是疼痛、外科炎症应激还是药理学上诱导的 β-肾上腺素受体刺激都可能导致肿瘤的发展[184-185]。因为在他们的这两项研究中,β-受体阻滞剂的应用会显著降低乳腺癌和黑色素瘤相关的复发、转移和死亡风险。

　　Zhou 等根据前瞻性随机试验研究结果,提出肾上腺素可以显著促进调节 T 细胞(T_{regs})的增殖;而普萘洛尔可以阻止这种增强效应,下调乳腺癌患者手术压力诱导的 T_{regs} 的水平[567]。

　　Shaashua 等也进行了一项前瞻性、随机、安慰剂对照试验,就围手术期 COX-2 抑制剂和 β-受体阻滞剂对乳腺癌患者体内的转移性生物标记物的影响做出评估。基于研究结果,他们得出结论,即围手术期通过抑制 COX-2 和 β-肾上腺素受体信号通路,可以抑制与早期乳腺癌转移和复发有关的多种细胞和分子途径,这是一种安全有效的方法[568]。Childers 等对 β-受体阻滞剂对乳腺癌预后的影响进行了系统回顾和 meta 分析。分析结果表明,β-受体阻滞剂的使用可以大大降低乳腺癌女性患者的死亡风险[569]。Wang 等的 meta 分析结果也支持以上观点[570]。Zhao 等在系统综述中也提出,β-受体阻滞剂可以降低高血压女性乳腺癌患者人群乳腺癌复发的风险;但他们也提出,血管紧张素转换酶抑制剂(ACEI)和钙通道阻滞剂(CCB)的使用与乳腺癌复发风险无关[571]。相比之下,Ni 等对观察性研究的 meta 分析显示,长期应用 ACEI 和血管紧张素受体阻滞剂(ARB)可以显著降低乳腺癌发病的风险[572]。Spera 等通过回顾性分析后得出结论,对于三阴性乳腺癌患者和未服用过 β-受体阻滞剂的患者,β-受体阻滞剂的摄入与无进展生存率的显著提高有关[573]。Parada-Huerta 等称,在墨西哥乳腺癌患者,应用非选择性 β-受体阻滞剂能降低诊断时发生癌转移的风险[574]。

　　然而,如前所述,Numbere 等在病例对照研究中得到出结论,肾上腺素受体阻滞剂的应用未能降低乳腺癌、肺癌、肠癌和(或)前列腺癌的发生风险,无法证实 β-受体阻滞剂可以降低乳腺癌的风险[387]。Kim 等针对 β-受体阻滞剂对乳腺癌的影响进行了一项 meta 分析,但他们的研究结果并没有证明 β-受体阻滞剂对整体生存、癌症特异性生存和乳腺癌复发有任何有益的作用[575]。

Wilson 等的研究也支持 β-肾上腺素受体刺激会促进肿瘤转移的观点。在他们的研究中,通过刺激 β-受体,抑制 Rap1B 异戊烯化,从而减少细胞间黏附和促进细胞分散。Rap1B 是一种通过增加细胞间黏附来抑制乳腺癌细胞转移的 GTP 酶。此外,β-受体阻滞剂普萘洛尔可以降低乳腺癌细胞的迁移[576]。

Pon 等报道称,β₂-受体激活正向 cAMP-钙前馈回路,从而导致乳腺癌细胞入侵[577]。因此,强调 β-肾上腺素受体刺激对乳腺癌增殖有重要的促进作用。

Iseri 等研究了普萘洛尔、阿替洛尔和一个实验性非选择性 β-受体阻滞剂(ICI118,551)对未刺激的乳腺癌细胞、结肠癌细胞、肝癌细胞的增殖、迁移和入侵的作用。结果表明,β-受体阻滞剂可以影响细胞的增殖、迁移和侵袭性,并存在剂量依赖性[578]。

Mahdian 等认为,磷脂酯酶抑制剂和 β-受体激动剂可以降低乳腺癌细胞和宫颈癌细胞的存活率[579]。

Kim 等研究表明,β-受体激动剂可以通过激活 β-肾上腺素受体信号通路,减弱高转移性人乳腺癌细胞的变形性,使这些细胞在体外表现出更强的侵袭性;另外,通过激活 β-肾上腺素受体,也可以减弱卵巢癌、前列腺癌、黑色素瘤和白血病细胞的变形能力。而应用 β-受体阻滞剂可以改变这些细胞的变形性[580]。

Montoya 等对 404 例乳腺癌患者进行了一项回顾性横断面研究,研究 β-受体阻滞剂对乳腺癌增殖的影响。结果表明,相比于未使用 β-受体阻滞剂的患者,应用非选择性 β-受体阻滞剂(而不是选择性 β-受体阻滞剂)可使早期乳腺癌的早期增殖减少 66%[581]。

然而,Cardwell 等也进行了一项巢式病例对照研究,研究乳腺癌特异性死亡与 β-受体阻滞剂应用之间的关系。研究结果表明,乳腺癌确诊后应用 β-受体阻滞剂,与乳腺癌特异性死亡率和乳腺癌进展之间没有显著的相关性[582]。

Sakellakis 等的回顾性研究也未能证明 β-受体阻滞剂对乳腺癌患者的任何潜在的抗肿瘤作用,无瘤生存率在 β-受体阻滞剂使用者和非使用者之间未见统计学差异[583]。

另一方面,Melhem-Bertrandt 等的回顾性研究确实发现了 β-受体阻滞剂的使用与乳腺癌患者的生存率之间存在关联。他们的研究涉及 1413 名接受新辅助化疗的乳腺癌患者,β-受体阻滞剂在化疗开始时的应用与无复发生存率显著改善有关,但与总生存率无关;在三阴性乳腺癌患者中也是如此[584]。

Choy 等也回顾性研究了 β-受体阻滞剂在围手术期的应用对乳腺癌细胞增

殖、迁移和乳腺癌复发的影响。研究结果显示，II 期乳腺癌患者围手术期 β-受体阻滞剂的应用与癌症复发减少有显著相关性。此外，$β_2$-受体激活使得三阴性乳腺癌脑转移细胞也表现出细胞增殖和迁移增加。但 β-受体阻滞剂普萘洛尔可以抑制这些作用。普萘洛尔可以减少 $β_2$-受体激活所导致的肿瘤细胞侵袭。在三阴性乳腺癌患者，普萘洛尔可以减少脑转移的发生。因此，作者得出结论，应激和相应的 $β_2$-受体激活可以促进三阴性乳腺癌细胞脑转移的发生。而围手术期应用 β-受体阻滞剂可以减少手术诱发应激相关的乳腺癌复发和转移[585]。

Powe 等的研究也报道，β-受体阻滞剂的应用可显著减少乳腺癌患者的远处转移、癌症复发，降低癌症特异性死亡率[586]。

而 Zhong 等的研究结论则是，在乳腺癌确诊后应用（而不是确诊之前）β-受体阻滞剂有利于癌症患者的生存。这是基于一项 meta 分析结果得出的结论。该 meta 分析研究了在乳腺癌确诊后应用 β-受体阻滞剂与全因死亡率和癌症特异性死亡率的相关性。有趣的是，在确诊前应用 β-受体阻滞剂并不能降低全因死亡率或癌症特异性死亡率；只有在确诊后应用 β-受体阻滞剂，才能延长乳腺癌患者的总体生存期[587]。

令人惊讶的是，Gargiulo 等已经证明内源性肾上腺素受体激动剂肾上腺素对非肿瘤来源细胞和肿瘤细胞有相反的作用。对乳腺非肿瘤细胞，肾上腺素可以减少细胞的增殖和迁移，以及细胞的黏附。因此，作者认为，$β_2$-肾上腺素受体的表达差异决定了非肿瘤细胞和恶性人乳腺癌细胞的表型差异[588]。他们还报道，儿茶酚胺通过刺激肾上腺素受体，可能参与乳腺发育、诱导成熟的乳腺导管形成[589]。

如前所述，Lip 等进行了一项队列研究，研究了抗高血压药物的使用对癌症风险的影响。他们得出的结论是，在乳腺癌确诊后，钙拮抗剂的应用与患者存活率提高有关[390]。

关于血管紧张素受体阻滞剂对乳腺癌的影响，Goldvaser 等进行了回顾性研究，结果提示血管紧张素受体阻滞剂与晚期乳腺癌之间存在相关性[590]。

关于 β-受体阻滞剂、血管紧张素转换酶抑制剂和血管紧张素受体阻滞剂对乳腺癌患者生存的影响，Raimondi 等进行了系统回顾和 meta 分析。结果显示，在乳腺癌确诊后使用 β-受体阻滞剂的患者与不使用 β-受体阻滞剂的患者相比，乳腺癌的特异性生存率明显提高。使用 β-受体阻滞剂的患者的无瘤生存率也有明显改善。但未发现血管紧张素转换酶抑制剂和（或）血管紧张素受体阻滞剂的使用与无瘤生存率和总生存期率的变化之间的关联[591]。

激动 α-肾上腺素受体可能加速乳腺癌的进展,但是拮抗 α-肾上腺素受体可能阻断突触前 $α_2$-肾上腺素受体的负反馈调节作用,增加 β-肾上腺素受体信号,也存在加速乳腺癌进展的可能。因此,α-肾上腺素受体对乳腺癌的影响较为复杂,可能与应激条件和非应激条件相关。

鉴于这些发现,Lamkin 等研究了原位老鼠模型中在无应激和慢性约束应激条件下,α-受体阻滞剂对乳腺癌进展的作用。结果显示,慢性约束应激可以促进肿瘤原发灶的生长和远处组织转移(如预期),非选择性 α-受体阻滞剂酚妥拉明可显著抑制应激的促肿瘤作用。

然而,在非应激条件下,酚妥拉明却促进原发肿瘤增大和远处转移。在非应激条件下,酚妥拉明可提高儿茶酚胺生物合成酶的交感神经基因表达。非选择性 β-受体阻滞剂普萘洛尔则可抑制非应激条件下酚妥拉明对乳腺癌进展的影响。在非应激条件下,选择性 $α_2$-受体阻滞剂增加了原发肿瘤的大小和远处转移,但选择性 $α_1$-受体阻滞剂哌唑嗪却没有这种效果。因此,作者认为,这些结果与 $α_2$-肾上腺素受体信号可以通过一个自身受体机制来抑制肾上腺素儿茶酚胺释放的假说是一致的,从而调节 β-肾上腺素受体信号在肿瘤相关生物学中的影响[592]。Obeid 和 Conzen 综述报道了肾上腺素受体信号对乳腺癌生物学的影响[593]。

Søgaard 等基于对 61873 名患者的全国性队列研究提出,甲状腺功能亢进患者患乳腺癌的风险增加,而甲状腺功能减退患者患乳腺癌的风险降低。因此,作者认为甲状腺功能与患乳腺癌的风险可能存在相关性[594]。

关于该发现,合理的解释可能是 β-肾上腺素受体刺激的差异。与甲状腺功能减退患者相比,甲状腺功能亢进患者存在 β-肾上腺素亢进的症状。正如 Bachman 等所报道的,有证据表明,对甲状腺功能亢进的治疗是通过拮抗交感信号进行的[595]。

Akbari 等报道称,精神干预(心理治疗)能够改变乳腺癌患者的多巴胺受体基因表达,从而潜在地影响肿瘤细胞的生长[596]。

Chen 等报道,心理应激可以通过激活 β-肾上腺素受体信号,形成肿瘤转移前的微环境,从而促进乳腺癌细胞的肺转移。因此,肾上腺素受体信号通过增加转移前期单核细胞的数量和巨噬细胞在转移前对肺组织的浸润,促进肿瘤组织的肺转移。换句话说,宿主宏观环境保持稳态可以影响远期器官转移[597]。

鉴于上述情况,对要做肿瘤外科手术的患者,我们可以考虑给予 β-受体阻滞剂,以降低潜在的肿瘤进展风险。

虽然有研究表明围手术期静脉注射利多卡因可以减少对阿片类药物的需求,改善腹部手术的肠功能,缩短住院时间,但 Terkawi 等报道其研究未能证实这些发现。在双盲、安慰剂对照和随机试验的基础上，Terkawi 等报道在乳腺癌手术中静脉注射利多卡因对阿片类药物的消耗、疼痛评分、术后恶心呕吐（PONV）、疲劳和（或）术后住院时间没有影响[598]。

然而，围手术期静脉注射利多卡因[在诱导时，单次量 1.5mg/kg；术中持续输注 2mg/(kg·h)，直到手术结束后 2 小时]与乳房切除术后慢性疼痛（CPSP）的发生率降低有关。另一方面，乳房植入和放射治疗与术后慢性疼痛的发生率增加有关。在这个样本量（$n=61$ 例）相对较小的试验中，20% 的患者出现了术后慢性疼痛[599]。

Couceiro 等进行了一项随机、双盲、安慰剂对照试验，在乳房切除术患者中研究了静脉注射利多卡因的效果。他们的研究结果显示，在最初的 24 小时内，与安慰剂组相比，在乳房切除术 1 小时内静脉注射 3mg/kg 利多卡因对患者并没有额外的镇痛作用，并且对阿片类药物的消耗也没有影响[600]。

Lefebvre-Kuntz 等的前瞻性研究结果表明，全身麻醉药物与乳腺癌术后持续性疼痛无相关性[601]。

此外，必须注意的是，之前的研究表明，酰胺类局部麻醉药具有抗肿瘤作用[53-61]。Lirk 等研究了利多卡因和罗哌卡因对体外乳腺癌细胞脱氧核糖核酸的去甲基化作用。这反过来又激活肿瘤抑癌基因，抑制肿瘤生长[58]。

Li 等认为，利多卡因能使乳腺癌细胞 DNA 去甲基化，增加顺铂的细胞毒性[602]。

有趣的是，Liu 等称接受乳腺癌手术的患者使用罗哌卡因硬膜外麻醉时，细胞色素 P450 多态性可能会影响患者对罗哌卡因的敏感性。细胞色素 P450（CYP450）可以在肝脏中代谢罗哌卡因并且呈现多态性。Liu 等证实，拥有某些特定形态 CYP450 的患者在接受乳房切除术和腋窝淋巴结清除术时所需要的罗哌卡因量少于其他形态的 CYP450 乳腺癌患者。因此他们认为，发现这些特定的形态（rs11636419 AG 和 GG 基因型，rs17861162 CG 和 GG 基因型）可能有助于促进乳腺癌患者的个体化治疗[603]。

Mahalingaiah 等报道称，慢性氧化应激能够将雌激素依赖性的非侵袭性乳腺癌细胞转化为雌激素依赖性的侵袭性细胞[604]。

最后，Rivero 等得出结论，沙丁胺醇可能是治疗转移性乳腺癌的有效辅助药物。在他们的试验研究中，沙丁胺醇（β_2-受体激动剂）和普萘洛尔（β-受体阻滞剂）都能显著减少人乳腺癌细胞的迁移，而肾上腺素的作用则相反。此外，沙丁胺醇可以抑制乳腺癌细胞的侵袭，增强细胞外基质的黏附，也可以降低转移前基因的表达[605]。

（张润泽　何志健）

第四章　消化道恶性肿瘤

第一节　食管癌

关于食管癌,目前已知有如下的研究。Oh 等通过回顾性分析,研究大剂量阿片类药物对食管癌术后复发的影响。结果表明,术中和术后大剂量使用阿片类药物(相当于口服 1783.5mg 以上的吗啡)会明显提高食管癌患者的复发率。但是,阿片类药物的使用和(或)阿片类药物的剂量对患者总体生存率没有影响[606]。

有两项研究主要关注了术后吻合口瘘与围手术期胸段硬膜外镇痛的关系。Michelet 等认为,围手术期胸段硬膜外镇痛可以减少术后吻合口瘘的发生,这可能是因为吻合口血供得到了改善[607]。Lai 等发现胸段硬膜外镇痛对前路切除吻合口瘘没有任何影响,但可明显缩短患者住院时间[608]。

Andreous 等研究认为食管或者胃切除术后的吻合口瘘对患者的长期生存率有负面影响,且与肿瘤的分期和肿瘤生物学特性无关[609]。

Fumagalli 等通过前瞻性研究提出,术后低血压的发生与围手术期食管癌吻合口瘘的发生有关。该研究共收集了 48 例进行食管切除及胃上提手术的患者。在行食管癌切除术和硬膜外置管的患者中,低血压的发生率(定义为收缩压较基础血压降低 30% 以上,并且降低时间超过 5 分钟)明显增加。吻合口瘘的发生率在术中出现低血压的患者中明显增加,尤其用血管活性药物治疗的患者。Fumagalli 等认为术中行硬膜外镇痛,在一定条件下可因低血压的发生而显著影响胃部血流[610]。

但是,关于吻合口瘘发生率增加的原因,目前还存在争议,可能是由于硬膜外镇痛使血管舒张造成低血压,直接导致吻合口低灌注;也可能是由于吻合口神经源性血管舒张,加上血管活性药物的应用,使吻合口处血管收缩,共同导致

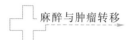

吻合口低灌注。

Baker 等认为,食管癌术后 10 天内的淀粉酶测定增加了 CT 食管影像在早期吻合口瘘检测中的敏感性[611]。

Xu 等认为丙泊酚可以抑制食管鳞状细胞癌细胞的增殖、侵袭以及血管形成[612]。

Hiller 等分析了 140 例食管癌手术患者(每人至少随访 2 年)的数据,认为有效的硬膜外镇痛与肿瘤复发良好的中期获益和生存是密切相关的[613]。

Heinrich 等的研究提示,硬膜外镇痛对食管癌手术患者有显著的临床获益,包括阿片类药物使用量减少和 ICU 住院时间缩短;但是,并未发现硬膜外镇痛的使用与否对肿瘤进一步转归的影响[614]。该回顾性研究涉及了 153 名患者,其中 118 名患者接受了硬膜外镇痛,而有 35 名患者被排除(具体原因未提及)。

Feltracco 等报道了一篇临床综述,认为胸段硬膜外镇痛对食管癌切除术是有好处的。他认为,虽然硬膜外镇痛在加快麻醉诱导、改善肺功能和疼痛控制方面有好处,但是硬膜外镇痛对操作技能有特殊的要求,并且不能避免风险、并发症或穿刺失败的发生[615]。

Visser 等的研究认为,与全身性镇痛相比,胸段硬膜外镇痛在术后镇痛评分和肺部并发症方面并没有获益[616]。

基于随机对照试验的 meta 分析结果,Hughes 等认为硬膜外镇痛与总发病率的降低无关。虽然硬膜外镇痛可以减少胃癌手术患者的肺部并发症,但是对食管癌患者并没有该作用[617]。

Fares 等报道了在食管癌两切口胸腔内吻合术中,胸段硬膜外镇痛对使用肺保护性通气患者的促炎细胞因子影响。在他们的研究中,30 例患者被随机分成 2 组。对第 1 组患者行全身麻醉和传统的机械通气,双肺通气时潮气量为 9mL/kg,单肺通气时潮气量降至 5mL/kg,同时给予 $5cmH_2O$ 的呼气末正压通气;对第 2 组患者行全身麻醉复合硬膜外镇痛,给予与第 1 组相同的机械通气方式。结果,与第 1 组相比,第 2 组患者术中和术后的平均动脉压和脉率显著降低,术后 3 天的平均静息和活动 VAS 评分均显著降低,每日患者自控镇痛(PCA)吗啡摄入量明显降低,IL-6 和 IL-8 水平显著降低,ICU 住院时间也显著缩短。两组患者的术后不良反应没有显著性差异。基于以上结果,作者认为胸段硬膜外镇痛可以减少全身促炎症反应并提供最佳的术后镇痛。尽管两组在副作用方面没有显著性差异,但是胸段硬膜外镇痛更倾向于改善转归[618]。

关于胸段硬膜外镇痛和静脉镇痛对食管癌手术患者短期和长期结果的影

响,Li 等进行了一项队列研究。结果显示,硬膜外镇痛可以减少外科炎症反应,降低食管癌术后肺炎和吻合口瘘的发生率。但是,硬膜外镇痛也会使拔除导尿管的时间推迟,及引起低血压。因此,他们最后得出的结论是,硬膜外镇痛是食管癌手术患者多模式镇痛的重要组成部分[619]。

Gu 等认为,胸段硬膜外镇痛(TEA)可以降低炎症反应和减轻免疫功能障碍。Gu 等在前瞻性随机对照研究中,将接受胸外科手术治疗食管癌的患者分为 4 组。在手术过程中,Ⅰ 和 Ⅱ 组患者接受全凭静脉全麻(TIVA),Ⅲ 和 Ⅳ 组患者接受全凭静脉全麻(TIVA)复合胸段硬膜外镇痛(TEA)。术后,Ⅰ 和 Ⅲ 组患者接受术后患者自控静脉镇痛(PCIA),Ⅱ 和 Ⅳ 组患者接受患者自控硬膜外镇痛(PCEA)。在麻醉前和切皮后不同时间间隔采集外周血标本,测量皮质醇和细胞因子水平。除Ⅳ组外,所有组的血浆皮质醇和细胞因子水平在手术开始时均显著升高;第Ⅳ组的血浆皮质醇和细胞因子水平没有显著改变[620]。

该结果与 Ramirez 等的研究结果相背。Ramirez 等的研究认为不同肿瘤对先天免疫抑制的程度是相似的[517]。

Han 等报道,相较于咪达唑仑,丙泊酚和右美托咪定在麻醉诱导时可以减少氧化应激。在前瞻性随机对照试验中,他们分别在食管癌手术和根治性前列腺切除术前、术后 2 小时和术后 24 小时评估氧化应激指标。结果表明,咪达唑仑组的氧化应激水平明显高于丙泊酚和右美托咪定组[621]。也就是说,丙泊酚和右美托咪定表现出了抗氧化应激作用。

Jun 等在回顾性观察研究中发现,吸入性麻醉的总生存率和无复发生存率低于全凭静脉全麻(TIVA),即食管癌手术患者静脉麻醉的术后生存率更高[622]。

基于上述回顾性队列研究,Zhang 和 Wang 提出七氟烷与丙泊酚对食管切除术后发生肺炎风险的影响没有区别[623]。

Zhang 等对准备行胸腔镜-腹腔镜食管切除术(TLE)的患者,行双侧单次椎旁神经阻滞联合舒芬太尼镇痛的全麻,前瞻性研究其安全性和有效性的问题。52 例行 TLE 的患者被随机分成椎旁组和对照组。对椎旁组患者,在右 T_5 和双侧 T_8 注射 0.5% 罗哌卡因,每次 10mL,注射 3 次。对照组患者,在相应的位置注射 10mL 生理盐水。麻醉诱导后,所有患者都静脉给予舒芬太尼镇痛。结果显示,椎旁组患者术中舒芬太尼的使用量更低,呼气末七氟烷的浓度也更低。在围手术期的镇痛评分方面(术后 8 小时内),无论是在静息时还是咳嗽时,椎旁组患者的术后疼痛评分都更低。在患者自控镇痛方面,椎旁组患者的舒芬太尼累积消耗量在任何时间点都较低。此外,相较于对照组,椎旁组患者在术后第 3 天肺功能更好,出院更快,住院花费更少[624]。

有趣的是,Ma 等认为胸腔镜下食管切除术比开放食管切除术有明显的优势,包括肺部并发症较少,胸导管和喉返神经损伤发病率较低;但是,胸腔镜下食管切除手术并不能减少手术应激反应[625]。

如前所述,Macfarlane 等进行了一项巢式病例对照研究,认为应用非甾体抗炎药(NSAIDs)可以显著降低上消化道疾病(UADT)风险和食管癌的风险。在确诊上消化道恶性肿瘤后,服用阿司匹林和其他非甾体抗炎药与全因死亡率降低有关[255]。Thrift 等通过对照研究,未能证明使用非甾体抗炎药与 Barrett 食管的风险降低呈正相关性[626]。Hu 等报道,COX-2 表达水平与食管鳞癌的重要临床病理特征相关,COX-2 可作为食管鳞癌 Ivor Lewis 食管切除术后预测预后的有效生物标志物[627]。Van Staalduinen 等证明,食管癌患者在确诊后服用阿司匹林可能与生存率提高有关[628]。

Paramanathan 等基于 meta 分析,提出高 NLR(中性粒细胞与淋巴细胞比率)(>5.0)与食管癌患者术后预后较差有关[151]。Yuan 等也有相似结果的报道。在他们的回顾性研究中,对食管胃交界腺癌患者做了根治性切除,术前高 NLR(>5.0)患者的无瘤生存率(DFS)和总生存率(OS)明显较低。有趣的是,不能通过血小板/淋巴细胞比率(PLR)预示无瘤生存率或者总生存率[629]。

Xiao 等通过研究证明,术前 NLR 是评估接受根治性手术的食管基底膜鳞状细胞癌患者预后的参与指标[630]。

Grenader 等认为,在早期食管癌或胃癌患者中,NLR 可以预测分期腹腔镜检查中是否存在腹膜或远处转移灶。分期腹腔镜检查中较高的 NLR(≥3.28)与腹膜转移阳性和(或)远处转移阳性的疾病显著相关[631]。

Yoo 等通过研究报道了局部晚期食管癌患者行放化疗后 NLR 与生存率之间的关系。结果表明,相较于高 NLR(>2)组,低 NLR(<2)组患者的无进展生存期更长,总生存率更高[632]。

Ji 等研究证明了化疗前 NLR 对局部晚期食管鳞癌行根治性食管切除术患者的预后意义。在他们的研究中,化疗前 NLR>5 与总生存率较差显著相关。此外,NLR 被证实是比血小板/淋巴细胞比率(PLR)更好的预后预测指标[633]。Sürücü 等甚至认为,食管癌患者的 NLR 基数值与肿瘤代谢量相关[634]。

Yutong H 等报道了 NLR 对中国高发区食管癌的预后意义。相较于低 NLR(<3.0),高 NLR(>3.5)会明显降低食管癌患者的总生存率[635]。

He 等进行了一项回顾性研究,提出修正的 NLR 和 PLR 或许可以作为中段或者低段食管鳞状细胞癌的预后预测指标:一方面,高 NLR(>3.3)可使总生存率显著降低；另一方面，PLR＞150可使无瘤生存率显著降低[636]。

Hirahara等则认为，血小板与淋巴细胞比率（PLR）可作为食管癌术后肿瘤特异性生存和总生存率的新预测指标；即使在食管根治性切除术后，PLR在鉴别预后不良的患者方面可能仍有用[637]。

晚期肺癌炎症指数（ALI）是预测肺癌进展的有效指标，Feng等对食管鳞状细胞癌患者预后预测是否有效进行了一项研究。研究共涉及293例接受食管切除术的患者，并计算了其ALI。ALI的计算公式为身体质量指数×人血白蛋白/NLR。然后，根据计算结果，将患者分为两组，分别为ALI＜18组和ALI＞18组。研究结果表明，在肿瘤大、分化差、浸润深和淋巴结转移患者中，ALI明显增高。此外，ALI还被证明是癌症特异性生存率的显著预测因子[638]。

Xie等通过研究提出，食管鳞癌手术患者的预后与术前PLR显著相关，但与NLR无关。其中，术前PLR和NLR的最佳界值分别为103和2.1[639]。

Yodying H等基于荟萃分析结果提出，如果NLR和PLR高，那么可以预测食管癌患者的总体生存率显著差。然而，在没有接受新辅助化疗的根治性手术患者，PLR高（而不是NLR）预示总体生存率显著较差[640]。

相比之下，Jung等通过回顾性研究提出，NLR高（NLR≥2.97）可作为食管鳞状细胞癌患者术后总生存率和无瘤生存率的重要预后因素。PLR升高不是整体生存率和无瘤生存率的危险因素[641]。

Hyter等通过研究提出，与治疗前的NLR和PLR值相比，放化疗期间和手术后NLR和PLR的变化可能更好地预测食管癌患者接受三联治疗后的总体生存和病理完全缓解[642]。在整个治疗过程中，较高的NLR值与较差的总体生存有关，整个化疗过程中低的NLR和PLR会导致更好的总体生存。

Kijima等研究了NLR和血浆纤维蛋白原对晚期食管癌患者预后的预测作用。此外，他们使用NLR和血浆纤维蛋白原组合评分来评估临床效果，命名为F-NLR，作为肿瘤疗效和预后的预测因子。在对98例晚期食管鳞癌患者实施放化疗或化疗后，将他们分为三组：①F-NLR评分2分，同时伴有高纤维蛋白原血症（纤维蛋白原水平＞400mg/dL）和高NLR（＞3）；②F-NLR评分1分，有这两种血液学异常之一；③F-NLR评分0分，既无高纤维蛋白原血症也非高NLR。结果显示，相比于F-NLR评分为0或1分的患者，F-NLR评分为2分的患者的总体生存率显著较低。因此，Kijima等认为F-NLR评分有望作为晚期食管鳞癌患者疗效和预后的预测指标[643]。

Matsuda等提出了严重的术后炎症反应（IIR）的概念，作为总体生存率的显著独立预测因子。有IIR的患者，总生存期明显缩短[644]。有IIR时，经胸食管切除术患者延迟性 C-反应蛋白(CRP)水平达峰值和持续性升高。

如第二章中所述,在头颈癌病例中,Chang 等基于队列研究结果提出,普萘洛尔可以降低头颈部肿瘤、食管癌、胃癌、结肠癌和前列腺癌的发病风险[275]。Horikoshi 等通过随机对照试验,研究了兰地洛尔对食管癌手术患者术后房颤和心动过速发生率的影响。结果表明,给予 5μg/(kg·min)的超选择性短效 β-受体阻滞剂兰地洛尔可以显著降低食管切除术术后房颤和窦性心动过速的发生率。此外,在手术结束时,兰地洛尔组的 IL-6 水平也显著降低,提示手术应激反应可能降低[645]。

(陈国庆)

第二节　胃、胆道系统、肝、胰腺癌

Mayorek 等在对胰腺癌的研究中证明了双氯芬酸具有明显的抗肿瘤活性[117]。这先前发现于乳腺癌和肺癌的病例。

Bameshki 等进行了一项随机的双盲试验,研究在胃切除术后疼痛控制中添加对乙酰氨基酚和(或)双氯芬酸对患者自控吗啡镇痛的影响。他们的研究结果显示,静脉注射对乙酰氨基酚或双氯芬酸栓剂可使吗啡的消耗量减少近 32%,还可以提高警觉性[646]。

Shen 等研究了非甾体抗炎药氟比洛芬对胃癌患者术后吗啡镇痛的免疫功能的影响。他们根据前瞻性随机对照研究的结果得出结论,即吗啡复合氟比洛芬可以改善 T 淋巴细胞亚群和自然杀伤细胞的免疫抑制,并且其镇痛效果与单独使用吗啡相类似,T 淋巴细胞抑制在手术后可以持续 120 小时[647]。Sun 等根据前瞻性随机对照研究得出了相似的结论,胃癌手术患者自控静脉镇痛中,曲马多与非甾体抗炎药氯诺昔康联合使用相比于单纯使用吗啡或曲马多对炎性细胞因子的影响更小[648]。这两项研究结果都证实了抗炎药物在术后免疫保护中的重要性。

Jiang 等进行了一项前瞻性随机研究,研究了在接受腹腔镜胃癌根治术的患者中,不同类的麻醉药对应激反应的影响。该研究将 100 例患者随机分为全凭静脉全麻(TIVA)组和静吸复合全麻(CIIA)组。TIVA 组通过丙泊酚和瑞芬太尼靶控输注完成。CIIA 组在麻醉诱导后,通过吸入七氟烷和持续泵入瑞芬太尼来完成。在不同时间点测量患者血浆中肾上腺素、去甲肾上腺素和多巴胺的浓度。结果显示,在接受腹腔镜胃癌根治术的胃癌患者中,在相同的麻醉深度下,CIIA 在抑制应激反应和平稳苏醒方面均优于 TIVA[649]。

Yon JH 等进行了一项前瞻性、随机、双盲、安慰剂对照的研究,该研究纳入了 36 例接受次全胃切除术的患者。结果表明,术前和术中静脉输注利多卡因可以减少疼痛和阿片类药物的消耗,并且没有明显副作用。然而,与安慰剂组相比,在术后 24 小时内,利多卡因组的 VAS 疼痛评分和患者自控镇痛(PCA)消耗量明显降低;并且在术后 12 小时内,利多卡因组的阿片类药物消耗量明显降低。此外,两组患者在恶心和呕吐、恢复正常饮食、住院时间和患者满意度之间没有发现显著性差异[650]。Kang 等进行了一项前瞻性随机双盲试验,试验中涉及 48 例接受开放胃切除术的男性胃癌患者,这些患者被随机分为利多卡因组和对照组。利多卡因组在切皮前 20 分钟静脉注射利多卡因 1.5mg/kg,然后以 1.5mg/(kg·h)的速度连续输注利多卡因注射液,直到手术结束。对照组以同样的方法输注生理盐水。试验结果显示,两组在术后 24、48、72 小时的静脉自控镇痛使用总量和疼痛评分均无统计学差异,两组患者疼痛强度以及肠梗阻的持续时间均无统计学差异。但是,利多卡因组患者在术后 72 小时内对哌替啶的平均需要量明显下降,住院时间明显缩短[651]。也就是说,利多卡因组在术中静脉注射利多卡因可以减少患者阿片类药物的消耗,并缩短住院时间。Kim 等基于其前瞻性、随机、双盲和安慰剂对照试验研究的结果得出,在术前和术中使用利多卡因可减少腹腔镜辅助下胃切除术患者的阿片类药物的消耗量[652]。Kim 等另一项随机、双盲研究发现,辅助使用利多卡因注射液可以减少患者对阿片类药物的需求,并减少患者在手术操作过程中的体动,提出在行胃肿瘤内镜黏膜下剥离术时静脉输注利多卡因注射液是一种安全的镇静方法[653]。

Khan 等通过 meta 分析提出,在肠道手术中连续静脉注射利多卡因 60 分钟以上不会增加镇痛效果或对胃肠道有益[654]。

Xing 等证实了静脉注射利多卡因对肝细胞癌的抗肿瘤活性;此外,他们还提出将利多卡因与顺铂联合应用可能是治疗肝细胞癌的一种新选择[655]。Jurj 等得出结论,利多卡因在临床相关浓度下对人肝癌细胞有显著的抗增殖作用。这些影响呈时间和剂量依赖性[656]。

然而,Ortiz 等基于前瞻性随机双盲对照研究,提出在腹腔镜胆囊切除术患者,静脉注射利多卡因并不能减少术后疼痛、阿片类药物的消耗,也不能缩短术后肠梗阻时间和住院时间[657]。Dale 等对接受腹腔镜胃底折叠术的患者静脉注射利多卡因的镇痛作用也进行了前瞻性研究。利多卡因组患者在麻醉诱导前接受利多卡因 1mg/kg 的负荷量,继之以 2mg/(kg·h)的速度输注 24 小时。但这项研究在中期分析显示无效后被终止。其术后疼痛评分在静息或活动时无显著性差异[658]。

Kranke 等对各类手术的成年患者进行了一项荟萃分析,研究了围手术期静脉注射利多卡因对其术后疼痛和恢复的影响。得出的结论是,与安慰剂对照组相比,围手术期连续静脉输注利多卡因对疼痛评分和(或)术后恶心有影响的证据并不充分,或可能影响较小。此外,能够证明这种干预会进一步影响其他相关临床结果(如胃肠恢复、住院时间和对阿片类药物的需求)的证据也比较有限[659]。

除前述的关于利多卡因的研究外,普鲁卡因也被报道是人类胃癌细胞的特异性 DNA 甲基化抑制剂,通过抑制 DNA 甲基化水平,促进胃癌细胞的增殖抑制和凋亡[660]。

Kuo 等根据前瞻性随机试验研究结果提出,相比于静脉注射利多卡因,胸段硬膜外镇痛(应用利多卡因)对结肠手术后 72 小时内的镇痛效果更好,阿片类药物消耗更少,肠道功能恢复更早,细胞因子产生也更少[661]。

Li 等进行了一项前瞻性试验研究。在该研究中,对右美托咪定组患者在全身麻醉诱导前静脉给予右美托咪定 $0.6\mu g/kg$,继之持续输注右美托咪定 $0.4\mu g/(kg·h)$直至关腹;对照组予以相同体积的生理盐水作为安慰剂;硬膜外组通过硬膜外予以 0.375% 罗哌卡因麻醉联合全身静脉麻醉。研究结果表明,与硬膜外麻醉联合全身麻醉相比,在全身静脉麻醉时使用右美托咪定可以在一定程度上减弱手术的应激反应而不影响血流动力学的稳定性,且对手术的影响最小[662]。Dong 等也进行了一项试验研究。研究中,对右美托咪定组患者予以右美托咪定 $1\mu g/kg$ 作为负荷量,继之持续泵注右美托咪定$0.2\mu g/(kg·h)$直至手术结束;对照组予以等量的生理盐水。两组的促炎性细胞因子水平均明显高于切皮前的水平。与右美托咪定组相比,对照组的促炎性细胞因子升高水平明显高于右美托咪定组[663]。

Kim 等通过随机对照试验研究也得出了相似的结果。患者在术后镇痛研究中被分成三组,分别为胸段硬膜外镇痛 PCA(E-PCA)组,右美托咪定联合芬太尼静脉镇痛-PCA(dIV-PCA)组,单用芬太尼静脉镇痛 IV-PCA(IV-PCA)组。结果显示,与 E-PCA 组相比,dIV-PCA 组可以显著改善开放性胃切除术患者的术后镇痛效果,且无血流动力学不稳定表现。鉴于右美托咪定联合芬太尼静脉镇痛无创性的特点,其在临床上更有意义[664]。

Yanagimoto 等回顾性研究了腹腔镜下远端胃切除术后的最佳镇痛效果,

并评价了硬膜外镇痛在这种手术中的镇痛效果。研究所得出的结论是,硬膜外术后镇痛肠道运动功能恢复较早,对阿片类药物的额外需求较少;但硬膜外镇痛可使尿潴留的风险增加[665]。

Zhang 等研究了丙泊酚静脉或七氟烷吸入全身麻醉组、丙泊酚静脉或七氟烷吸入全身麻醉联合硬膜外麻醉组对老年患者胃癌根治术后苏醒(质量和时间)的影响。结果显示,与丙泊酚静脉或七氟烷吸入全身麻醉相比,丙泊酚静脉或七氟烷吸入全身麻醉联合硬膜外麻醉更有助于提高老年患者胃癌根治术后的苏醒质量[666]。Wang 等通过回顾性研究提出,全身麻醉联合硬膜外麻醉可能与胃癌切除术后患者的存活率提高有关;另外他们还提出,全身麻醉联合硬膜外麻醉的疼痛评分和恶心呕吐的发生率明显低于全身麻醉[667]。

但与之相反的是,Shin 等提出硬膜外镇痛并不能减少胃癌手术术后的复发或降低术后的死亡率[668]。关于硬膜外镇痛能否减少胃癌手术术后的复发或降低术后的死亡率,还需要更多的前瞻性试验研究加以论证。

Long 等得出的结论是,胃癌根治性手术上调了促肿瘤细胞因子在腹膜的表达。此外,根治性手术有明显的系统性免疫和炎症反应,包括 T 细胞和树突状细胞群的下调。根据 Long 等的观点,两种潜在的途径可能可以促进肿瘤的进展,即局部炎症促进腹膜黏附和种植,以及由循环炎症反应导致免疫监视的继发性抑制[669]。

Ganapathi 等进行了一项临床研究,纳入了 70 例接受开放性肝癌手术的患者。根据报道,其中 64 例(91%)患者的硬膜外镇痛是成功的;有 2 例患者在没有神经系统并发症的情况下,硬膜外导管尖端有细菌聚集;影像学确诊 5 例(7%)患者有胸部感染,4 例患者(6%)有切口感染;平均住院时间为 6 天(3~27 天)。结果提示,硬膜外镇痛可以为开放性肝癌手术患者提供足够的术后镇痛并且安全有效,而肝切除术后胸部的感染程度会明显影响住院时间[670]。

Zhu 等进行了一项前瞻性随机对照试验,研究全身麻醉联合硬膜外镇痛对胆囊癌手术患者术中血流动力学反应、术后细胞免疫和预后的影响。结果显示,相比于单独全身麻醉,全身麻醉联合硬膜外麻醉的麻醉药用量更少,疼痛评分更好,并可以改善患者术后的细胞免疫水平。然而,两组患者的术后 1 年、2 年和 3 年生存率并没有显著性差异。Zhu 等的结论是,全身麻醉联合硬膜外麻醉可能是胆囊癌手术更有效的麻醉方法[671]。

Aloia 等根据随机对照试验结果指出,在肝胆胰手术中用胸段硬膜外镇痛可优化镇痛、减少麻醉药用量而不增加住院时间和并发症,可为患者提供更好的手术麻醉体验[672]。

Joy 等证实右美托咪定联合硬膜外应用罗哌卡因，可以明显减少腹部和下肢手术患者麻醉诱导所需的丙泊酚总量。此外，这种联合应用还可以缩短感觉和运动阻滞的起效时间，且可以使术中维持血流动力学稳态[673]。

Misquith 等研究报道，在上腹部手术患者中，胸段硬膜外镇痛可以提供更好的镇痛效果、更好的咳嗽反射（呼气流速峰值可以看出）、更稳定的血流动力学及更好的通气[674]。

Schreiber 等进行了一项随机、前瞻性、开放性研究，在接受开放肝切除手术的患者中，比较了双侧椎旁神经阻滞（PVB）与硬膜外镇痛的效果。结果显示，与双侧 PVB 组相比，硬膜外镇痛组患者术后 24 小时和 48 小时的疼痛评分明显降低。但硬膜外镇痛组患者术后 24 小时内的平均动脉血压也明显下降。在术后 24 小时的最大潮气量以及术后 48 小时的 PCA 累积使用量方面，两组没有明显差异[675]。

Xu 等根据其前瞻性随机研究结果，得出结论：全身麻醉联合硬膜外阻滞对机体细胞免疫的影响较小，因此可以用作肝癌患者手术的麻醉方法[676]。

Allen 等对行肝肿瘤切除术的患者术后镇痛进行了回顾性研究，比较了硬膜外镇痛与静脉自控镇痛的效果。他们的研究结果显示，根据肝切除术的类型和范围调整镇痛方法后，总体术后镇痛效果（行走时间和并发症）没有显著性差异。然而，尽管应用硬膜外镇痛的患者手术范围更广泛，但其所需的额外镇痛药量比静脉自控镇痛的患者少[677]。

如前所述，Shah 等研究指出，术中持续硬膜外注射可缩短 PACU 时间，因为硬膜外注射患者所报告的疼痛评分可以更早地达到离室标准[306]。

Wang 等回顾性研究了硬膜外镇痛对胃癌患者长期生存率的影响。结果发现，硬膜外镇痛与总的长期生存率改善无明显相关性。但硬膜外镇痛与年轻患者（年龄不超过 64 岁）长期生存率的改善相关，与老年患者的生存率改善无关[678]。

而相反的是，Wang 等通过回顾性研究提出全身麻醉联合硬膜外麻醉和患者自控硬膜外镇痛可能与胃癌切除术患者总体生存率的提高有关，术中和术后硬膜外镇痛与生存率的改善有显著相关性[679]。

Amini 等进行了一项全国范围的回顾性队列研究，了解硬膜外镇痛在肝胰手术中的使用趋势，以及硬膜外镇痛患者的预后特征。结果显示，尽管硬膜外镇痛能够减少特定的肺部相关并发症以及降低患者住院死亡率，但硬膜外镇痛的使用率仍然很低（总体为 7.4%）[680]。

Sugimoto 等基于回顾性分析研究提出，提高硬膜外镇痛的成功率可以改善胰腺切除术患者的预后。该回顾性分析研究了硬膜外镇痛不佳与手术预后。硬膜外镇痛不佳是指疼痛控制不足（需要额外补充硬膜外镇痛、需要更改为静脉镇痛或需要额外静脉追加阿片类药物）或硬膜外镇痛过度（低血压或少尿）。在胰腺切除术后，硬膜外镇痛不佳的发生率为 49%（其中，硬膜外镇痛不足的发生率为 35%，硬膜外镇痛过度的发生率为 14%）。结果显示，硬膜外镇痛不佳与整体并发症、胰腺相关和非胰腺相关并发症的进展是独立相关的。硬膜外镇痛不足与胰腺相关和非胰腺相关并发症密切相关。硬膜外镇痛过度与非胰腺相关的并发症独立相关[681]。

以上结果强调了最佳硬膜外镇痛的重要性。应该强调的是，对硬膜外镇痛不佳的患者进行积极管理（包括重新硬膜外阻滞），可能使硬膜外镇痛达到最佳效果[682]。关于硬膜外镇痛不佳的更全面的概述，我们推荐参考 Hermanides 等发表的文章[683]。

Sadowski 等进行了一项前瞻性随机对照研究，研究了硬膜外镇痛/麻醉对急性胰腺炎患者胰腺血液灌注的影响。结果表明，硬膜外镇痛增加了胰腺动脉灌注，提高了急性胰腺炎患者的临床转归。在本研究中，硬膜外镇痛的平均持续时间为 5.7 天，且没有报道硬膜外镇痛过程中的并发症[684]。

Jabaudon 等的多中心、观察性队列研究也支持上述发现。在他们的研究中，相比于未应用硬膜外镇痛的患者，应用硬膜外镇痛的急性重症胰腺炎患者的 30 天内死亡率显著降低[685]。

Kun 等通过前瞻性研究，探讨了全身麻醉联合硬膜外麻醉对胃癌根治性切除患者术后 NK 细胞活性和细胞因子反应的影响。在该研究中，患者被随机分到全麻联合硬膜外麻醉组或单纯全身麻醉组。在不同的时间点检测 NK 细胞活性，及血清促肿瘤细胞因子（IL-1β 和 IL-6）和抗肿瘤细胞因子（IL-2、IL-10）的浓度。结果显示，全麻联合硬膜外麻醉组患者的 NK 细胞活性明显降低，促肿瘤细胞因子水平降低，抗肿瘤细胞因子水平升高。因此，作者得出结论，在胃癌手术患者中，相比于单纯全身麻醉，全麻复合硬膜外麻醉似乎更有助于维持机体的围手术期免疫功能[686]。

Zhao 和 Mo 关于胃癌手术患者硬膜外镇痛效果的前瞻性随机研究结果也支持上述结论。其中，全身麻醉联合术后持续硬膜外镇痛组患者的 TNF-α、IL-6、IL-8 水平明显降低。此外，单纯全身麻醉组患者的 T 淋巴细胞和 NK 细胞数量明显降低。手术后 72 小时，单纯全身麻醉组患者的 T 淋巴细胞亚群和 NK 细胞数量虽然恢复正常，但仍明显低于手术和麻醉前的水平。因此，Zhao 和 Mo 认为，对于接受胃癌手术的患者，全身麻醉联合持续硬膜外镇痛是更合适的麻醉方式。它能够减弱手术应激反应,从而减少免疫功能抑制[687]。

Kasai 等进行了一项前瞻性试验研究,患者被随机分为开放性肝切除术组和腹腔镜肝切除术组。研究结果表明,在治疗结直肠癌肝转移时,腹腔镜肝切除术和开放性肝切除的手术应激反应是相当的。除腹腔镜肝切除术组患者术后住院时间较短外,两组患者在 IL-6、IL-8、血管生成相关因子及炎性相关因子方面均无显著性差异[688]。

Okholm 等也研究比较了腹腔镜胃癌手术与开放胃癌手术的炎症应激反应。他们根据 meta 分析结果得出结论,与开放胃癌手术相比,腹腔镜胃癌手术可以降低患者的免疫反应,特别是降低 IL-6 和 CRP 血浆浓度[689]。因此,腹腔镜手术的免疫抑制比开腹手术少。Bartin 等和 Schietroma 等证实了这一发现,在阑尾穿孔[690-691]引起的弥漫性腹膜炎也是如此。

Freise 等通过研究发现,胸段硬膜外镇痛(TEA)可以显著减少坏死性胰腺炎大鼠的肝损伤。因此,作者得出结论,TEA 可以在急性胰腺炎等全身炎性疾病中减少肝损伤,保留肝功能[692]。此外,他们还报道 TEA 可以逆转脓毒症引起的肝脏高灌注,减少脓毒症大鼠的白细胞黏附[693]。

Barlass 等通过实验室研究提出,吗啡治疗会加重急性胰腺炎的严重程度,并延迟临床处理和胰腺细胞再生。因此,他们认为在急性胰腺炎期间吗啡镇痛的安全性需要更进一步评估[694]。

Sidiropoulou 等进行了一项随机双盲试验,研究了麻醉方案对腹腔镜胆囊切除术后应激反应的影响。在本研究中,术前 1 天、术中、术后第 1 天测定血液应激标志物。结果显示,全身麻醉联合硬膜外镇痛可以轻微调节激素和代谢应激反应[695]。

Ozcan 等也进行了一项前瞻性随机对照试验,研究了在腹腔镜胆囊切除术患者中胸段硬膜外麻醉对细胞因子反应的影响。在该研究中,对 60 例择期行腹腔镜胆囊切除术的成年患者在切皮前置入胸段硬膜外导管,这些患者被分为 4 组,分别为生理盐水组(S 组)、芬太尼组(F 组)、布比卡因组(B 组)、左布比卡因组(L 组)。通过硬膜外导管分别给生理盐水组、芬太尼组、布比卡因组、左布比卡因组患者注射生理盐水、芬太尼、布比卡因、左布比卡因。4 组患者的 IL-6、IL-8 和 IL-10 水平在术后 2 小时开始增加,术后 24 小时恢复到基础水平。生理盐水组患者的白细胞介素水平增加最多。因此,Ozcan 等得出结论,在术中和术后 24 小时内,全身麻醉联合胸段硬膜外麻醉可以通过抑制细胞因子水平提供更有效的疼痛控制和更好的血流动力学稳定性[696]。Gottschalk 和 Poepping 也总结了硬膜外麻醉对疼痛管理、心肺系统、胃肠系统以及患者转归的影响[697]。

值得一提的是,Aspinen 等报道称,在小切口胆囊切除术和腹腔镜胆囊切除术,应激标志物的浓度反应差不多。腹腔镜胆囊切除术所引起的应激反应与小切口胆囊切除术相当[698]。这可能是气腹的原因,因为气腹已被证实会导致应激反应增加。

Sen 等关于腹腔镜胆囊切除术也进行了一项前瞻性试验,研究压力控制通气(PCV)和容量控制通气(VCV)模式对呼吸力学和系统应激反应的影响。研究结果显示,相比于容量控制通气模式,压力控制通气模式改善了气腹的顺应性,改善了氧合,减少了压力反应[699]。

Kadam 等报道,TAP 阻滞对腹腔镜胆囊切除术患者的疼痛管理效果与局部浸润相当[700]。

Sinha 等认为,在术后 1 小时内,超声引导下罗哌卡因(0.375%)行 TAP 阻滞的镇痛效果优于布比卡因(0.25%)。然而,两种药物在术后镇痛和 24 小时累积镇痛需求方面没有显著性差异[701]。

Al-Refaey 等基于前瞻性、单盲和随机试验的结果,报道了在腹腔镜胆囊切除术麻醉时将硫酸镁添加到布比卡因联合应用可以延长术后镇痛的时间,减少术后镇痛需求量,降低 PONV 的发生率[702]。

有趣的是,Kim 等指出在腹腔镜胃切除术中,短效 β-受体阻滞剂艾司洛尔对患者具有免疫调节的作用。他们的前瞻性研究纳入了 29 名患者,其中约一半的患者在手术中接受了艾司洛尔治疗(艾司洛尔组),其余患者接受了生理盐水治疗(生理盐水组)。在术前、术中和术后,用三明治酶联免疫分析法定量测定细胞因子。艾司洛尔组患者的 IFN-γ/IL-4 的比率高于生理盐水组。此外,在艾司洛尔组患者中,IL-6 水平在术后升高程度减弱;术后第 1 天,C-反应蛋白水平明显降低[703]。

Liao 等研究了 β-受体阻滞剂普萘洛尔对人类胃腺癌细胞系的影响,报告普萘洛尔可以剂量依赖性抑制细胞增殖和生长。此外,普萘洛尔也被报道可以诱导细胞凋亡[704]。因此,Takahashi 等研究证实,$β_2$-受体阻滞剂受体表达水平是低生存率胃癌患者的一个重要的预测肿瘤侵犯的指标[705]。Pu 等报道,肾上腺素可以促进胰腺癌细胞的上皮间质转化[706]。

Meng 等报道称,选择性环氧合酶-2(COX-2)抑制剂塞来昔布与化疗药物结合,可能通过抑制胃癌细胞增殖和促进细胞凋亡,产生协同抗肿瘤作用[707]。该观点得到了 Yagi 等的支持,Yagi 等研究了索拉非尼(一种多靶点口服抗肿瘤药物)和 COX 抑制剂对肝癌细胞的抗肿瘤作用。他们的研究结果表明索拉非尼和COX抑制剂联合应用可以增加细胞凋亡的频率[708]。

Hang等报道,COX-2抑制剂通过抑制特异性蛋白1(Sp1),可以抑制胰腺导管腺癌血管生成和转移。同时,COX-2和Sp1的表达与胰腺导管腺癌的预后不良呈正相关[709]。

相比之下,Khalaf等根据两项大型队列研究,提出常规使用阿司匹林或其他非甾体抗炎药(非阿司匹林)与是否降低胰腺癌风险没有关系。然而他们又指出,使用阿司匹林的糖尿病患者患胰腺癌的风险可能降低,但该结论尚需得到进一步研究证实[710]。

此外,Bombardo等警告,反对给急性胰腺炎患者长期应用布洛芬和双氯芬酸进行治疗。因为他们在对小鼠的研究中发现,治疗剂量的布洛芬和双氯芬酸可以抑制胰腺腺泡细胞的分裂。该发现表明,长期应用这些非甾体抗炎药可能对胰腺的再生产生负面影响[711]。

Kho等根据基于人群的病例对照研究结果,得出结论,使用非甾体抗炎药或他汀类药物可以降低患胰腺癌的概率。然而,还没有确凿的证据表明非甾体抗炎药或他汀类药物的使用与胰腺癌的风险有关联。有一些迹象表明,选择性COX-2抑制剂在为数不多的病例中有潜在的效果,但尚缺乏更多的研究案例[712]。

Petrick等从10个前瞻性队列研究中收集了100多万人的数据,以研究非甾体抗炎药的使用与患肝细胞癌(hepatocellular carcinoma,HCC)和肝内胆管癌(intrahepatic cholangiocarcinoma,ICC)的风险之间的关系[713]。他们的研究结果显示,与不使用阿司匹林相比,常规使用阿司匹林与肝细胞癌的发生呈负相关。而在每日使用阿司匹林且使用时间较长、剂量较低的患者,这种负相关性更强。布洛芬与患肝细胞癌的风险无关。在肝内胆管癌患者中,使用阿司匹林的风险降低与男性有关,而与女性无关。他们得出结论,在本研究中观察到阿司匹林与肝癌之间的负相关性,值得进行进一步的干预性研究,并对阿司匹林和其他可以影响肝细胞癌和肝内胆管癌的慢性炎症通路的药物进行研究。

Vaughan等根据前瞻性队列研究结果得出结论,服用阿司匹林可以预防老年妇女罹患胰腺癌、乳腺癌、结肠癌和卵巢癌[414]。

如前所述,Zhang等已经证明丙泊酚通过抑制人类肝癌细胞的生长,具有抗肿瘤作用[25]。

Iseri等研究了普萘洛尔、阿替洛尔和一种实验性的非选择性β-受体阻滞剂(ICI118,551),对未处理的乳腺、结肠和肝脏癌细胞的增殖、迁移和侵袭的影响。他们的研究结果表明,β-受体阻滞剂可以影响肿瘤细胞的增殖、迁移、和侵袭,并且呈剂量依赖相关性[578]。

Boas 等回顾性研究了 β-受体阻滞剂和阿司匹林对肝细胞癌栓塞患者死亡率的影响。研究结果表明,β-受体阻滞剂和阿司匹林与发生栓塞时的生存率显著提高有关[714]。

然而,Hagberg 等在巢式病例对照研究中发现高血压患者服用血管紧张素转换酶(ACE)抑制剂和(或)β-受体阻滞剂与原发性肝癌风险降低无关联[715]。

Li 等声称,单胺氧化酶 A(MAOA)是一种儿茶酚胺神经递质降解酶,在体内和肝细胞癌模型中,它可影响癌症血管侵袭、转移和预后。在他们的研究中,MAOA 抑制了去甲肾上腺素/肾上腺素诱导的肝细胞癌侵袭。这些效应主要通过 $α_{1A}$-和 $β_2$-肾上腺素受体介导[716]。

这些发现与之前的研究结果相符合,即刺激 β-肾上腺素系统可能本身有不利的肿瘤学效应。以往的研究表明,疼痛和手术应激会对自主防御机制产生负面影响。此外,还有强有力的证据表明,应用 S-氯胺酮会导致 NK 细胞数量减少,且进一步减弱机体自主防御机制。此外,刺激 β-肾上腺素系统与肿瘤转移进展概率增加之间存在明显的相关性[183-187]。需要注意的是,S-氯胺酮刺激肿瘤的效果在很大程度上可以被 β-受体阻滞剂消除。

Huan 等表示,交感神经分布对肝细胞癌变是至关重要的,且交感神经系统对肝细胞癌变的促进作用是通过激活 Kupffer 细胞的 $α_1$-肾上腺素受体,从而促进 Kupffer 细胞的激活和维持炎性微环境实现的。因此,作者得出结论,这些发现表明交感神经切除或 $α_1$-受体阻滞可能为治疗肝癌提供新的方法[717]。因此,这也许可以解释为什么越来越多的报道称神经阻滞(阻滞交感神经系统)对减少肿瘤生长和转移是有益的。

Kim-Fuchs 等根据他们在小鼠中的研究结果提出,神经 β-肾上腺素受体信号能够调节胰腺癌进展,并建议将 β-受体阻滞剂作为现有胰腺癌治疗方案的补充。研究发现,药物激活 β-肾上腺素受体信号可以诱导出与慢性应激类似的效果,而 β-受体阻滞剂能够逆转慢性应激对胰腺癌进展的影响[718]。

基于回顾性研究结果,Beg 等通过研究得出结论,β-受体阻滞剂、肝素、胰岛素和华法林的应用与胰腺癌患者的生存率改善有关。但二甲双胍、噻唑烷二酮、他汀类药物的应用及联合治疗方案并没能改善胰腺癌患者的生存率[719]。

Partecke 等也得出了类似的研究报告。在原位和胰腺癌的同系模型中,儿茶酚胺增加了肿瘤细胞的增殖和迁移,而普萘洛尔可降低此效应。在用普萘洛尔治疗肿瘤动物时,其肿瘤体积减小了 69%,存活率提高了 14%[720]。Udumyan 等认为 β-受体阻滞剂可能改善胰腺导管腺癌患者的生存率,尤其肿瘤比较局限的胰腺导管腺癌患者[721]。Hefner 等通过综述进一步总结了应激、β-肾上腺素受体信号对胰腺癌的影响[722]。Chisholm 等也研究了血管肿瘤上β-肾上腺素受体的表达,并且得出结论 β-受体阻滞剂可能影响细胞凋亡,减弱其对血管内皮生长因子的反应性[723]。Takahashi 等的研究表明,$β_2$-肾上腺素受体的表达是预测胃癌患者肿瘤侵袭性的一个重要指标。此外,$β_2$-肾上腺素受体表达也与患者生存率低相关[724]。Shan 等认为,去甲肾上腺素不仅能诱导胃腺癌细胞形态特征的 EMT 改变,而且可以增加 EMT 标志物的表达[725]。上述研究发现表明,不管是何种潜在的激活机制类型,β-肾上腺素系统被激活都会引起不利的肿瘤学效应。疼痛、手术炎症应激和(或)药物刺激 β-肾上腺素受体,从而激活 β-肾上腺素系统,可能因此促进肿瘤生长。

Lee 等比较了鞘内吗啡联合静脉镇痛与胸段硬膜外镇痛对开腹胃切除术患者的镇痛效果。在研究中,将患者随机分为鞘内吗啡联合静脉自控镇痛组和硬膜外自控镇痛组。对鞘内吗啡联合静脉自控镇痛组患者,术前给予 0.3mg 吗啡鞘内注射,并接受静脉自控镇痛泵;对硬膜外自控镇痛组患者,置入胸段硬膜外导管,根据情况相应给药。结果显示,相较于鞘内吗啡联合静脉自控镇痛组患者,硬膜外自控镇痛组患者的疼痛评分更低,芬太尼使用量较少,下床时间更早,并发症(术后肠梗阻及肺部并发症等)的发生率更低。因此,作者认为鞘内吗啡联合静脉自控镇痛的效果不如硬膜外自控镇痛[726]。

Zhang 等发现,在围手术期应用丙泊酚会导致胆囊癌细胞增殖和侵袭性增加(剂量依赖性)。这个研究结果与其他研究的结果是相反的,目前也很难对此给出一个好的解释[22]。

而 Cao 等则报道,相比于芬太尼静脉镇痛,术后硬膜外吗啡镇痛与肝癌切除患者癌症复发率和死亡率的增加呈相关性[727]。

之前的研究表明硬膜外镇痛与癌症复发减少及预后改善相关,但是有研究持不同观点。在一项回顾性队列研究中,将行肝癌切除术的患者分为两组:硬膜外镇痛组(患者术后硬膜外给予吗啡镇痛)和静脉镇痛组(患者术后静脉给予芬太尼镇痛)[728]。但是,他们为减少麻醉期间术中知晓风险,术中并没有使用硬膜外镇痛。由于椎管内镇痛被报道会减弱炎性手术应激反应和免疫抑制,因此术中未使用硬膜外可能会影响结果[728]。一方面,手术应激反应和免疫抑制可能没有被削弱,另一方面可能的预防机制已经被消除[79,302]。此外,本研究使用了不同的阿片类药物。硬膜外镇痛组主要使用吗啡,而静脉镇痛组使用芬太尼和曲马多作为镇痛药。尽管阿片类药物已经被证实有助于减少手术应激[99-100],但总的来说,阿片类药物,尤其吗啡已被证明对免疫有不利影响[17,71-72,77,79,84-85]。最后,曲马多对自主免疫有不同的作用。曲马多除了对阿片类受体有影响,还能影响去甲肾上腺素和 5-羟色胺系统。在动物和人的研究中观察到,在使用曲马多治疗后,NK 细胞活性增加[105]。此外,曲马多被证实会预防由手术诱发的 NK 细胞活性抑制和肺转移增加。在一项研究中,子宫内膜癌患者在子宫切除手术后即刻输注 100mg 曲马多被证实 NK 细胞活性增加[106]。以上所有提及的因素都很可能导致研究结果的差异。

Wang 等的研究结果表明,全麻联合硬膜外镇痛可以改善肝癌切除术患者 T 辅助细胞的抗肿瘤活性[729]。

Song 等对一些研究加速康复外科(ERAS)方案对肝脏手术术后恢复的影响的随机对照试验进行了 meta 分析。ERAS 方案包括硬膜外镇痛。与传统外科治疗组相比,ERAS 组患者总发病率、住院天数、身体功能恢复正常的时间、肛门排气时间都显著缩短,且生活质量更好。但是,两组的死亡率、再入院率、手术时间及术中失血量无显著性差异[730]。

Bell 等在 meta 分析的基础上报道,在开放性肝切除术患者中,通过切口导管局部麻醉浸润结合患者自控的阿片类镇痛的镇痛效果与硬膜外麻醉镇痛效果相当。两组麻醉患者的住院时间相似,通过切口导管使用阿片类药物的并发症较低(虽然并发症的类型尚未确定),而硬膜外麻醉患者术后第 1 天的疼痛评分明显较低[731]。Dalmau 等进行了一项随机对照双盲试验,观察肝切除患者术后持续切口局麻药输注的镇痛效果。相比于切口持续输注生理盐水,术后持续切口局麻药输注并没有减少患者的吗啡用量,也没有促进患者的术后恢复[732]。但是,Mungroop 等认为,在加速康复的模式下,肝-胰-胆手术患者切口浸润镇痛的效果并不比硬膜外镇痛差[733]。

相比于以往的结直肠癌相关研究,Cummings 等的研究未能证明胃癌切除手术患者硬膜外镇痛与死亡率之间的联系[734]。在他们的大型研究中,研究对象为年龄在 66 岁及以上的行胃癌切除术的非转移性胃癌患者,他们比较了硬膜外镇痛和无硬膜外镇痛患者的肿瘤切除后生存率以及复发率的差异。研究结果显示,两组之间生存率和复发率的差异无统计学意义。对于结果是否真实或是否有足够的数据支持,目前并不清楚。令人吃惊的是,2745 名患者中居然只有 766(<28%)名接受硬膜外镇痛。

关于硬膜外麻醉对结直肠癌伴肝转移患者肝切除术后肿瘤学转归的影响,Zimmitti 等进行了一项回顾性研究。研究结果显示,相比于静脉镇痛,硬膜外镇痛患者术中输液、尿量更多,无复发率得到改善,但总体生存率没有得到改善[735]。

Bouman 等通过病例对照试验,研究了硬膜外镇痛对开腹手术术后慢性疼痛发生率的影响。研究结果显示,全身麻醉联合硬膜外镇痛可以降低腹部手术术后 6 个月内慢性疼痛的发生率[736]。

Lee 等进行了一项前瞻性双盲空白对照试验,比较了 0.15mg/kg 地塞米松(地塞米松组)与生理盐水作为安慰剂(安慰剂组)的效果。结果显示,单剂量地塞米松静脉注射可以有效地减轻胃癌患者内镜下黏膜切除术后 6h 的上腹部疼痛。除地塞米松组的术后 6h 疼痛评分较低外,两组在住院时间或者并发症(急性或者慢性)发生方面的差异均无统计学意义[737]。

在腹腔镜胃袖状切除术患者中,Ruiz-Tovar 等研究比较了单独阿片类药物静脉镇痛与硬膜外镇痛联合切口局部布比卡因浸润的镇痛效果。结果表明,相比于单独阿片类药物静脉镇痛,硬膜外镇痛联合切口局部布比卡因浸润可以减轻术后疼痛[738]。

Mohamed 等进行了一项随机双盲试验,研究了鞘内注射右美托咪定对腹部大手术患者术后疼痛及镇痛药使用量的影响。研究分为 10mg 布比卡因鞘内注射组、10mg 布比卡因＋5μg 右美托咪定组、10mg 布比卡因＋5μg 右美托咪定＋25μg 芬太尼组,结果显示,鞘内注射 5μg 右美托咪定可以改善术后镇痛质量,延长镇痛时间,达到镇痛效果。而鞘内追加的 25μg 芬太尼并没有额外的临床效果[739]。

Wu 等通过 meta 分析证实以上研究结果。但是,在椎管内给予右美托咪定与心动过缓的发生风险增加相关[740]。目前没有证据证明在椎管内给予右美托咪定有增加其他不良事件(如低血压)的可能性。

Moro 等进行了一项随机双盲对照试验,研究了氯胺酮对腔镜胆囊手术患者术后恢复质量的影响。结果表明,对于腹腔镜胆囊切除患者,在切皮前静脉注射氯胺酮(全麻诱导后立即给予 0.2mg/kg 或者 0.4mg/kg)并不会改善以瑞芬太尼为基础的全身麻醉患者的术后恢复。此外,氯胺酮不影响术后恶心、呕吐及其他并发症的发生率[741]。

Baken 等进行了一项随机双盲试验,患者随机接受无阿片类药物麻醉(右美托咪定＋利多卡因＋丙泊酚,即无阿片类麻醉组)或者阿片类药物麻醉方式(瑞芬太尼＋丙泊酚,即阿片类麻醉组)。在麻醉期间,与阿片类麻醉组相比,无阿片类麻醉组患者恢复时间较长,高血压发生事件较多;但无阿片类麻醉组患者的疼痛评分低,紧急镇痛药物和止吐药的需要量明显较少。研究表明,采用右美托咪定＋利多卡因＋丙泊酚的无阿片类药物麻醉可能是腔镜胆囊切除术的可供选择的麻醉方式之一,尤其在有术后恶心呕吐高风险的人群[742]。

Song 等进行了一项随机对照试验，研究静脉输注利多卡因的效果。研究结果显示，与对照组相比，利多卡因静脉输注[麻醉诱导后 1.5mg/kg 负荷剂量；后以 2mg/(kg·h)静脉输注，直到手术结束]能有效缓解术后 2h、6h 的疼痛程度，减小术后 24h 阿片类药物的总用量，缩短第一次肛门排气时间及肠蠕动时间，减少细胞因子释放。因此，得出的结论是，围手术期应用利多卡因可以改善腔镜胆囊切除患者术后恢复，并减轻过度炎症反应的激活[743]。

Das 和 Deshpande 进行了一项随机双盲试验，研究分为对照组（35mL 0.9％生理盐水的腹膜内浸润）、布比卡因组（35mL 0.25％布比卡因腹膜内浸润）、罗哌卡因组（35mL 0.375％罗哌卡因腹膜内浸润）三组，观察对胆囊切除术患者术后疼痛的影响。得出的结论是，局麻药腹膜内浸润能有效减轻术后早期疼痛，改善术后恢复及预后。相比于布比卡因（0.25％），罗哌卡因（0.375％）的术后镇痛效果更强、镇痛持续时间更久[744]。

Chen 等通过回顾性研究，提出高 NLR（≥2.49）可能是肝内胆管上皮癌患者肝叶切除手术术后恢复质量差的独立预测因素，证明高 NLR 影响无复发生存率和总生存率[745]。

Min 等通过 meta 分析，明确治疗前 NLR 对肝癌患者预后有预测价值。结果表明，高水平 NLR 与总生存率、无复发生存率和无瘤生存率差相关[746]。

Dumitrascu 等表明，对于肝门周围胆管癌，NLR 是肝叶切除术术后发生严重并发症的一项新的独立预测因素。他们提出，NLR>3.3 是肝叶切除术术后发生严重并发症的重要且独立的预测因子[747]。

Haruki[748]等和 Lee 等[749]同样证实了治疗前 NLR 的预测价值。术前 NLR≥3.0 是预测 Vater 壶腹癌患者胰十二指肠术后远期转归的重要因素[748]，治疗前 NLR>5.0 是影响晚期胆管上皮癌患者化疗后生存率的预测因素[749]。

Cho 等回顾性调查晚期胆管癌患者的全身炎症情况，也分析了 NLR 与 PLR 在化疗期间的动态变化。结果显示，NLR 高（>3.8）、PLR 高（>121）的患者，总生存率较差。NLR 高及化疗后 NLR 升高，与总生存率和无进展生存率较差相关。PLR 也是类似的结果。因此，他们得出结论，全身炎症能预测接受姑息性化疗的晚期胆管癌患者的总生存率差。另外，分析 NLR/PLR 在化疗期间的动态变化可能有助于更准确地预测预后[750]。

Sagib 等调查了术前炎症介质对胆囊癌切除后的预测意义。所得出的结论是，术前炎症介质（NLR、CRP 和格拉斯哥预后评分）与术后生存率呈负相关[751]。

Zhou 和 Luo 基于 meta 分析提出,治疗前血小板与淋巴细胞比率(PLR)高可能是胆管癌患者预后不良的预测因素,PLR 升高与总生存率和无复发生存率下降有显著相关性[752]。

Mao 等探讨了胆管癌的临床病理特征与肿瘤微环境中中性粒细胞分布的关系。结果显示,肿瘤组织中的中性粒细胞密度高与总生存期较短显著相关。换句话说,在肿瘤组织中以具有较高密度中性粒细胞为特征的严重炎性状态,是总体生存率的独立危险因素[753]。

Jiang 等报道,对于行胃癌根治术患者,中性粒细胞/淋巴细胞比率(NLR)可能可以用于预测术后总生存率[754]。Musri 等也报道称 NLR 高(>3.34)是转移性胃癌患者生存期较短的独立预测因素[755]。Kim 等证实,术前 NLR 高和高龄是影响胃癌患者总生存率的重要且独立的预测因素。在这项回顾性研究中,NLR$\geqslant 1.7$ 与该类患者术后总生存率较差明显相关[756]。EI Aziz 认同治疗前 NLR 高是影响新辅助化疗(FOLFOX4)Ⅲ～Ⅳ期胃癌患者总生存率的独立预测因素[757]。Tanaka 等和 Dogan 等的研究也证实了以上观点。这两项回顾性研究所用的 NLR 的分界点均为 2.5[758-759]。Ock 等认为 NLR 高是晚期胃癌患者预后不良的重要因素[760]。

Li 等提出,用自体细胞因子诱导的杀伤细胞(cytokine-induced killer,CIK)进行辅助免疫治疗可以延长胃癌患者的术后无瘤生存期。术前 NLR 值是无瘤生存率的独立预后因素。NLR 低(<2.995),预示 CIK 免疫治疗有显著的疗效;而 NLR 高,则预示需要更长的 CIK 治疗周期或需要其他更强的免疫治疗,来提高患者的生存率[761]。对于复发性胃癌,Migita 等认为炎症相关的标志物,包括 NLR 和预后营养指数(prognosis nutritional index,PNI),简单实用,可用于预测生存率[762]。

相反,Min 等则报道,术后 NLR 改变(NLRc)可以反映治疗后宿主炎症反应和免疫应答平衡的动态变化。由于 NLRc 与患者生存期显著相关,而最初的治疗前 NLR(iNLR)与患者生存期不相关。于是,他们得出结论,与 iNLR 相比,NLRc 在预测胃癌患者的生存期方面可能是更好的指标[763]。

Aldemir 等报道,对于接受化疗的晚期胃癌患者,NLR 和 PLR 具有预后价值。但是,在那些接受手术治疗并接受化疗的局限性胃癌患者,只有血小板计数升高与总生存率提高有关,NLR 和 PLR 对他们的预后都没有影响[764]。Wang 等的研究表明,NLR 和 PLR 基值,还有化疗后 NLR 和 PLR 的变化,可以用于预测不可切除胃癌患者的预后[765]。Chen 等通过 meta 分析,分析 NLR 对胃癌患者临床转归的预测价值。他们的分析结果表明,治疗前 NLR 高的患者,总生存率和无进展生存率较差。另外,在 3 年的随访期间,NLR 高是 1 年、2 年、3 年预后不良的重要预测因子[766]。Kim 等比较了胃癌预后的预测因子 NLR 和 PLR,并且报道,相比于 PLR,NLR 是胃癌根治术患者总生存率的独立预测因子[767]。Deng 等的回顾性研究结果支持 NLR 对胃切除术胃癌患者的预后价值。在这项研究中,NLR 被证明是癌症特异性生存率和无瘤生存率的一个独立的预测指标[768]。

Gunaldi 等支持 NLR 和 PLR 在各种胃癌分期患者中的预测价值。在他们的多中心研究中,NLR 高与淋巴结转移和疾病分期显著正相关。PLR 高与肿瘤浸润深度和胃癌分期呈正相关[769]。

Sun 等研究了术前白蛋白浓度联合中性粒细胞淋巴细胞比率(COA-NLR)对胃癌根治术患者总生存率的预测作用是否优于其他指标。在这项回顾性研究中,当患者白蛋白浓度大于 35g/L 且 NLR≥2.3 时,该患者的 COA-NLR 评分为 2。患者符合上述情况之一,COA-NLR 可以记为 1 分;都不符合,则记为 0 分。结果显示,COA-NLR 分值与总生存率独立相关。这种相关性明显高于单独使用 NLR、格拉斯哥预后评分或 PLR。作者因此得出结论,术前 COA-NLR 指标可以用于预测胃癌患者术后总生存率,并且可以用来指导靶向治疗[770]。

Mohri 等甚至报道,NLR 高可以引发胃切除术后感染并发症,增加术后感染并发症复发的风险。在这项回顾性研究中,术前 NLR 高可以独立预测术后感染并发症的发生,而不是胃切除术后非感染并发症的发生。NLR 升高、术后感染并发症的发生均与患者较差的长期生存率独立相关。NLR 升高同时存在术后感染并发症的患者长期生存率最低。NLR 独立预测了患者胃切除术后感染并发症的发生和患者较低的生存率[771]。

Jiang 等回顾性调查了胃癌患者治疗前 NLR,并将其与胃息肉、胃间质瘤患者治疗前 NLR 进行比较。结果显示,胃癌人群 NLR 较高。NLR 同样也是胃癌的独立预测因素。另外,NLR 与肿瘤大小、远处转移、总体分期呈正相关[772]。Lou 等根据前瞻性研究结果报道,术前 PLR 和 NLR 与早期胃癌淋巴结转移有关,两者的最佳临界值分别为 106 和 2.97[773]。Arigami 等的研究结果表明,纤维蛋白原浓度结合 NLR 可能是预测胃癌患者肿瘤进展和预后的一个潜在的有用的血液指标[774]。Pan 等的研究也证实,NLR 是胃癌患者生存率的独立预测因素。但是,他们认为相比于 NLR 和 PLR,格拉斯哥预后评分(GPS)和 TNM 分级是预测胃癌患者生存率的更可靠的指标[775]。

最后,Sun 等对 NLR 在胃癌治疗预后方面的预测价值做了系统综述和

meta 分析。结果显示,治疗前 NLR 升高与胃癌患者预后不良有关。因此,作者得出结论,用 NLR 来评估患者状态的方法,在未来可能用于个体化癌症护理[776]。

如前所述,中性粒细胞在致癌以及肿瘤生长中发挥着重要的作用。Tokumoto 等研究了中性粒细胞在胃癌进展中的意义。根据研究结果,他们得出结论,局部淋巴结肿瘤相关中性粒细胞能增加淋巴管生成,促进胃癌细胞侵袭淋巴结,最后导致肿瘤进展[777]。Benevides 等在对浸润型乳腺癌的研究中得出相似的结果[450]。

Lian 等的研究结果也证明 NLR 和 PLR 在可切除胃癌早期诊断和预后方面的预测作用。在研究中,胃癌患者的术前 NLR 和 PLR 显著高于正常健康者。术前 NLR 和 PLR 低(分别<4.02 和<208)与临床病理特征较好相关,包括浸润深度低、淋巴结转移少、肿瘤分期早。术前 NLR 和 PLR 升高,与总生存率和无瘤生存率下降相关[778]。

Chen 等基于回顾性研究结果指出,治疗前中性粒细胞计数和化疗引起的中性粒细胞减少症可能是晚期胃癌预后的生物标志物。得出的结论是,化疗引起轻度骨髓抑制与总生存期较好相关,而中性粒细胞计数基值偏高(>7.5×10^9/L)与预后较差相关[779]。

Atila 等的研究结果表明,NLR 可为预测胃肠道间质瘤(gastrointestinal stromal tumors,GIST)患者的炎症状态、肿瘤侵袭性和预后提供有效的依据[780]。Kargin 等甚至声称,术前 NLR 可以作为胃肠道间质瘤患者高危肿瘤和预后不良的指标[781]。Jiang 等也支持这种说法。在他们的回顾性研究中,对于接受根治性胃切除术的 GIST 患者(加用或不加用姑息性伊马替尼治疗),高 NLR≥2.7 与总生存期短相关。此外,不管患者有无接受伊马替尼治疗,NLR 升高都预示该类患者总生存期差。Jiang 等因此得出结论,NLR 高可以被看作一项独立的不良预后因素。NLR 升高预示 GIST 患者临床预后差。因此,NLR 可以作为一种经济有效、广泛应用的独立预测的生物标记物[782]。

Stotz 等的研究也支持以上观点。在他们的分析中,对于接受根治性切除术的 GIST 患者,临床预后较差的独立因素有低 Hb、高白细胞计数、高 dNLR 和高 PLR 等[783]。

Xiao 等基于 meta 分析,提出高 NLR 与接受手术切除的肝细胞癌患者总生存率、无瘤生存率较差相关,与接受射频消融术的肝细胞癌患者总生存率较差相关,与血管浸润和肿瘤多病灶显著相关[784]。但是,关于高 NLR 临界值的定义,在研究中仍然没有统一。Gomez 等的研究结果也支持术前 NLR 在肝癌切除术中的预测价值[785]。Yamamura 通过对肝癌患者的前瞻性研究得出结论,术前 NLR 是肝癌患者治疗性切除术后无复发生存率的一项独立预测因素。此外,经研究证实,NLR 优于其他炎症相关预后评分,如格拉斯哥预后评分、血小板与淋巴细胞比率、预后指数及预后营养指数[786]。Okamura 等的研究结果也证实,术前 NLR 是 TNM Ⅰ 期肝癌切除后预后的重要预测因素。该项研究显示,NLR 的最佳临界值为 2.8。他们得出结论,NLR 可能反映肝细胞癌的恶性潜能[787]。

Yang 等报道,NLR 和淋巴细胞与单核细胞比率(LMR)是肝癌切除术后无瘤生存率的独立预测因素[788]。Lin 等认为,高 NLR 是肝胆管上皮癌患者总生存率和无复发生存率较差的独立预测因素。此外,NLR 升高似乎与抗肿瘤免疫低下(淋巴细胞、T 细胞、CD8$^+$ 细胞)相关[789]。Heindryckx 和 Gerwins 进一步扩展炎症因子在肝癌发生与进展的作用。在他们文章中,作者强调间质环境,包括各种细胞类型组成(包括肝星状细胞、巨噬细胞、内皮细胞等)。他们认为,这些细胞在肿瘤诱发、进展和转移中发挥着重要的作用。受肿瘤影响,这些细胞会形成有利于维持肿瘤生长的环境。他们认为,肝星状细胞在肿瘤诱发中发挥着重要的作用。一旦出现肝损伤,肝星状细胞被活化,血管生长因子产生增加,刺激了巨噬细胞募集。这些由活化的肝星状细胞、巨噬细胞、肿瘤细胞分泌的血管生长因子增加,导致新的血管生成,并因此为肿瘤细胞提供营养与氧气,并进一步支持肿瘤生长。另外,肿瘤相关的巨噬细胞可以通过肿瘤细胞分泌的细胞因子而募集。反过来,肿瘤相关的巨噬细胞浸润肿瘤的微环境,通过分泌生长因子刺激血管生成,影响肝星状细胞活化,发挥促肿瘤作用[790]。

Neofytou 等对新辅助化疗后只有肝转移的结肠癌患者进行回顾性研究后提出,对于接受肝切除手术的结直肠癌肝转移患者,术前血小板与淋巴细胞比率(PLR)作为不良预后因素,要优于术前 NLR。在单因素分析中,高 NLR 和高 PLR,与无瘤生存率和总生存率下降相关;而在多因素分析中,只有 PLR 仍然有意义。NLR>2.4 并且 PLR>150 被认为是高 NRL 和高 PLR[791]。

Sugiura 等得出结论,术前 NLR 可为晚期胰腺癌幽门梗阻患者提供重要的预后信息。高 NLR 与术后发病率增加和生存时间缩短相关[161]。Ahmad 等认为 NLR 可用于评估胰导管腺癌患者的预后[792]。

Arima 等认为,术前 NLR 可用于评估导管内乳头状黏液癌(IPMC)指标。在他们的回顾性研究中,相比于导管内乳头状黏液腺瘤患者和健康人,导管内乳头状黏液癌患者的术前 NLR 明显升高。此外,肿瘤切除后,NLR 显著下降。因此,导管癌类型和 NLR>2.074 是导管内乳头状黏液癌患者独立的预测

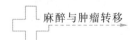

因素[793]。

Goh 等报道,PLR 是预测黏液性胰腺囊性癌术后恶性程度的有效工具[794]。

Arima 等认为,不管胰腺癌其他肿瘤标志物如何,高 NLR(＞5.0)可以独立预测胰腺肿瘤中胰腺导管腺癌的发生[795]。Qi 等认为,全身炎症反应标志物(包括 NLR)可以用来决定患者的最佳个体化治疗方案,并预测胰腺癌的预后[796]。Asari 等的观点支持术前 NLR(和 PLR)对交界性可切除胰腺导管腺癌的预测作用[797]。Gemenetzis 等报道,NLR 是导管内乳头黏液肿瘤相关浸润性胰腺癌的一项独立预测因素[798]。Lee 等也得出结论,全身炎症标志物(包括 NLR＞5 和 CRP/白蛋白比率＞5)可以有效预测胰腺癌的预后差[799]。Alagappan 等报道,放射治疗前 NLR＞5.0 和白蛋白浓度低,与全身立体定向放射治疗的局部晚期胰腺癌患者生存率低相关[800]。

然而,Chawla 等不能找到术前 NLR、PLR 与胰腺导管腺癌切除患者术后生存期的关联[801]。

Li 等也证实了以上发现。基于他们的研究结果,他们认为 NLR≤2.43 与晚期肝癌患者 6 个月以上的生存率高相关;另外,NLR≤2.43 的患者,腹水、门静脉血栓、转移的发生率也低[802]。

Da Fonseca 等回顾性研究了 NLR 在索拉菲尼治疗晚期肝癌患者中的预后作用。他们得出的结论是,NLR 会影响索拉菲尼治疗的晚期肝癌患者的生存期,NLR 使用的临界值为 3.5[803]。

Terashima 等的回顾性研究也得出相似的结果。他们研究了晚期肝癌患者接受肝动脉灌注化疗与 NLR 的关系。NLR 低(＜2.87)与无进展生存期和总生存期较长相关,且与对肝动脉灌注化疗的反应有关[804]。

Sukato 等的回顾性研究也证实了 NLR 对放射栓塞治疗不可手术切除肝癌患者的预测作用。他们得出的结论是,NLR 高(≥5)是生存期短的独立预测因素[805]。

Demmic 等也证实,治疗前和(或)治疗后 NLR 和(或)PLR 都可以用于预测选择性内照射治疗的肝癌患者临床转归。此外他们报道,PLR 的变化与死亡风险激增、局部和肝外疾病进展有关[806]。

Hu 等报道,他们已经开发出基于淋巴细胞、中性粒细胞和血小板计数的新的全身炎症指数——系统免疫炎症指数(SII)。该指数是在一项回顾性研究的基础上开发出来的,并在一项肝细胞癌患者的前瞻性研究中得到验证。他们的分析结果显示,SII 是总生存期、无复发生存期的独立预测因素。因此,Hu

等得出结论,SII 是对预后不良的肝癌患者的有力的预测因素。SII 使用的临界值为 330[807]。

Luo 等通过回顾性研究也证实了 NLR 对晚期胰腺癌患者的预测作用。此外,基于 NLR 基值和化疗后 NLR 的变化均被证实是总生存期的独立预测因素,他们认为 NLR 是晚期胰腺癌化疗患者总生存期的潜在预测指标。在该研究中,NLR 使用的临界值为 3.1[808]。

Ben 等基于回顾性队列研究结果,认为治疗前 NLR 对于胰腺导管腺癌(PDAC)患者治疗后的总生存期是简易而有效的生物标志物。相比于 NLR 低(<2.0)的患者,NLR 高(≥2.0)的胰腺导管腺癌患者的总生存期明显较短[809]。Inoue 等报道,NLR 高(≥2.0)和 CRP 水平高,与胰腺癌患者预后不良相关[810]。McNamara 等进行了一项回顾性队列研究,结果显示 NLR≥3.0 与胆管癌患者总生存期缩短明显相关,也证实了 NLR 对胆管癌预后预测的重要性。此外,NLR 被证实对晚期胆管癌和肝门癌患者的预后具有预测作用[811]。Graziosi 等关于胃癌手术的研究结果也支持这一观点。基于他们的研究结果,NLR>2.3(术前 NLR 中位数)与总生存率较差明显相关[812]。

Ishizuka 等探讨血小板计数和中性粒细胞与淋巴细胞比率(COP-NLR)的组合在预测接受胃癌手术的患者术后生存的临床价值。基于研究结果,Ishizuka 等认为 COP-NLR 是胃癌患者术后生存期的有效预测指标[813]。

Li 等也证实 NLR 是胃贲门腺癌生存率的一项独立预测因素[814]。

Teo 得出结论,治疗前 NLR 和治疗后 NLR 都是晚期胰腺导管癌患者转归的预测指标。相比于 NLR 下降、增高或者持续低水平,治疗后 NLR 持续增高(>3.0)与总生存期较差相关。化疗后患者的 NLR 降低幅度>50%,则其总生存期有改善的趋势[815]。

以上结果与 Jin 等的研究结果形成鲜明对比。Jin 等通过研究得出结论,对于接受治疗的胃癌患者,术前 NLR 是无进展生存期的独立预测因素,而不是总生存期的独立预测因素。此外,近一半的胃癌患者化疗后高 NLR 正常化,并且这种正常化与更好的中位无进展生存期和总体生存期相关[816]。

从另一方面,Xue 等报道,对于接受姑息性化疗的晚期胰腺癌患者,NLR 是总生存期的独立预测因素(NLR>5.0)。此外,治疗前 NLR>5.0 经一个周期化疗后下降到 5.0 及以下的患者,其总生存期明显长于 NLR 持续大于 5.0 的患者[817]。

这些结果相互间存在矛盾,因此至今没有得到满意的解释,我们还需要进一步研究。

基于 Nakayama 等的回顾性研究,他们得出结论,术前 NLR 是晚期胃癌患者出现腹膜转移的预测因素,他们证实 NLR>2.37 是晚期胃癌患者腹膜转移的独立预测因素[818]。

Mohri 等回顾性分析了 123 例合并远处转移的胃癌患者的患者信息、肿瘤情况、实验室检验结果、手术和化疗因素,并以总生存期为终点。胃癌切除术后有无转移、患者功能状态(PS)≥3、NLR>3.1 和 CA19-9>37U/mL,预示不良预后[819]。Xu 等的研究也支持上述结果。在他们的研究中,高 NLR 与胃癌患者子宫肌层浸润、肿瘤低分化、肿瘤 TNM 分期、转移淋巴结数目、肿瘤浸润深度和肿瘤大小显著相关[820]。

Call 等报道,接受围手术期硬膜外镇痛和(或)术中地塞米松治疗的患者,生存率提高。术中应用地塞米松可降低 44% 的危险比。术后辅助化疗与生存期更长相关。接受术中输血、组织学分级较差、肿瘤分期晚期的患者存活率下降[821]。

最后,Gao 等报道 NLR≥2.7 是肝细胞性肝癌患者总生存期较差的重要预测指标,NLC≥2.7 的患者的生存期随着巴塞罗那临床肝癌(BCLC)分期和 TNM 分期的增加而缩短。治疗前 NLR 是肝细胞肝癌患者有用的预后指标。NLR≥2.7 的预后价值优于 Child-Pugh 分级或终末期肝病模型(MELD)评分,并与 BCLC 和 TNM 分期评分正相关[822]。

(王珂　潘亚飞)

第三节　小肠癌

针对小肠癌(复发)及其与麻醉的关系的研究结果非常少。

Jaramillo-Reta 等报道了 NLR 对上消化道复杂手术术后死亡率以及生存率的预测作用。在他们的回顾性研究中,高 NLR(>4.5)与上消化道恶性肿瘤患者生存期缩短显著相关[823]。

Khan 等对晚期阑尾癌的生存相关预后因素进行了回顾性研究,结果显示只有组织病理类型及性别与患者总生存率有相关性,而血小板水平、NLR 和 PLR 基线并不能预测患者的生存率[824]。

(王珂　潘亚飞)

第四节 结直肠癌

有关结直肠恶性肿瘤的研究报道有很多。

首先,虽然已有报道称地塞米松可以提高胰腺癌手术患者的存活率[821],但结肠手术患者并没有从中获益[825]。

一些研究表明,环氧合酶-2抑制剂对结直肠恶性肿瘤的原发肿瘤和转移灶均有显著的抗肿瘤作用[110-114]。

Nan等基于一项病例对照研究,提出规律地服用阿司匹林以及其他非甾体抗炎药可以降低结直肠癌的发生风险。该研究采用了5项病例对照和5项队列研究的数据,其中包括直肠癌病例组($n=8634$)和匹配对照组($n=8553$)。规律服用阿司匹林和(或)非甾体抗炎药与降低大肠癌的风险相关,然而,这种相关性会因为染色体12和15处2个单核苷酸多态性的遗传变异而不同。规律服用阿司匹林和(或)非甾体抗炎药可以显著降低rs16973225-AA基因型人群患结直肠癌的风险,但对少数(9%)AC或CC基因型人群没有这种作用[826]。Wakeman等研究证实,持续服用小剂量阿司匹林可以降低结直肠癌的远期发病率,但是至于阿司匹林能否常规预防性使用,目前还缺乏足够的研究数据[827]。Cao等则提出,定期服用阿司匹林与肿瘤浸润淋巴细胞(TILs)减少相关,可以降低发生结直肠癌的风险。因此,他们认为阿司匹林预防肿瘤的作用主要是因为其参与了肿瘤微环境的免疫应答[828]。如前所述,Vaughan等认为,阿司匹林可以用于预防老年妇女结肠癌、乳腺癌、胰腺癌以及卵巢癌的发生[414]。Park等在美国一项多种族队列研究中发现,非甾体抗炎药降低直结肠癌发生的作用,在白种男性中最大,在非裔美国、日本和拉丁美洲男性次之,但对夏威夷原住民男性则完全没有作用[829]。对此,目前还没有一个很好的解释。Veettil等系统回顾了随机临床试验的meta分析和序贯分析研究,调查阿司匹林和其他非甾体抗炎药对复发性结直肠腺癌发病率的影响。结果发现,小剂量的阿司匹林能降低各种腺癌的复发;但阿司匹林对晚期腺癌患者的作用并不明确。对于腺癌复发的预防,COX-2抑制剂的作用可能更大[830]。相反地,Shaw等在横断面研究中发现,高纤维素饮食和非甾体抗炎药可以降低高风险腺瘤样息肉的筛查检出率[831]。腺瘤样息肉一般定义为组织学上覆有长绒毛,高度非典型增生,直径≥10mm或者息肉≥3个。Rigas和Tsioulia进一步阐述了非甾体抗炎药的预防作用[832]。

另外有些研究则关注胸段硬膜外镇痛对肿瘤患者生存和肿瘤复发的影响。Gupta 等发现,相比于静脉 PCA 镇痛,直肠癌术后行硬膜外镇痛的患者,全因死亡率显著下降;但在结肠癌术后的患者中并不能得到类似的结论[833]。Gottschalk 等的研究也没有得到足够的证据,但确实观察到对老年结直肠癌患者行胸段硬膜外镇痛与肿瘤复发率降低有一定的联系;而且有趣的是,在结直肠癌年轻患者中却并未发现这种联系[834]。Sun 等进行了一项 meta 分析,研究麻醉方法对结直肠癌患者生存率的影响。他们发现,全身麻醉联合硬膜外镇痛能显著延长患者的总生存期,但并不能延长患者的无复发生存期[835]。Christopherson 等研究发现,硬膜外镇痛可以延长未出现远处转移的结肠癌术后患者的生存期,但在已经发生远处转移的患者并不能得出类似的结论[138]。Cummings 等通过一个涉及 4.2 万例患者的大型队列研究,发现硬膜外镇痛可以改善非转移性结直肠癌患者的 5 年生存率,但不能降低肿瘤复发率[836]。

Myles 等发现,在腹腔镜肿瘤切除手术围手术期,椎管阻滞麻醉的应用与肿瘤的无复发生存期没有相关性[837]。Day 等也发现,在行腹腔镜结直肠肿瘤切除术的患者中,术后使用局部区域镇痛(硬膜外麻醉和脊麻)或阿片类药物静脉镇痛,对患者的预后并没有影响[838]。Binczak 等发现,在腹部肿瘤外科手术中,围手术期硬膜外镇痛对延长肿瘤患者的无复发生存期和总体生存期具有一定的优势,但这种优势并没有统计学意义[839]。

Chen 等通过一个前瞻性试验,研究了硬膜外麻醉对结肠恶性肿瘤快速康复外科的作用。在该研究中,53 例结肠癌根治术患者被随机分成 2 组:第一组接受全身麻醉(G 组),第二组接受全身麻醉联合硬膜外镇痛(E 组)。他们根据研究结果提出,全身麻醉联合硬膜外镇痛在快速康复外科是至关重要的,可以减轻手术应激对机体抗肿瘤免疫应答的损伤,加速术后肠道功能的恢复。这也可以在一定程度上改善结肠癌患者术后的远期预后[840]。在快速康复外科腹腔镜手术中,Taupyk 等也得出了类似的结论。对腔镜结直肠癌手术患者,他们采取随机盲法试验:一组采用传统的腹腔镜手术,另一组采用快速康复外科腹腔镜手术。快速康复外科腹腔镜手术包括术前不进行机械性肠道准备、采取硬膜外镇痛、早期恢复饮食及术后早期行走。比较两组患者的住院时间、术后应激反应(CRP)以及术后并发症。快速康复外科腹腔镜手术组在没有增加术后并发症的前提下,住院时间更短,术后的肠道功能恢复速度也更快[841]。Senagore 等进行了一项队列研究,研究结果显示胸段硬膜外镇痛(TEA)可以缩短腹腔镜下结肠部分切除术患者的术后住院时间,改善术后肠道对食物的耐受性[842]。

随后,Senagore 等又进行了一项前瞻性的随机试验,比较了腹腔镜下结肠切除术患者术后使用胸段硬膜外镇痛和吗啡自控镇痛泵的效果。结果表明,胸段硬膜外镇痛虽然可以显著改善患者的早期镇痛效果,但没有影响住院时间。显然,胸段硬膜外镇痛并没有像之前研究报道的那样可以缩短住院时间,当然它也并没有延长患者的住院时间[843]。

Zgaia 等通过一项前瞻性随机单中心研究提出,相比于传统的吗啡镇痛,患者自控硬膜外镇痛(PCEA)可以为胃肠道肿瘤手术患者提供更好的术后疼痛控制,加快术后恢复。因此,PCEA 比传统的术后疼痛管理更适用于胃肠道肿瘤手术[844]。

Liu 等进行了一项 meta 分析,比较胸段硬膜外镇痛和患者自控镇痛(PCA)对腹腔镜结直肠手术患者临床转归的影响。结果显示,胸段硬膜外镇痛的术后镇痛效果更好,恶心呕吐发生率更低,并且不会增加术后主要并发症的发生率和延长患者住院时间[845]。

Barr 等进行了一项随机对照试验。试验中,患者或者接受胸段硬膜外镇痛,或者在手术部位置管行连续局部麻醉药浸润。通过研究,他们提出胸段硬膜外镇痛虽然作用时间短暂,但可以显著地减弱腹腔镜结直肠手术后的应激反应[846]。

Song 等通过一项前瞻性随机试验,也得出了类似的结论,即相比于全身麻醉联合静脉镇痛,全身麻醉联合硬膜外镇痛对围手术期危重患者的免疫功能影响更小[847]。

Gendall 等对结直肠癌手术患者随机对照试验进行 meta 分析,得出结论,在不影响患者住院时间的前提下,硬膜外镇痛可以更好地缓解术后疼痛,减少肠梗阻和呼吸道并发症的发生[848]。

Warschkow 等和 Fotiadis 等的研究也证实了胸段硬膜外镇痛在开放性结直肠癌手术中的优势。Warschkow 等研究证实,胸段硬膜外镇痛的应用可以减少肺部并发症的发生,并且不会增加吻合口瘘和(或)手术部位感染的发生[849]。Fotiadis 等和 Shi 等则报道称,胸段硬膜外镇痛可以促进胃肠道手术后患者的恢复[850-851]。

必须指出的是,这些研究均未能证明硬膜外镇痛可以降低吻合口瘘的发生风险。

An 等对非心脏手术后的心脏主要不良事件和患者死亡率进行了系统回顾和 meta 分析。根据研究结果,他们认为七氟烷麻醉或全身麻醉联合硬膜外麻醉可以为接受中-高风险非心脏手术的高危心脏病患者提供短期的心肌

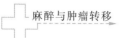

保护[852]。

但是,Eto 等通过回顾性研究,对胸段硬膜外镇痛与多模式镇痛进行比较,结果显示镇痛方法的选择与住院时间并没有相关性[853]。于是,他们提出,对于腹腔镜结直肠手术快速康复外科,胸段硬膜外麻醉可能并不是必要的。

Hanna 等在进行随机单中心研究后提出,对于微创结直肠手术患者,硬膜外镇痛并不能增加获益,还会增加麻醉药物的使用量,造成相应的并发症(如低血压)[854]。

而 Onoglu 等则报道称,胸段硬膜外镇痛能减少肠系膜血管再灌注损伤的发生[855]。

Bardia 等甚至发现,全身麻醉联合硬膜外镇痛可以改善择期开放性腹主动脉瘤修复手术患者的预后,显著降低死亡率和发病率[856]。

有趣的是,Demaree 等报道称,对于保守疗法效果不佳的硬膜穿破后头痛,用血补丁进行治疗时,有向中枢神经系统扩散癌细胞的风险较低[857]。

Roeb 等收集了全球各地医院共计 3 万多名腹部手术患者的术后第 1 天疼痛资料,得出结论,相比于静脉镇痛,硬膜外镇痛的术后疼痛程度更轻、患者满意度更高、相关副作用更少[858]。

Guay 等进行了一项 meta 分析,比较了术后硬膜外局麻药镇痛与静脉或硬膜外使用阿片类药物镇痛,患者胃肠道功能恢复、术后疼痛控制、术后呕吐和吻合口瘘的发生率、住院时间及手术后医疗费用的差距。结果表明,硬膜外局麻药镇痛可以明显缩短术后首次排气时间(高质量的证据),这种作用与局麻药浓度有关;术后 24 小时内的活动性疼痛也明显减轻(中等质量的证据);还能缩短住院时间(低质量证据);但在呕吐和吻合口瘘的发生率上,两者并没有明显差别(低质量证据)[859]。

前面也提到,Kuo 等进行了一项前瞻性研究,比较了胸段硬膜外给予利多卡因镇痛(胸段硬膜外镇痛组)和静脉注射给予利多卡因镇痛(静脉注射镇痛组)对结肠手术患者术后疼痛和肠道功能的影响。该研究将患者随机分为 3 组:①胸段硬膜外镇痛组,硬膜外腔给予利多卡因,静脉注射生理盐水;②静脉注射镇痛组,静脉注射等量利多卡因,硬膜外腔给予等量生理盐水;③对照组,硬膜外和静脉都给予等量生理盐水。结果发现,在结肠手术后 72 小时内,相比于静脉注射镇痛组,胸段硬膜外镇痛组的镇痛效果更好,所使用的阿片类药物用量较少,肠道功能恢复较早,以及所产生的细胞因子较少。而静脉注射镇痛组则优于对照组[661]。

有趣的是,根据他们的前瞻性随机双盲试验,Hodgson 和 Liu 认为硬膜外镇痛可以减少 34％的吸入麻醉药使用量。此外，因为硬膜外组和静脉组的血浆利多卡因浓度相似，所以这种对吸入麻醉药需要量的减少并不是由利多卡因经硬膜外腔吸收所致的[860]。

Vogelaar 等则结合现有文献进行回顾分析，硬膜外镇痛与结直肠癌的生存之间的关联尚不清楚，需要进行随机、前瞻性、分层的研究来确定硬膜外镇痛与结直肠癌生存之间是否具有因果关系[861]。

关于硬膜外导管的置入，Hasanin 等报道称，相比于常规触诊法，在置入硬膜外导管前应用超声成像，可以增加置管一次成功的概率，并缩短置管操作时间[862]。

Baptista-Hon 等指出，罗哌卡因是一种酰胺类局麻药，可以有效抑制转移性结肠癌细胞浸润，因此可能对结肠癌切除术患者有益[863]。另外也有些研究证实了局麻药具有抗肿瘤作用[53-61]。但 Piegeler 等证实，只有酰胺类局麻药具有以上抑制作用，而酯类局麻药则没有这种抑制作用[57]。Lirk 等通过研究报道称，利多卡因和罗哌卡因（但不包括布比卡因）能使体外乳腺癌细胞的脱氧核糖核酸去甲基化，这反过来会激活肿瘤抑制基因并抑制肿瘤生长[58]。Lucchinetti 等则报道称，利多卡因、罗哌卡因及布比卡因可以减少间质干细胞的增殖[59]。Herroeder 等认为，对于结直肠手术患者，静脉应用利多卡因可以减少炎症细胞因子的释放并缩短患者住院时间[864]。

然而，Owusu-Agyemang 等的研究则表明，术前联合使用塞来昔布、曲马多和普瑞巴林，术中给予丙泊酚、右美托咪定、氯胺酮和利多卡因等行全凭静脉麻醉，与住院时间缩短或脏器并发症的发生没有相关性[865]。

Xu 等通过针对结肠癌手术的前瞻性随机试验发现，相比于使用吸入麻醉药和阿片类药物，硬膜外镇痛联合丙泊酚麻醉能使血清中血管生成因子水平显著下降[866]。

Tylman 等报道称，在结直肠癌手术中，相比于七氟烷联合芬太尼麻醉，丙泊酚联合芬太尼麻醉的患者血清中 IL-17 水平更高。另外，这两种麻醉方式所引起的炎性反应是相似的[867]。

Desgranges 等研究了硬膜外镇痛在腹腔热灌注化疗（HIPEC）中的作用，发现硬膜外镇痛并不会增加血流动力学的不稳定性，也不会增加脑膜炎或硬膜外脓肿的发生风险（病例数 $n=35$）[868]。Piccioni 等通过研究得出的结论是，硬膜外镇痛能确保患者在腹腔热灌注化疗术中得到足够的镇痛[869]。上述研究发现也得到了 Owusu-Agyemang 等的证实。他们通过回顾性分析得出，硬膜外镇痛可以安全地用于腹腔热灌注化疗减瘤术中；并且，在切皮前予以硬膜外注射镇痛药,能显著减少术中失血量和液体需求量[870];但它对术中输血量、血管活性药物的使用、拔管时间和住院时间都没有影响。Kajdi 等也通过回顾性研究,支持在腹腔热灌注化疗减瘤术中应用胸段硬膜外镇痛(TEA)。他们通过研究发现,胸段硬膜外镇痛虽然没有缩短术后机械通气、ICU 观察和首次排气时间,但可以显著降低阿片类药物的用量[871]。Korakianitis 等也认为,尽管术中凝血参数会有所波动,但在腹腔热灌注化疗减瘤术中应用硬膜外镇痛仍然是一种安全的选择[872]。

Holler 等基于 meta 分析提出,硬膜外镇痛能改善未发生转移的结直肠癌手术患者的长期生存率[873]。Chen 和 Miao 对回顾性和前瞻性研究进行 meta 分析,以研究硬膜外镇痛对人类癌症预后的影响。他们指出,硬膜外麻醉和(或)镇痛可能与可手术治疗的癌症患者术后总体生存率的提高有关(特别是结直肠癌)[874]。He 等也前瞻性研究了硬膜外镇痛对晚期癌症患者的生活质量和疼痛的影响。在该研究中,需要接受镇痛治疗的晚期癌症患者被随机分为两组:一组接受硬膜外自控镇痛(硬膜外自控镇痛组,$n=26$),另一组接受静脉自控镇痛(静脉自控镇痛组,$n=24$)。然后,用视觉模拟量表(VAS)和 Karnofsky 评分来评估患者疼痛情况和生活质量。结果表明,与静脉自控镇痛组相比,硬膜外自控镇痛组患者的呼吸及氧饱和度改善更明显。此外,硬膜外自控镇痛组患者的 VAS 和 Karnofsky 得分明显较低,并发症更少,满意度更高[875]。Vogelaar 等通过回顾性研究提出,硬膜外镇痛与结肠癌患者生存率的改善有关。该研究共入组 588 名原发性结肠癌患者。结果,接受硬膜外镇痛患者的 5 年生存率要比未使用硬膜外镇痛的患者高得多[876]。

Weng 等进行了一项 meta 分析(涉及 21 项研究,51500 名患者),研究了椎管内麻醉(硬膜外麻醉和脊麻)对肿瘤复发和肿瘤术后存活率的影响。结果表明,椎管内麻醉可能与手术治疗患者的总体生存率和无复发生存率改善有关;尤其在结直肠癌患者中,椎管内麻醉与总生存率改善之间呈正相关[877]。

Xu 等对结肠癌手术患者血清进行了前瞻性随机研究,分析了丙泊酚麻醉联合胸段硬膜外镇痛对结肠癌细胞生物学的影响。在该体外实验研究中,丙泊酚麻醉联合胸段硬膜外镇痛患者的血清可以抑制 LoVo 结肠癌细胞的增殖和侵犯,并且所诱导的细胞凋亡也多于七氟烷麻醉联合阿片类药物镇痛患者的血清。因此,他们得出结论,麻醉方法可能可以通过血清中的一些介质来影响肿瘤细胞的生物学特性,从而影响肿瘤转移[878]。

Wu 等认为,加速康复外科的发展已经使结直肠外科患者的住院时间缩短了 45%。他们认为,围手术期麻醉的目标应该包括实现完善的镇痛、减少术后恶心呕吐、促进患者康复及保护围手术期免疫功能(在一定程度上减少围手术期阿片类药物的使用)。此外,患者满意度已经从实行加速康复前的37%提高到实行加速康复后的97%以上[879]。

Fujita 等通过测定活性氧和自由基,来评估结肠切除术后的短期外科应激反应。受试者包括22例接受结肠癌手术的患者(腹腔镜手术16例,剖腹手术6例)。他们发现,与术前相比,术后 ROM 立即下降,术后第1天观察到这些值有增加的趋势。腹腔镜手术术后第1天与 ROM 值与剖腹手术无差别,可能主要是因为疼痛控制抵消了手术应激。术后第1天,硬膜外麻醉组($n=12$)的 ROM 值显著低于芬太尼静脉注射组($n=10$)[880]。手术应激反应的减弱,是硬膜外镇痛带来的更充分疼痛控制的结果,还是硬膜外镇痛对应激反应本身的直接影响结果,还有待观察。

Day 等进行了一项前瞻性随机试验,研究腹腔镜结直肠手术后两种不同镇痛方法的应激反应。在该试验研究中,患者被随机分配到椎管内镇痛组或吗啡自控镇痛(PCA)组。椎管内镇痛组,注射2.5mg 0.5%的重比重的布比卡因和0.25mg 二乙酰吗啡;PCA 组,则在手术结束前注射10mg 吗啡,并连接自控镇痛泵,自控量1mg,锁定时间为5分钟,4小时极限量20mg。结果显示,在手术后3小时,椎管内镇痛组患者的皮质醇和血糖水平明显低于 PCA 组;在手术后6小时内,两组的皮质醇和血糖水平无显著差异。这反映了椎管内镇痛效应的预期持续时间。与 PCA 组相比,椎管内镇痛组患者的术后炎症反应没有减弱。然而,与开放性结肠切除术患者相比,腹腔镜结肠癌手术患者的全身炎症反应程度和时间都有所减少。在椎管内镇痛组中,非口服的吗啡总用量也显著减少[881]。

Whelan 等基于对一系列迟发型超敏反应的测量(DTH)研究提出,相比于开腹手术,腹腔镜结直肠手术患者术后细胞介导的免疫功能得到了更好的保留[882]。

其他关于加速康复外科的研究证实,腹腔镜结直肠手术患者的免疫功能是最强的,而这其中也包含了胸段硬膜外镇痛[883-884]。

Mari 等根据一项前瞻性随机试验提出,加速康复外科可以减少腹腔镜结直肠手术患者术后的 IL-6 分泌,降低 CRP 水平,从而减轻手术应激反应[885]。

Siekmann 等通过前瞻性随机研究提出,开放性手术与腹腔镜手术对炎症介质的影响,大于硬膜外镇痛与静脉镇痛对炎症介质的影响。在他们的研究中,相比于接受腹腔镜手术的患者,接受开腹手术患者的 IL-6、IL-8 和 IL-10 水平显著提高;而接受硬膜外镇痛的患者相比于静脉镇痛的患者,炎症介质水平没有显著性差异。因此,作者得出结论,在结直肠手术后,影响术后炎症反应的是外科手术方式,而不是镇痛技术[886]。

关于手术应激反应,Krog 等认为,相比于接受开放性大动脉搭桥手术的患者,接受腹腔镜主动脉搭桥手术的患者在手术后可以更早地实现体内激素平衡;但是,腹腔镜主动脉搭桥手术患者在手术过程中的 ACTH、醛固酮和皮质醇水平更高[887]。

Behrenbruch 等则进一步探讨了手术应激反应与结直肠癌转移的关系[888]。

Schietroma 等研究了开腹和腹腔镜结肠癌切除术对肠道屏障功能和全身内毒素血症的影响。结果发现,两种手术方式患者都会有肠道通透性增加和全身内毒素血症发生,组间差异无统计学意义[889]。

Zaborin 等通过研究证实,手术应激、抗生素治疗和组织损伤会导致盲肠隐窝内微生物的排出;此外,隐窝因为缺乏微生物群而失去再生能力。粪便微生物群移植可以恢复盲肠隐窝微生物群,使隐窝内环境达到平衡,并重新建立再生能力[890]。

Ekeloef 等指出,结肠癌手术后第 1 天,患者反应性充血指数减弱,表明患者有急性内皮功能障碍。该发现为研究非心脏手术术后急性内皮功能障碍与心血管并发症之间的假设关联提供了理论依据[891]。

有趣的是,Jeon 等基于一项随机对照研究,提出静脉注射大剂量维生素 C (50mg/kg)能减轻腹腔镜结肠切除术患者术后第一个 24 小时的疼痛,并减少术后早期阿片类药物的用量[892]。

Halabi 等对美国腹腔镜结直肠手术中硬膜外镇痛的应用和患者的预后进行了回顾性分析。结果表明,在美国,腹腔镜结直肠手术中硬膜外镇痛的应用是非常有限的,估计占 2.14%。硬膜外穿刺更多地被用于大型医院教学、癌症手术和直肠手术。通过病例匹配分析发现,硬膜外镇痛使患者住院时间延长 0.60 天,住院费用增加 3733 美元,尿路感染的发生率也增加了,但对呼吸衰竭、肺炎、吻合口瘘、肠梗阻和尿潴留的发生没有影响[893]。

Waterland 等研究了在开放性和腹腔镜手术后,CRP 对吻合口瘘的预测价值。结果表明,不管有无合并吻合口瘘,开放性结直肠手术术后 CRP 水平比腹腔镜手术高。在手术后 2～4 天,若合并吻合口瘘,则 CRP 水平显著增高[894]。

Facy 等在三个医学中心进行了一项前瞻性观察性研究,陆续纳入接受择期结直肠手术的患者 501 例,记录术后第 30 天内的所有感染,研究手术方法对炎症标志物的影响。腹腔镜手术患者术后每天的 C-反应蛋白(CRP)和降钙素原(PCT)中位数水平较低。在没有腹腔内感染的患者中,腹腔镜手术患者的占比较低;但在腹腔内感染患者中,腹腔镜和开腹手术的占比无差异。在腹腔镜手术患者中,术后第 4 天 CRP 是全身和腹腔内感染的最准确预测因子,临界值为 100mg/L。基于这些结果作者得出结论,感染对炎症标志物的影响比手术方式更大。根据外科手术方式定义一个特定的临界值来指导出院时间是不合理的。在术后第 4 天,CRP 低于 100mg/L 的患者可以安全出院[895]。

Juvany 等研究证明,在择期结直肠手术后即刻的乳酸值结合术后 48 小时的 CRP 可以用来预测器官腔隙手术部位有无感染。因此,他们强调了围手术期前乳酸评估的重要性[896]。

另一方面,Labgaa 等通过前瞻性队列研究得出,早期人血白蛋白的减少,与手术范围、机体代谢反应、并发症等不良结果以及住院时间有关。在该研究中,术后第 1 天,人血白蛋白浓度下降≥10g/L,手术后并发症的风险增加了3 倍。因此,人血白蛋白可以用来预测患者发生术后并发症的风险[897]。

然而,必须提到的是,腹腔镜手术中所使用的二氧化碳已经被证明可以增加手术的应激反应,而术中应用胸段硬膜外麻醉则能减弱应激反应[898-904]。

Shoar 等进行了一项前瞻性的、双盲的随机对照试验,研究接受腹腔镜手术患者的全身应激反应情况。他们将腹腔镜胆囊切除术患者随机分为低压力二氧化碳气腹组和标准压力二氧化碳气腹组,比较两组之间血清皮质醇、肾上腺素、葡萄糖和 C-反应蛋白(CRP)水平。结果显示,低压力二氧化碳气腹组与标准压力二氧化碳气腹组患者全身应激反应程度相同。此外,两组患者术中输液量、尿量和(或)手术时间的差异没有统计学意义[905]。显然,即使是低压力二氧化碳气腹也会导致严重的应激反应,这反过来又会影响患者自身的免疫和防御机制。腹腔镜手术对术后细胞介导免疫功能的影响比开腹手术小,但气腹所造成的腹部膨胀会导致明显的应激反应。在我们看来,在决定使用何种麻醉方式以减轻腹腔镜手术的应激反应时,应考虑气腹的影响。

Borges 等通过研究证明,与接受单孔腹腔镜胆囊切除术患者相比,接受常规腹腔镜胆囊切除术患者的手术应激反应更小(IL-17 表达较低)[906]。显然,单孔腹腔镜手术会导致更广泛的组织损伤,因此其手术应激反应比传统的腹腔镜手术大。

Zawadzki 等也通过前瞻性研究阐明,机器人结直肠外科手术的炎症应激反应比开放结直肠手术小,抗炎作用更显著[907]。显然,腹腔镜手术即使在使用气腹的情况下,其炎症反应也比开放结直肠手术小。

Bedirli 等认为,在胸段硬膜外应用布比卡因,可以减轻大鼠肠系膜局部缺血/再灌注所诱发的炎症反应、氧化损伤以及黏膜细胞凋亡[908]。

Singh 等通过前瞻性双盲随机对照试验研究,提出在结直肠外科手术围手术期使用辛伐他汀可以减少手术早期的炎症应激反应。试验中,他们将 132 名患者随机分为辛伐他汀组和安慰剂组。辛伐他汀组的患者每天口服 40mg 辛伐他汀,从术前 3～7 天起,直至术后 14 天;在同一时间点,安慰剂组的患者每天服用安慰剂。尽管这两组患者在发病率、术后并发症类型和肿瘤分期方面均没有显著性差异,但辛伐他汀组患者术后血浆 IL-6、IL-8 和 TNF-α 的浓度和腹水中 IL-6 和 IL-8 的浓度显著降低[909]。

前面也提到了,ON-Q 局部浸润麻醉导管已经被研发出来,并用于开胸手术后镇痛[315-316]。ON-Q 局部浸润麻醉导管是用非弹性泵,由外科医生在手术中安装,它会自动并持续地向患者手术部位或靠近神经的部位提供局部麻醉药物,有针对性地缓解术后疼痛长达 5 天。Kim 等通过前瞻性随机试验,研究了 ON-Q 局部浸润麻醉与患者静脉自控镇痛对腹腔镜结直肠癌切除术后的镇痛效果以及对免疫功能的影响。在该试验研究中,60 名患者被分为患者静脉自控镇痛组(芬太尼静脉 PCA)和 ON-Q 组(通过切口持续给予 0.5% 的罗哌卡因和曲马多静脉 PCA)。结果,两组在疼痛控制、自然杀伤细胞的细胞毒性和白介素-2 水平方面没有显著性差异,两组术后并发症及肿瘤 1 年内复发或转移的发生率也比较接近,术后炎症反应也相似。因此,作者认为芬太尼静脉注射镇痛和罗哌卡因切口局部浸润镇痛均可用于腹腔镜结直肠癌切除术的术后疼痛管理[910]。遗憾的是,该项研究并没有比较 ON-Q 局部浸润麻醉和胸段硬膜外镇痛对疼痛和免疫功能的影响。相比之下,Gebhardt 等通过对接受开胸手术的患者所进行的研究,得出胸段硬膜外镇痛的效果优于 ON-Q 局部浸润麻醉[315]。

Meyhoff 等强调了腹部手术中吸氧浓度的重要性。多个研究建议在围手术期应用高浓度吸氧(80%),因为高浓度吸氧与术后切口感染的发生率降低有关。但另一方面,Meyhoff 等的研究也证实了,在接受恶性肿瘤手术的患者中,这种高浓度吸氧会导致患者远期(2 年)死亡率上升。而该项研究的结论显然不适用于非肿瘤患者[911]。

Schietroma 等对接受选择性开放腹膜下吻合术治疗直肠癌的患者进行了一项前瞻性随机双盲研究。研究结果证实,在结直肠手术中吸入氧气浓度达 80% 的患者术后手术部位感染的发生率低于吸入氧气浓度达 30% 的患者。在本研究中,高浓度吸氧组术后手术部位感染的发生率比低浓度吸氧组低 41%。Schietroma 等认为此种方式实现的术后感染率降低并没有造成额外的风险。

然而,该文献并没有提及高浓度吸氧是否会增加肿瘤的复发或患者的死亡率[912]。

但也有研究结果表明辅助供氧并不能降低手术部位感染的风险。此外,单次小剂量使用地塞米松不会增加手术部位感染的风险。因此,该文献作者认为小剂量地塞米松(4mg)可用于预防恶心呕吐且不增加切口感染的发生风险[913]。有两项试验研究表明氧气对恶性肿瘤有抑制作用[914-915]。Staehr 等发现,与吸入 30% 浓度的氧气相比,用 80% 浓度的氧气长时间人工通气(长达5 小时)并没有对肺产生不良影响[916]。

关于非甾体抗炎药的使用,值得注意的是,同时使用选择性环氧合酶-2 的非甾体抗炎药和传统的双氯芬酸可能会增加结直肠术后吻合口瘘的发生风险[917-918]。Mathiesen 等基于 meta 分析结果,认为吻合口瘘的发生可能与非甾体抗炎药的使用有关[919]。但是,文献中并没有提到是否将硬膜外镇痛纳入分析。Van der Vijver 等研究了双氯芬酸对大鼠结肠和回肠吻合口的影响,并得出结论:术后立即使用双氯芬酸和萘普生可能会影响大鼠的回肠吻合口愈合,但它们的影响程度很小。必须注意的是,若将双氯芬酸给药推迟到术后第3 天,则吻合口几乎没有裂开。值得注意的是,结肠吻合口和腹壁切口始终未受其影响[920]。Yauw 等的研究也有相似的发现。在他们的研究中,在大鼠回肠和近端结肠吻合术中使用双氯芬酸,出现吻合口瘘的风险增加;但远端结肠并没有此类现象。而推迟使用双氯芬酸(术后第 1～2 天),吻合口瘘的发生风险显著降低[921]。另外,Bakker 等则认为双氯芬酸的使用(快速康复计划)增加了择期结直肠手术后吻合口瘘的发生风险。因此,Bakker 等指出在结直肠外科手术中不推荐使用双氯芬酸[922]。Peng 等基于 meta 分析结果也支持此结论,即术后使用非甾体抗炎药,尤其非选择性非甾体抗炎药,可增加胃肠手术后吻合口瘘的发生风险。同时,非甾体抗炎药可减少术后恶心和呕吐,以及减少肠梗阻的发生,但对心血管事件和手术部位的感染没有影响[923]。

我们相信对于回肠和近端结肠,有足够的证据可以证明非选择性非甾体抗炎药会增加回肠和近端结肠的吻合口瘘的发生率;但对于远端结肠,证据尚不明确。例如,Leake 等的这项研究旨在确定牙买加金斯敦的西印度群岛大学医院患者的结肠和直肠吻合口瘘发生率及其死亡率。还将评估导致这些患者吻合口瘘的独立因素并确定其相关性。在 12 例患者中发现了吻合口瘘,发生率为 9.0%,没有发现与吻合口瘘相关的 30 天死亡患者。基于多变量分析,男性性别被确定为与吻合口瘘相关的唯一独立因素[924]。非甾体抗炎药没有被确定为与吻合口瘘相关的唯一独立因素。

Paulasir 等还进行了一项关于应用非甾体抗炎药与吻合口瘘发生风险的回顾性研究。结果显示,在择期结直肠癌手术后早期,使用非甾体抗炎药的患者发生吻合口瘘的风险并没有增加[925]。

Turrentine 等通过回顾性研究提出,吻合口瘘的发生与充血性心力衰竭、周围血管性疾病、酒精滥用、激素使用、钠异常、体重降低以及吻合口位置有关。患者在经历过一次吻合口瘘后,其 30 天和远期的存活率均较低。而非甾体抗炎药的使用并不会增加吻合口瘘的发生率[926]。

然而,Hakkarainen 等进行了一项回顾性队列研究,在 13082 名减肥或结直肠手术患者中,有 3158 名(24.1%)接受了非甾体抗炎药。所有患者的 90 天吻合口瘘总发生率为4.3%[非甾体抗炎药组为 151 例(4.8%),非非甾体抗炎药组为 417 例(4.2%)],差异无统计学意义。危险因素校正后,非甾体抗炎药与吻合口瘘的风险增加了 24%。对于非择期结直肠手术,其中非甾体抗炎药组的吻合口瘘发生率为 12.3%,非非甾体抗炎药组的发生率为 8.3%,差异显著[927]。

Haddad 等认为,在急诊小肠切除吻合手术的围手术期,使用非甾体抗炎药是安全的;但是在急诊结直肠吻合术中,应当谨慎使用[928]。

Nikolian 等进行了一项基于人群的研究,包括 9192 例结直肠切除术患者,其中 2.7% 的患者有吻合口瘘。结果显示,吻合口瘘的危险因素包括男性、肥胖(BMI $>30kg/m^2$)、吸烟、慢性免疫抑制、血小板增多症、长时间手术以及急/重症手术等。在该项研究中,非甾体抗炎药的使用并不是危险因素[929]。Burton 等也没有发现非甾体抗炎药的使用与吻合口裂开发生率之间的相关性[930]。Tortorelli 等也无法确定一个单一的预测参数来预测直肠癌前切除术后吻合口瘘的发生风险[931]。

Rutegård 等进行了一项大样本回顾性研究。该研究分析了 2600 多例直肠癌直肠前方切除术患者使用非甾体抗炎药与吻合口瘘之间的关系。虽然他们的研究未能找到非甾体抗炎药使用与吻合口瘘发生风险之间关系的确切证据,但是在调整混杂因素后,院内使用非甾体抗炎药的患者发生吻合口瘘的风险降低了[932]。

Subendran 等的巢式匹配病例对照研究表明,在择期结直肠手术之后,使用非甾体抗炎药的患者发生吻合口瘘的风险增加了,但差异无统计学意义。然而,酮咯酸的使用与吻合口瘘发生风险增加有关。非甾体抗炎药的累积剂量与吻合口瘘的发生率无关[933]。该研究主要针对择期结直肠手术患者(66% 为炎症性肠病,34% 为癌症)。

Saleh 等也通过回顾分析 731 例择期结直肠癌一期吻合的患者,研究了结直肠术后吻合口瘘发生风险与围手术期酮咯酸使用之间的关系。其中,51％的患者在术后 5 天内未使用酮咯酸,49％的患者在术中和(或)术后 5 天内使用了酮咯酸。两组患者术后吻合口瘘的发生率均为 3.3％。在对吸烟、类固醇药物使用以及年龄进行校正后发现,只有吸烟是术后吻合口瘘的重要预测因素。因此,作者得出结论,围手术期使用酮咯酸与结直肠术后吻合口瘘发生风险之间可能没有明显的联系[934]。

Holte 和 Kehlet 对随机试验结果进行 meta 分析,结果表明,使用局麻药硬膜外镇痛与吻合口瘘的发生风险增加之间无统计学证据支持[935]。

Piccioni 等的研究也表明,硬膜外镇痛不会增加结直肠癌开放手术后吻合口瘘的发生风险[936]。

相反的是,Ryan 等研究证明,与单纯全身麻醉相比,全身麻醉联合硬膜外镇痛患者的吻合口瘘发生率和死亡率较低。此外,在硬膜外连续镇痛患者中,吻合口瘘的发生率最低。令人惊讶的是,术后单纯吗啡硬膜外镇痛患者的切口裂开发生率增加[937]。

Rojas-Machado 等进行了一项广泛的调查和 meta 分析,以确定吻合口瘘的潜在危险因素,从而制定预后指数(结直肠瘘预测因子)。而因为非甾体抗炎药并未包含在该预测指数内,所以围手术期使用非甾体抗炎药并不是一个潜在的危险因素[938]。

Ortiz 等对 7231 名直肠癌前切除患者进行多中心观察研究,确定吻合口瘘的危险因素包括男性、肿块距肛门边缘 12cm 以内以及进展期肿瘤。保护性造口似乎可以防止这种并发症。而新辅助治疗(非甾体抗炎药)和(或)院内术中容量管理不是吻合口瘘的危险因素[939]。

相反的是,Reisinger 等通过研究提出,COX-2 诱导生成的 PGE_2 可能通过影响血管生成,而成为结肠手术后肠道伤口愈合的关键。因此,他们指出在结肠手术后应该避免使用 COX-2 抑制剂,并且使用 PGE_2 可能有利于部分患者[940]。

关于结直肠吻合口瘘(CAL)的预防、检测和治疗,我们参考了 Daams 等的论文[941]。总体来讲,结直肠吻合口瘘是一种可怕的并发症。据报道,结直肠吻合口瘘的患者死亡率很高,为 6％～22％,并且与肿瘤预后差有关。尽管有大量关于其危险因素、手术方式和预防措施的研究,但其发病率在过去的 30 年内并没有降低。2010 年,荷兰报告的结直肠吻合口瘘发病率为 8.7％。吻合口瘘的可能高危因素包括男性、吸烟、肥胖、酗酒、术前使用类固醇类和非甾体抗炎药、手术时间较长、术前输血、术野污染、医疗中心结直肠病例数量<20、工作时间定时。在腹腔镜结直肠癌手术中，BMI、ASA 分级Ⅲ/Ⅳ、肿瘤距肛缘距离、肿瘤深度以及盆腔出口，是腹腔镜下全直肠系膜切除术后手术时间增加和结直肠吻合口瘘发病率增加的独立预测因素，这些都被认为是结直肠吻合口瘘的危险因素[941]。

Qin 等进行了一项 meta 分析，以评估术前放(化)疗对直肠癌切除术后吻合口瘘的影响。现有的研究证据表明，术前放(化)疗不会增加直肠癌切除术后发生吻合口瘘的风险[942]。Shekarriz 等的研究结果也支持这一点，他们的研究发现，新辅助放疗不会增加结直肠手术后吻合口瘘的发生率。另外，外科医生的吻合技术与吻合口瘘的发生有显著的相关性。相比于端端吻合的患者，端侧吻合患者发生吻合口瘘的可能性明显降低。非甾体抗炎药不是结直肠手术后发生吻合口瘘的危险因素[943]。

Zakrison 等研究发现，围手术期使用血管加压素是发生胃肠吻合口瘘的危险因素。他们认为，血管加压素可以使吻合口瘘的发生风险增加 3 倍，且与临床/手术状态或低血压无关[944]。

Jestin 等对直肠癌术后吻合口瘘的危险因素进行了回顾性病例对照研究，发现吻合口瘘最重要的危险因素有术中不良事件、低位吻合和术前放疗，而造口似乎具有保护作用。然而，术后硬膜外镇痛不会显著降低吻合口瘘的发生风险[945]。

Lim 等研究发现，在直肠癌低位前切除术后 30 天后发生吻合口瘘的并不少见，可能与放疗有关。造口不会显著降低迟发性吻合口瘘的发生率[946]。

Marinello 等研究指出，外科医生个人技术水平也会对吻合口瘘的发生与否产生影响，他们对 1000 多名患者进行回顾性分析发现，与吻合口瘘相关的独立危险因素有外科医生技术水平低和围手术期输血史。因此，作者得出结论，应该努力降低外科医生的技术水平差异[947]。

Kaser 等通过回顾性队列研究，指出结直肠癌远处转移是发生吻合口瘘的危险因素。在他们的研究中，相比于Ⅰ～Ⅲ期结直肠癌，Ⅳ期结直肠癌与术后吻合口瘘发生率增加的相关性更显著。糖尿病也被证实与吻合口瘘风险的增加有显著的相关性。另外，非甾体抗炎药的使用并没有增加吻合口瘘的发生风险[948]。

Rushfeldt 等通过倾向评分，分析了围手术期使用地塞米松和不同的非甾体抗炎药对吻合口瘘风险的影响。结果显示，围手术期使用非甾体抗炎药和地塞米松并不会增加或降低吻合口瘘的发生风险。恶性肿瘤、血管加压素、输血和经常使用类固醇与吻合口瘘发生风险增加有关。因此,笔者认为,除围手术期药物外,其他因素也会影响吻合口瘘的发生[949]。

Slim 等通过回顾性 meta 分析,权衡镇痛效果与吻合口裂开的风险,认为非甾体抗炎药也是可以使用的。根据研究结果,在择期结肠手术术后 48 小时可以推荐使用非甾体抗炎药。但他们指出,要注意非甾体抗炎药的特定禁忌证,如果存在导致吻合口瘘的危险因素,如高龄、营养不良、严重并发症和(或)手术难度大,则应避免术后使用非甾体抗炎药[950]。据此,非择期手术可以作为结直肠手术术后使用非甾体抗炎药的禁忌证。此外,必须指出的是,这个权衡利弊的方案并未考虑非甾体抗炎药对癌症生长的作用。

Duraes 等则认为,年龄是影响结直肠癌手术后并发症死亡率的独立因素。在该研究中,与年轻组患者相比,高龄组患者术后 1 年死亡率显著增加。比较各年龄组的吻合口瘘、腹盆腔脓肿、再手术率与再入院率,这些因素都与高龄组患者术后 1 年死亡率显著增加有关。除此之外,ASA 分级 Ⅲ 级以及肿瘤病理分期 Ⅲ 期是与 1 年死亡率相关的额外独立因素[951]。

Shakhsheer 等认为,吗啡促进了产生胶原酶的粪肠球菌在吻合口组织处的定植,从而导致吻合口瘘,他们认为这些结果为加速康复外科提供了进一步的理论依据。而据加速康复外科理念,建议限制或避免在胃肠手术中使用阿片类药物[952]。该研究小组还报告称,即使在血供中断的情况下,组织缺氧也不是吻合口不能愈合以及发生吻合口瘘的一个显著特征[953]。

产生胶原酶的肠道病原体可引起吻合口瘘,Hyoju 等研究了多磷酸盐处理对吻合口瘘发生的影响。研究结果表明,口服磷酸酯可以抑制细菌胶原酶的产生,防止因沙雷氏菌和铜绿假单胞菌引起的吻合口瘘。他们根据对小鼠的研究结果,认为多磷酸盐处理可能可以作为防止胶原分解细菌引起吻合口瘘的一种替代方法,并且这种方法保留肠道微生物组的优势及其对外来细菌定植的抵抗力[954]。

显然,非甾体抗炎药仅仅是导致吻合口瘘的各种潜在危险因素之一。

Zawadzki 等报道,在结直肠癌切除术后第 3 天测定 C-反应蛋白(CRP)和降钙素原(PCT)水平可以有效地识别低风险吻合口瘘的患者[955]。

此外,Sammour 等指出,在结直肠手术后第 1 天测定腹水 IL-6 和 IL-10 水平可能可以预测临床上重要的吻合口瘘[956]。

Mik 等认为,常规监测 CRP 可以帮助尽早发现腹腔内脓毒症并发症,并尽早决定是否需要剖腹探查[957]。他们还认为,CRP 和 NLR 监测(术后第 4 天)可以预测结直肠癌术后的吻合口瘘发生率和患者死亡率,CRP>180mg/L 和

NLR>6.5 与吻合口瘘的发生和患者死亡率增加有显著相关性[958]。

因此，Holl 等认为，如果在术后第 4 天发现 CRP 水平升高，则应进行腹部 CT 扫描以排除腹腔内并发症；并且即使 CRP 水平正常，也并不能完全排除发生腹腔内并发症的可能[959]。

Haskins 等则研究指出，在择期结肠手术一期吻合后吻合口瘘的患者中，肠道准备与患者预后没有关系[960]。

Xu 等针对静脉注射氟比洛芬对肠道功能的影响，进行了一项前瞻性、双盲、安慰剂对照研究。结果表明，围手术期静脉给予氟比洛芬、术中胸段硬膜外麻醉联合术后患者自控硬膜外镇痛，可以促进肠道功能恢复、增强镇痛效果、减弱细胞因子反应[961]。

此外，越来越多的证据表明，炎症对结肠癌变有着关键的影响，而非甾体抗炎药（如双氯芬酸）可能具有化学预防作用。Ghanghas 等证明，给予非甾体抗炎药可显著降低肿瘤进展的炎性潜能[962]。

Paunescu 等甚至报告称，目前正在对非甾体抗炎药（如双氯芬酸等）进行结构修饰，以达到优秀的抗癌特性[963]。

如前所述，围手术期硬膜外镇痛对减少吻合口瘘有益[607-608]。胸段硬膜外镇痛可导致血管扩张，并可以使吻合口附近获得更好的血供。但是，还未有关于双氯芬酸的抗肿瘤效果在多大程度上超过发生吻合口瘘的风险的研究，尤其是在与硬膜外镇痛联合使用时，这还需要进一步的研究，从而总体推断出炎症与肿瘤生长的关系，炎症程度与中性粒细胞/淋巴细胞百分比（NLR）的关系，提倡可以将非特异性非甾体抗炎药用于高 NLR 且同时应用胸段硬膜外镇痛的患者[136-140]。

换而言之，因为考虑到非甾体抗炎药有抑制肿瘤进展的有益作用，所以从长远来看，我们认为完全禁止使用非甾体抗炎药是不明智的。对于非甾体抗炎药的使用与结直肠手术发生吻合口瘘的风险增加直接相关的证据，尚存在争议。我们认为在结直肠手术中使用非甾体抗炎药是合理的，尤其在联合胸段硬膜外镇痛时。

在近端结肠或回肠吻合病例中，应单独评估非甾体抗炎药联合胸段硬膜外镇痛的作用[964]。如果术前 NLR 高，那么我们建议在术后 24 小时开始非甾体抗炎药治疗[925]。在低 NLR 和回肠吻合的情况下，关于非甾体抗炎药的应用仍然是有争议的。我们认为，对有吻合口瘘危险因素的患者，应谨慎使用非甾体抗炎药[965]；并且在决定是否使用非甾体抗炎药时，应考虑是否同时在应用胸段硬膜外镇痛。

此外,必须强调的是,术中容量复苏应集中于目标导向液体治疗,因为有证据表明,硬膜外麻醉液体过量可能对吻合口愈合不利,可能增加发生吻合口瘘的风险[966]。

结肠直肠癌手术后的吻合口瘘与复发率更高有关。但是,吻合口瘘的具体机制尚不清楚。Alonso 等通过前瞻性配对队列,研究大肠癌术后有腹腔内感染的患者的炎症反应和血管生成反应,并将结果与无并发症的患者进行比较。吻合口瘘或腹腔内脓肿的患者被纳入感染组,并与术后病程顺利的患者相匹配对照。在血清和腹膜液中测量 IL-6 和 VEGF。结果表明,感染组患者第 4 天血清 IL-6 及血清 VEGF 水平较高,术后 48 小时及术后第 4 天腹水 IL-6 及VEGF 水平升高。感染组患者 2 年复发率较高。基于这些结果,他们认为腹腔内感染使癌症术后 IL-6 和 VEGF 水平升高。炎症扩增和血管生成可能是吻合口瘘或腹腔脓肿复发率较高的机制之一[967]。

Lu 等通过 meta 分析指出,与无吻合口瘘的患者相比,吻合口瘘患者的癌症特异性死亡率和局部复发率更高[968]。

Govaert 等对荷兰 29 家医院结直肠癌手术后的临床和经济结果进行回顾性分析。他们报告称,结直肠癌手术后的并发症与医疗费用的大幅增加有关。在医疗总费用中,31%用于并发症治疗。独立于其他危险因素,导致医疗费用大幅增高的前 5 个因素包括 ASA IV 级、双原发肿瘤、ASA III 级、术前短期放疗和 TNM-4 期[969]。

Igarashi 等甚至提出,硬膜外镇痛可能通过增加患病大鼠假手术部位脂质转运蛋白-2 的表达和减少大肠杆菌 DNA 的表达来降低手术部位感染的风险,但在健康大鼠中并未见此效应[970]。如前所述,多项研究表明环氧合酶-2 抑制剂对原发和转移的结直肠恶性肿瘤有明显的抗肿瘤作用[110-114,971-973]。

鉴于这些发现,Johnson 等进行了一项基于人群的回顾性队列研究,研究了在无克罗恩病、溃疡性结肠炎和肠易激疾病病史的结直肠癌患者(早于 IV 期)应用非甾体抗炎药与癌症复发及预后之间的关系。结果显示,非甾体抗炎药使用者的结直肠癌复发风险降至原来的 25%,死亡风险降至原来的 12.5%。因此,作者得出结论,使用非甾体抗炎药可以显著改善结直肠癌患者的预后[974]。

Wang 等通过对近 7.35 万例患者的队列研究,研究了非甾体抗炎药使用与结直肠癌之间的关系。结果显示,任何类型的非甾体抗炎药的大量使用都与结直肠癌风险降低显著相关。此外,与远端结肠癌相比,非甾体抗炎药对降低近端结肠癌风险的作用更明显[975]。

Lönnroth 等也研究了非甾体抗炎药使用与结直肠癌之间的关系。他们的报告称,给予大肠癌患者术前3天的标准口服非甾体抗炎药,可使肿瘤 mRNA 和蛋白表达向生物学上有利的方向改变。肿瘤细胞生长、侵袭和转移的几种基因表达减少,而肿瘤抑制基因表达增加,免疫系统被激活[976]。可见,肿瘤细胞侵袭性降低的这种转变可能与患者预后改善有关[977]。

Rana 等报告称,由双氯芬酸和姜黄素介导的端粒酶活性下调可能与结肠癌细胞周期阻滞和诱导细胞凋亡有关[978]。为进一步了解端粒酶与肿瘤生长之间的联系,我们参考了 Shayl 等发表的论文[979]。

Ye 等对观察性研究进行了 meta 分析,研究了结直肠癌患者服用阿司匹林与患者生存的关系。他们的研究结果显示,确诊后使用阿司匹林与结直肠癌患者的全因死亡率降低有关。然而,结直肠癌特异性死亡率不受阿司匹林的影响。有趣的是,亚组分析显示,在 PIK3CA 基因变异的患者中,阿司匹林的使用与生存期的增加有关;而在 PIK3CA 野生型的患者中则无此效应[980]。

PIK3CA 基因是 p110α 蛋白(p110α)的调控基因。PIK3CA 基因突变与多种癌症有关,包括卵巢癌、乳腺癌、肺癌、脑癌和胃癌等。这些突变也与结直肠癌有关。与癌症有关的 PIK3CA 基因突变是体细胞突变,这意味着在人一生中都可能出现 PIK3CA 基因突变。PIK3CA 基因只存在于肿瘤细胞中,且只改变了 p110α 蛋白的某一个氨基酸。癌症相关的 PIK3CA 基因突变导致 p110α 突变亚基的生成,使 PI3K 信号转导失调控。而信号增加可导致细胞异常增殖、癌症发生[981]。

Friis 等基于人群的病例对照研究结果显示,长期持续使用低剂量阿司匹林以及长期使用非阿司匹林的非甾体抗炎药与结直肠癌风险降低相关[982]。

但是,Cardwell 等通过基于人群的病例对照队列研究,并未发现服用阿司匹林与提高结直肠癌患者生存率之间的关系。他们的研究结果显示,结直肠癌确诊患者服用低剂量阿司匹林与结直肠癌特异性死亡率无关[983]。

Burr 等报道,关于阿司匹林或非阿司匹林的非甾体抗炎药是否可以预防炎症性肠病中结直肠癌的发生,目前仍缺乏高质量的证据[984]。

相反的是,Dulai 等进行了一项系统性回顾及 meta 分析,研究了非甾体抗炎药对结直肠癌的化学预防作用。结果显示,在既往结直肠癌患者中,非阿司匹林的非甾体抗炎药是预防晚期转移瘤最有效的药物,但在安全性方面排名最低;低剂量的阿司匹林预防晚期转移瘤的作用弱于非阿司匹林的非甾体抗炎药,但在安全方面最优[985]。Tougeron 等进一步扩展了应用阿司匹林与结直肠癌之间的关系[986]。

Kubo 等对 NLR 在结直肠癌切除术后长期生存的重要性进行了回顾性研

究。他们认为,NLR 是预测结直肠癌预后的独立因子。NLR 不仅在术前具有预测作用,而且在术后也被证实与癌症特异性生存率显著相关。术前 NLR 低的患者,无瘤生存期率明显延长。术后第 3 天 NLR 较低的患者,癌症特异性生存期明显延长。术后 NLR 升高也被证明是影响癌症特异性生存期和无瘤生存期的独立危险因素[157]。Özgehan 等基于他们的回顾性研究结果,认为术前 NLR 可作为结直肠癌患者的重要预测参数,其中 NLR 与肿瘤分期有显著的相关性[987]。Rashtak 等认为,NLR 是预测非转移性结肠癌预后的独立变量,有助于完善现有的临床分期系统[988]。Kennelly 等证明结肠癌预后与患者免疫反应密切相关,NLR≥4.0 与淋巴结转移显著相关[989]。Emir 等基于 NLR 和 PLR 在结直肠癌患者中显著高于结直肠息肉和健康个体的事实,认为 NLR 和 PLR 可以用于随访监测结直肠瘤样息肉向侵袭性肿瘤转化的可能性。健康个体与结直肠瘤样息肉患者之间的 NLR 和 PLR 没有差异。在本研究中,瘤样息肉的最佳 NLR 临界点为 2.28[990]。Azab 等基于他们的纵向回顾性研究,证实了治疗前 NLR 在预测结直肠癌长期生存方面的重要性,他们认为治疗前 NLR 升高是结直肠癌总生存期差和无瘤生存期差的独立预测因素。然而,PLR 不能用于预测结直肠癌的死亡率[991]。Ying 等也研究了术前 NLR 对结直肠癌手术患者临床预后的预测价值。根据研究结果,他们指出,NLR 升高是无复发生存率低、总生存率低和癌症特异性生存率低的独立影响因素。但遗憾的是,该研究报告中没有提到 NLR 临界点[992]。Choi 等证实了术前 NLR 对非转移性结直肠癌患者手术切除后预后的预测价值。在他们的研究中,高 NLR(≥2.6)与无复发生存率和总生存率差相关[993]。

Wu 等通过回顾性研究,也支持 NLR 和 PLR 对结直肠癌合并肝转移患者预后的预测作用。其研究结果显示,NLR＜4.0 和 PLR＜150 与更好的疾病控制显著相关(基于姑息性切除＋奥沙利铂方案化疗)[994]。Oh 等基于回顾性研究结果提出,在系统炎症标志物中,NLR 是一种较强的预测因子,可以预测 Ⅱ期结直肠癌患者的无病生存率和总生存率[995]。Tsai 等通过 meta 分析提出,NLR 和癌胚抗原(CEA)是预测结直肠癌预后和调整治疗方案的重要工具。治疗前 NLR＜5.0 的患者,5 年总生存率和 5 年无瘤生存率可能更高。治疗前 CEA 水平＜5.0,与新辅助治疗后肿瘤完全缓解和肿瘤分期降低显著相关。此外,NLR＞5.0 的患者肿瘤较大,肿瘤分化较差,CEA 水平较高[996]。Sevinc 等报道称,术前 CEA、白蛋白、PLR 和 NLR 水平对结直肠癌手术患者有重要的预测价值[997]。然而,在多变量分析中,只有白蛋白具有显著意义。Passardi 等的研究结果支持治疗前 NLR 对转移性结直肠癌患者预后和贝伐单抗有效性的预测价值[998]。Formica 等也得出结论,使用标准一线化疗方案治疗转移性结直肠癌(FOLFIRI-Bev:氟尿嘧啶,伊立替康和贝伐单抗)的高基线 NLR 提示预后不良。然而,在疾病稳定的患者中,NLR 的预测效果在两个化疗周期后发生了改变。在接受化疗的患者中,相比于 NLR 下降,NLR 增加或不变与死亡风险的显著降低有关[999]。显然,在这项研究中,化疗前的高 NLR 可能与疾病进展和(潜在的)预后差有关。相比之下,化疗后的高 NLR 可能与预后较好相关。

如前所述,Teo 等也有类似发现,他们认为,相比于 NLR 降低、短暂增加或持续降低,治疗后 NLR 持续升高(>3.0)患者的总体生存率更低。也就是说,在接受化疗的晚期胰腺导管癌患者中,相比于 NLR 降低、升高或持续降低的患者,治疗后 NLR 持续升高(>3.0)患者的整体生存率更低[815]。显然,治疗后 NLR 的增加与预后差无关。对这些发现,还较难给出一个令人满意的解释,还需要更进一步的研究。

这与 Luo 等[808]的回顾性研究结果形成鲜明对比。他们的研究证明,基线 NLR 和化疗后 NLR 变化是总体生存率的独立预后因素。他们研究中使用的 NLR 临界值为 3.1。化疗前、化疗后的高 NLR 与预后差有关。

Chua 等也支持化疗后 NLR 水平下降的重要作用。他们的研究结果表明,晚期结直肠癌患者化疗 1 个周期后 NLR 正常化,无进展生存率也提高了[1000]。

Turner 等通过研究原发肿瘤切除对转移性结直肠癌患者全身炎症和生存的影响,也得出类似的结果,他们认为逆转术后 NLR 升高(>5.0)与总生存率显著改善有关[1001]。

Dirican 等的另一项回顾性研究表明,用贝伐单抗治疗转移性结直肠癌患者,与 NLR 较低、无进展生存期较长有关[1002]。

Prete 等还认为,高 NLR 与接受瑞戈非尼治疗的结直肠癌患者的总生存期较差有关[1003]。

Nagasaki 等也认同 NLR 对接受术前放化疗晚期低位直肠癌患者的预后有预测作用。在他们的研究中,术前进行新辅助化(放)疗,患者高 NLR(≥3.0)是预后不良的独立相关因素[1004]。

然而,Lino-Silva 等进行回顾性研究,探讨了 NLR 对直肠癌术前放(化)疗患者预后的预测作用。NLR 与疾病特异性生存率无关,与病理完全缓解无关[1005]。

Galizia 等通过倾向评分匹配分析指出,NLR 是早期结肠癌复发的一个强有力的预测因子,高 NLR(>2.36)是预测预后差、无瘤生存时间短的独立因子[1006]。

Peng 等进行了一项回顾性队列研究。该研究纳入了 189 例行根治性切除的肝癌患者，并将患者分为 NLR 增加组和 NLR 减少组。根据人口统计学和临床数据，比较两组患者的总体生存率和无复发生存率。结果显示，肝细胞癌根治性切除后，NLR 增幅（ΔNLR）是总体生存率和无复发生存率的独立预测因素，而高 NLR 不是[1007]。

Cook 等通过前瞻性队列研究提出，术后 NLR 水平可以用以预测结直肠手术后的并发症。择期结直肠切除术患者，NLR 平均值从 3.5 增加到 11.6。术后第 1 天 NLR≥9.3 的患者发生并发症的风险明显增加。鉴于这些发现，他们认为 NLR 有助于识别发生并发症风险高的患者，从而可以有针对性地采取预防措施[1008]。

Miyakita 等还研究了 NLR 对直肠癌根治术后并发症预后的预测价值。结果显示，NLR 是吻合口瘘的独立危险因素，也是术前评估的唯一评分项[1009]。

Forget 等通过研究发现，在腹部大手术后，NLR 与术后并发症的相关性比 C-反应蛋白更高。术后第 7 天 NLR 升高与术后第 1 个月并发症增加显著相关，而 C-反应蛋白与并发症增加则没有表现出相关性[1010]。

因此，Kilincalp 等基于对 144 名结直肠癌（CRC）患者和 143 名年龄、性别匹配的健康对照者的调查研究，得出结论，NLR、血小板与淋巴细胞比率（PLR）和平均血小板体积（MPV）可以作为结直肠癌的额外生物标志物，用于筛选一般人群以及术后随访。结直肠癌患者的术前 NLR、PLR 和 MPV 要明显高于健康对照者。受试者工作特性曲线（ROC）分析建议 NLR 的临界值为 2.02（灵敏度 86%，特异性 84%）。外科行肿瘤切除可以导致 NLR、PLR 和 MPV 显著下降[1011]。

Malietzis 等的 meta 分析认为，结直肠癌患者治疗前的高 NLR 水平预示治疗效果较差。这在手术患者中得到证实，且在接受姑息性化疗和结直肠癌肝转移治疗的患者中也是如此[1012]。

Pine 等通过回顾性研究，也支持 NLR 对结直肠癌患者的预测价值。研究结果提示，根据 NLR 高（≥5.0），可预测患者总生存率明显降低并且疾病复发率升高[1013]。

Kim 等研究了 NLR 对术前放（化）疗直肠癌患者的预测价值。根据结果，他们认为预后不良的重要预测因子包括 NLR 高（≥3.0）、癌胚抗原水平（CEA）升高和肿瘤体积大。肿瘤化疗反应评分低以及 NLR（≥3.0）升高是癌症特异性和无复发生存率的危险因素[1014]。

Zou 等通过回顾性研究,证明了 NLR 和 PLR 对结直肠癌患者的预后的预测价值。研究结果表明,NLR 高(≥4.98)和(或)PLR 高(≥246)与 5 年总生存率较差显著相关。NLR 和 PLR 是结直肠癌患者的独立预后因素,并与 T 分期、淋巴结转移和术后辅助化疗效果相关。术后辅助化疗提高了 NLR 高或 PLR 高的患者的 5 年总生存率。此外,相比于 NLR 的预测价值,PLR 的预测价值更高[1015]。

Shen 等通过回顾性研究也指出,NLR≥2.8 是总体生存率降低的独立因素,也与无病生存期较差相关[1016]。

Toiyama 等证实了 NLR 对直肠癌患者新辅助化疗后预后的重要预测作用。NLR 升高和血小板计数(PLT)升高与总体生存率差显著相关[1017]。

Ghanim 等已经研究了炎症相关生物标志物和评分对直肠癌肺转移瘤切除术患者预后的影响。他们认为,炎症标志物为这些患者提供了有意义的预后信息[1018]。

Zhou 等通过前瞻性随机研究指出,白细胞计数、中性粒细胞比例和 NLR 的差异,可能为结直肠癌、腺瘤性息肉和健康人的鉴别诊断提供了有用的信息。在该研究中,结直肠癌组的 NLR 最高,腺瘤性息肉组的 NLR 次之,健康对照组的 NLR 最低[1019]。

He 等基于早期的研究结果,证明 NLR、γ-谷氨酰转肽酶(GGT)和癌胚抗原(CEA)是转移性结直肠癌患者预后的预测因素。NLR>3、GGT 升高和 CEA 升高可以预测不良预后[1020]。

Ikeguchi 等发现,在患者出现异常表现状态(PS)为 2 或 3,格拉斯哥预后评分(GPS)为 1 或 2,NLR> 5,营养指数(PNI)<40 时,预后比较差。因此,建立了评分系统,对接受增强化疗的局部晚期不可切除结直肠癌患者进行评分(PS 为 2 或 3,=+1;GPS 为 1 或 2,=+1;NLR>5,=+1;PNI<40,=+1)。评分为 0 或 +1,为低评分组;+2 分以上,为高评分组。结果显示,低评分组患者中位生存时间显著长于高评分组[1021]。

Wuxiao 等和 Chen 等证实了 NLR 对结直肠癌患者预后的重要预测作用[1022-1023]。Wuxiao 等根据组织学分级、治疗前癌胚抗原水平(CEA)和 NLR 水平制定了预后模型[1022]。

Chen 等指出,高 NLR 与转移性结直肠癌(mCRC)的预后差相关,研究了 NLR 与循环细胞因子和分子改变的关系。我们对多个队列转移性结直肠癌患者进行了回顾性分析,包括未经治疗的转移($n=66$),难治性转移($n=161$),肝切除术($n=198$),2/3 期($n=274$)和分子筛查($n=342$)。结果显示,高 NLR(>5.0)与转移性结直肠癌患者预后不良相关。此外,高 NLR 与 IL-6、IL-8、IL-2Rα、肝细胞生长因子(HGF)、巨噬细胞集落刺激因子(M-CSF)和血管表皮生长因子(VEGF-A)的表达增加相关。据报道,另外 14 种细胞因子(IL-12、MIP-1β、GROα、IL-18、MIF、SCGF-β、TRAIL、Amphiregulin、EGF、Epiregulin、HB-EG、Tenascin、TGF-α、ICAM-1)与高 NLR 相关。20 种细胞因子可分为三大类,即炎症细胞因子、血管生成细胞因子和表皮生长因子配体[1023]。

Watt 等回顾性研究了结直肠癌择期手术患者中差异性白细胞计数(WCC)的重要性。根据研究结果,他们认为中性粒细胞计数是白细胞计数中最重要的预后因素。在差异性白细胞计数的组成部分中,只有中性粒细胞计数被证明与生存预后独立相关,尤其在淋巴结阴性结肠癌患者中[1024]。

Shibutani 等研究了不可切除的转移性结直肠癌患者[NLR、CRP 和 GPS(格拉斯哥预后评分)]的生存/化疗反应与治疗前/治疗后全身炎症标记物之间的关系。他们的研究结果显示,治疗前高炎症标志物(NLR/CRP/GPS)组和治疗后高 CRP/GPS 组的总生存率显著降低,治疗后高 CRP 组的无进展生存率明显更低。就化疗反应而言,治疗后 CRP 水平低的患者的疾病控制率显著高于治疗后 CRP 水平升高的患者。此外,与治疗前、治疗后 CRP 水平高的患者相比,治疗前 CRP 水平高但治疗后恢复正常患者的总体生存率和无进展生存率更高,且疾病控制率更好[1025]。

有关肺癌[371]、食管癌[638]和肝细胞癌[807]的研究如前所述。Chen 等通过研究认为,系统性免疫炎症指数(SII)是预测结直肠癌患者预后的有力工具,他们使用的公式是:SII=(P×N/L)。其中,P,N 和 L 分别指外周血小板、中性粒细胞和淋巴细胞计数[1026]。

Chan 等通过研究报道,淋巴细胞与单核细胞的比例(LMR)高与可切除结直肠癌患者的总体生存率高有关[1027]。

有趣的是,Sun 等通过回顾性研究报道,治疗前纤维蛋白原水平也可以作为评估结肠癌患者对手术治疗反应的独立预后指标。他们的研究结果显示,与纤维蛋白原水平≥2.61g/L 相比,术前纤维蛋白原水平<2.61g/L 与患者总体生存期和无病存活期更长显著相关[1028]。

众所周知,纤维蛋白原作为一种糖蛋白在肝脏合成,并在血液凝固、血栓形成、伤口愈合和血小板聚集中发挥重要作用。最近的研究表明,纤维蛋白原可能与癌症进展有关,纤维蛋白原与肿瘤生长和转移潜力增高有关,虽然其确切的机制尚不清楚,但已经有研究者提出了各种可能的机制。其中一种机制是,纤维蛋白原通过与多种整联蛋白和非整联蛋白受体(跨膜受体)的相互作用,参与对肿瘤细胞增殖、迁移和信号传导的影响。另一种潜在的机制是,纤维蛋白原促进肿瘤血管生成,因为既往已有研究显示纤维蛋白原与生长因子(包括血管内皮生长因子和成纤维细胞生长因子)相互作用,刺激血管生成。此外,纤维蛋白原衍生的纤维蛋白溶解系统对肿瘤细胞的血管生成和增殖过程也有促进作用。

有关纤维蛋白原在癌症进展中的作用,更全面的信息可以参阅 Sun 等的研究结果[1028]。

Hong 等通过前瞻性队列研究指出,术前纤维蛋白原水平高可以作为非转移性结直肠癌的高危预测因子。纤维蛋白原可能是识别那些没有系统性炎症反应的高危患者的一种可靠标志物[1029]。

Arigami 等已得出结论,血浆纤维蛋白原浓度结合 NLR 可用于预测胃癌患者的肿瘤进展和预后[774]。

Hollmann 等则研究了硬膜外镇痛对骨科大手术患者凝血功能的影响。他们的研究结果表明,硬膜外镇痛可以在不影响生理聚集和凝血过程的情况下,预防术后即刻高凝状态[1030]。

有明确的证据表明,癌症和血液凝结具有紧密关联性。癌细胞具有上调特定凝血因子的能力,并且被认为会导致静脉血栓和肺血栓的形成,常常导致癌症患者发生致命性的血栓并发症[1031]。从这个角度来看,硬膜外镇痛对改善癌症患者手术后凝血功能有益。

Mariani 等认为大肠的慢性炎症(如炎症性肠病)与大肠癌的发展有关[1032]。该文献对与癌变特别是结直肠癌早期有关的炎症途径进行了研究。发现导致肿瘤发展的中心是细胞和蛋白质。巨噬细胞和中性粒细胞是参与这些过程的常见细胞;而蛋白质(如环氧合酶和溶胞分子)在这些炎症途径中至关重要。实际上,这些途径激活建立了氧化和厌氧的微环境,造成上皮细胞 DNA 损伤,并从有氧代谢转变为厌氧代谢。许多细胞机制,例如细胞增殖、凋亡和自噬被改变,导致无法控制正常的黏膜修复和更新。文中讨论了巨噬细胞、中性粒细胞和环氧合酶(COX-1 和 COX-2)和脂氧合酶(5-LOX、12-LOX 和 15-LOX)两组酶的作用。Ⅰ型巨噬细胞已被认为通过产生大量的促炎症细胞因子(如 TNF-α、IL-12、活性氮和氧中间体等),在杀死病原体和肿瘤细胞方面发挥作用。因此,这些巨噬细胞常见于慢性炎症部位和肿瘤起源部位。Ⅱ型巨噬细胞由包括 IL-4,IL-13,IL-10 和糖皮质激素在内的各种信号激活产生,可减轻炎症反应,消除细胞废物,促进血管生成和组织重塑并释放细胞因子,包括

IL-10。肿瘤中的巨噬细胞通常被称为肿瘤相关巨噬细胞(TAM),分为 M1 型和 M2 型。肿瘤相关巨噬细胞在确定临床结局中起重要作用,肿瘤组织中以M2 型巨噬细胞为主。M1 型巨噬细胞常在慢性炎症部位富集,慢性炎症是肿瘤发生和发展的基础。随着肿瘤的形成和发展,M1 型巨噬细胞可能会转化为M2 型巨噬细胞。

促炎症细胞因子(包括迅速产生的 IL-23)一旦产生并释放,中性粒细胞就会被迅速吸引到感染部位。中性粒细胞通常在移行和凋亡后被巨噬细胞吞噬。凋亡细胞被吞噬可能会使 IL-23 水平下调,从而抑制中性粒细胞的侵袭。如果这种反馈被中断,那么巨噬细胞将继续吸引中性粒细胞并导致组织部位的中性粒细胞过度表达。

中性粒细胞可以被炎症信号激活。中性粒细胞一旦被激活,就能够产生和释放促炎症细胞因子[如 IL-1、IL-8 和巨噬细胞炎性蛋白(MIP)-1s]。另外,中性粒细胞也合成并储存大量的酶[如过氧化物酶(MPO)]。IL-23 进一步活化中性粒细胞后,可以使这些酶的合成和释放增加,这些酶可通过蛋白水解而致组织破坏。

在这些完成后,中性粒细胞的表型将从促炎症状态转变成抗炎症促分解状态。这些凋亡的中性粒细胞反过来刺激巨噬细胞进入分解状态。如文献作者所述,炎症的消退因此依赖于中性粒细胞的有效"关闭",促进凋亡和吞噬成功识别。有证据表明,由活化的中性粒细胞合成并释放的过氧化物酶(MPO)确实可以益于中性粒细胞存活;而 IL-10 和 TNF-α 则能够促进细胞凋亡。在持续炎症的情况下,这种调节机制很容易受到影响。在结直肠癌患者正常结直肠黏膜中存在持续的低水平炎症[1033]。持续的低水平炎症没有负反馈抑制,中性粒细胞会不断被吸引并积聚到结直肠黏膜中,未被巨噬细胞清除的凋亡性中性粒细胞将发生继发性坏死,而这将导致有毒物质的释放,从而导致进一步的病理组织损伤。

花生四烯酸是由磷脂酶 A$_2$ 和衍生自膜磷脂(所谓的前列腺素和类二十烷酸)的脂肪酸化合物之间的相互作用形成的。尽管花生四烯酸被认为是作用相当局限旁的分泌激素,但它们的释放可能具有明显的作用。花生四烯酸主要与炎症和止血有关,但也有血管活性作用,主要是通过影响血管张力来实现的。花生四烯酸转而经环氧合酶(COX)或脂氧合酶(5-LOX,12-LOX 和 15-LOX)途径代谢。

COX 有不同的形式,其中最重要的是 COX-1 和 COX-2。COX-1 能在最基本的条件下产生前列腺素。相比之下,COX-2 在炎症过程中可被诱导和上调。

由花生四烯酸衍生而来的二十烷醇,是对炎症刺激或损伤的最早释放的信号之一。

代谢花生四烯酸的 COX 途径有助于中性粒细胞的聚集和前列腺素 E_2 (PGE_2)的产生。COX-2 在肿瘤细胞和免疫抑制细胞(如巨噬细胞)中可能过度表达。而由 COX-2 过度表达所介导的 PGE_2 产生增加,已被证明可以促进结直肠癌发生[1034]。

LOX 途径也与慢性炎症和致癌过程密切相关。5-LOX 在嗜中性粒细胞和单核细胞中高度表达。细胞活化后,从膜磷脂释放的花生四烯酸被 5-LOX 转化为白三烯 B_4 或白三烯 C_4。研究已表明,这两种白三烯与早期结肠癌生长和增殖有关[1035]。一方面,12-LOX 代谢物可以促进癌细胞增殖、转移和血管生成。15-LOX 代谢物可能对炎症和癌变有保护作用。此外,LOX-15 途径在炎症消除过程中可能有重要作用。15-LOX 通常在正常组织和良性病变中表达,而在结肠癌细胞中不表达[1036-1037]。另一方面,5-LOX 和 12-LOX 在正常健康上皮细胞中通常不存在,但可被促炎症细胞因子诱导并在各种上皮癌中表达[1038]。

显然,慢性感染会导致慢性炎症反应。如长期持续刺激引起的活动性炎症,修复与破坏之间的任何失衡,炎症反应及其免疫细胞的活化,都将导致细胞因子、趋化因子及活性氧化物和氮化物的积聚。内源性活性物质生成与抗氧化剂、清除防御机制之间的进一步失衡,将导致氧化应激。这会导致核酸、蛋白质和脂质的氧化,并会诱发致突变和 DNA 损伤[1032]。作者认为,源自慢性炎症细胞的活性氧物质可能在 1/3 以上的癌症发生发展中起关键作用。特别是中性粒细胞和巨噬细胞被认为是氧化剂的主要来源,可能通过诱导基因改变而促进癌症进展。

炎症部位与线粒体结构、功能和活性的变化有关。根据 Mariani 等的研究结果,炎症部位通过产生活性氧,形成氧化微环境,导致 DNA 损伤,并从有氧代谢转为无氧代谢。这种无氧代谢途径可能导致葡萄糖摄取改变和乳酸产生,进而可能导致更多的 DNA 损伤[1032]。

Zou 等认为,IL-35(一种免疫抑制性细胞因子)可以作为上游细胞因子,促进癌症相关炎症和控制中性粒细胞极化,从而促进肿瘤进展[1039]。

Moore 和 Pidgeon 进一步扩展了 5-脂氧合酶通路在肿瘤发生中的重要性;并讨论了在肿瘤发展和进展过程中,肿瘤细胞可能利用 5-脂氧合酶通路与肿瘤微环境相互作用,形成潜在的途径[1040]。

Lalmahomed 等的研究结果支持上述作用机制,虽然在 43% 结直肠癌伴孤立性肝转移患者的 30mL 外周循环血样本中发现了肿瘤细胞，循环血样本中存在肿瘤细胞与患者的无瘤生存率和总体生存率无关。换而言之，血液中肿瘤细胞的存在可能比预期的更常见，并且外周循环血中存在肿瘤细胞并不会导致无瘤生存率和总生存率下降。显然，身体的防御机制能够比预期更好地消除循环血中的肿瘤细胞。因此，围手术期治疗应集中注意对患者免疫和防御机制的保护[1041]。

然而，Seeberg 等则报道称，结直肠癌伴肝转移患者循环血中有肿瘤细胞预示肿瘤不可切除，且生存期受影响[1042]。

关于中性粒细胞的功能，Sagiv 等报道称已经确定了三种不同的循环中性粒细胞群。除成熟的高密度中性粒细胞（HDNs）之外，还发现了一种异质性的低密度中性粒细胞（LDNs）。据报道，低密度中性粒细胞在自我消退的炎症中短暂出现，但可随癌症进展而不断积累。低密度中性粒细胞表现出使中性粒细胞功能受损和免疫抑制的特性，而这些特性与高密度中性粒细胞形成鲜明对比[1043]。

Granot 和 Jablonska 进一步证实了中性粒细胞在癌症发展中的作用。但是，中性粒细胞似乎不是一个同质的细胞群体，可能由促肿瘤亚群和抗肿瘤亚群组成，因为肿瘤微环境中的细胞因子可以介导中性粒细胞分别向促肿瘤及抗肿瘤表型极化[1044]。

有趣的是，Yan 等报道称，来自某些健康捐赠者的人类多核中性粒细胞（PMNs）显示出有效的抗癌特性。多核中性粒细胞的这种杀伤活性只针对癌细胞，其不会杀死原代正常上皮细胞或永生化乳腺上皮细胞系。此外，与健康捐赠者多核中性粒细胞的杀伤癌细胞活性相比，源自肺癌患者的多核中性粒细胞具有相对较差的抗癌活性[1045]。

Tohme 等认为，中性粒细胞在手术应激时会释放染色质和颗粒蛋白到细胞外，形成中性粒细胞胞外陷阱（NET）。在结直肠癌肝转移行肝切除术后的患者中，这些中性粒细胞胞外陷阱促进了手术后肝转移的发展和进展[1046]。

Richardson 等研究报道称已经发现了一种新型的中性粒细胞表型。该表型显示结直肠癌切除术患者中性粒细胞胞外陷阱形成减少，细胞凋亡减少，吞噬作用增加。由于手术后受损的细胞死亡，循环吞噬作用的中性粒细胞积聚可以产生不利影响，所以需要尽早对中性粒细胞进行表型转换[1047]。

Gryglewski 和 Szczepanik 指出，外科手术导致外周血人 T$\gamma\delta$ 淋巴细胞百分比下降，而这种下降与手术创伤的严重程度和部位有关[1048]。

与此同时，Wikberg 等报道称，中性粒细胞在肿瘤外缘的低度浸润是早期结肠癌患者预后较差的独立预测因素[1049]。

Rahat 等和 Yang 等通过研究，进一步扩大了巨噬细胞和中性粒细胞在调控癌症和自身免疫炎症微环境中的作用[1050-1051]。

关于结直肠癌手术切除患者术前和术后的粒细胞/淋巴细胞比例（GLR）以及促炎症和抗炎症细胞因子，Tabuchi 等进行了一项前瞻性研究。结果显示，术后第 1 天的血清 IL-6 水平高于术前；术后前 3 天的 GLR 也高于术前，并且随着手术应激水平的下降而逐渐下降。GLR 和血液中粒细胞的数量与 IL-6 水平显著相关。相比之下，GLR、血液中的粒细胞和淋巴细胞数量，与血清IL-1β 或 TNF-α 没有相关性。因此，作者总结认为 GLR 可能是评估结直肠癌手术患者围手术期应激情况的简单的临床相关指标[1052]。

Navarro 等于 2015 年发表的流行病学研究结果支持炎症在结直肠癌和肺癌发生发展中的重要作用。该流行病学研究结果表明，长期使用非维生素膳食补充剂氨基葡萄糖和软骨素可降低结直肠癌和肺癌的发生风险。他们证明，使用这些膳食补充剂 28 天可以显著减少炎症标记物（与安慰剂相比）。该发现为炎症与这些癌症之间的关联增加了证据[1053]。

Park 等通过一项非随机单盲前瞻性研究，比较了腹腔镜结直肠手术患者腹横筋膜平面（TAP）阻滞与手术切口局部浸润的疗效。在本研究中，TAP 组患者在手术结束后接受了双侧 TAP 阻滞，局部切口浸润组患者在腹膜缝合后接受了局麻药切口浸润。所有患者术后均接受了吗啡自控镇痛泵（由于研究选择术后给予神经阻滞，因此排除术前预防镇痛）[1054]。他们根据研究结果得出结论，与切口局部浸润相比，双侧 TAP 阻滞可减少术后 24 小时和 48 小时的吗啡用量。

相反，Pedrazzani 等则比较了 TAP 阻滞＋局部切口浸润与单独局部切口浸润对在 ERAS 理念下接受腹腔镜结直肠手术患者的阿片类药物需求的影响。研究结果显示，前者减少了对阿片类药物的需求，并达到了良好的疼痛控制[1055]。

Tikuisis 等则通过前瞻性随机安慰剂对照试验，肯定了超声引导 TAP 阻滞在手助腹腔镜结肠手术患者中的镇痛特性。在该试验中，与安慰剂相比，TAP 阻滞（20mL 0.375% 罗哌卡因）显著减轻了疼痛，减少了止痛药的术后短期使用并促进患者早期下床活动。TAP 阻滞组患者在术后 2、4 和 12 小时静息时及活动 2 和 4 小时的疼痛评分明显较低[1056]。

Brogi 等根据他们对随机试验的系统回顾和 meta 分析得出结论，通过降低疼痛评分和 24 小时吗啡消耗量，特别是在椎管内麻醉或阿片类药物有禁忌证时,TAP 阻滞可以在腹部手术后的疼痛管理中发挥重要作用[1057]。

Arora 等也同样认为,与局部切口浸润相比,TAP 阻滞能减轻腹腔镜下腹股沟疝修补手术患者术后 24 小时的疼痛[1058]。

Kim 等根据 meta 分析的结果指出,对于腹腔镜结直肠手术,TAP 阻滞较容易完成,且节省成本,可以减少阿片类药物的使用量,操作的并发症也较少[1059]。

El-Sherif 等的研究结论显示,TAP 阻滞时在局麻药布比卡因中加入吗啡,是腹部肿瘤手术患者有效的疼痛管理方法,没有严重副作用[1060]。

然而,Torup 等基于随机、安慰剂对照、双盲研究结果发现,在腹腔镜结肠手术后,对乙酰氨基酚和布洛芬联合 TAP 阻滞并没有减轻疼痛。然而,虽然疼痛没有减轻,但在术后第 1 小时的阿片类药物的使用量减少了 30%[1061]。

Oh 等通过双盲、随机对照试验也未能证明 TAP 阻滞对腹腔镜结肠直肠癌手术患者的术后疼痛有有益作用。使用布比卡因的 TAP 组和注射生理盐水组之间在所有研究时间段内咳嗽和静息时的疼痛强度都没有显著性差异。两组术后的阿片类药物使用量、镇静评分、恶心评分、并发症发生率、住院时间也无显著性差异[1062]。

Tupper-Carey 等进行了一项前瞻性随机试验,研究了超声引导的 TAP 阻滞对腹腔镜阑尾切除术患者的镇痛效果。他们的研究结果表明,划皮前的 TAP 阻滞(双侧 20mL 罗哌卡因 0.5%)并不能显著改善术后镇痛效果[1063]。

根据 meta 分析结果,Baeriswyl 等总结认为,超声引导下的 TAP 阻滞对剖腹手术、腹腔镜检查和剖宫产的术后镇痛效果较差[1064]。

Jakobsson 等认为,在腹腔镜胆囊切除术中,TAP 阻滞的镇痛效果可能与局部浸润麻醉相当,其在腹腔镜结肠切除术中可能也是有益的,并且手术前 TAP 阻滞的镇痛效果更佳。因此,对于硬膜外或蛛网膜下腔麻醉/镇痛技术上有困难和(或)存在风险的患者,TAP 阻滞可能是一种不错的选择[1065]。

Niraj 等调查了四点 TAP 阻滞对腹部手术患者的镇痛效果,这些患者是拒绝硬膜外镇痛或是硬膜外镇痛禁忌的。结果显示,70%患者的手术切口位于阻滞的皮节范围内。但据报道,该技术的治疗失败率为 10%[1066]。

Qazi 等根据随机和安慰剂对照试验结果报道称,TAP 阻滞在腹正中结直肠手术患者中能够发挥有效镇痛作用并延长术后镇痛效果(长达 24 小时)。双侧 TAP 阻滞(任意一侧用 20mL 0.2%罗哌卡因)可使曲马多的平均静脉用量显著降低,术后疼痛评分降低,安静和活动时首次要求追加镇痛时间延长[1067]。

Shaker 等通过前瞻性试验,比较了 TAP 阻滞与胸段硬膜外镇痛对腹部大手术患者的镇痛效果。与其他研究结果相反,他们的结果表明:与胸段硬膜外镇痛相比,TAP阻滞可减少吗啡的非口服使用量,术后早期的低血压发生率降低。两组在24～48小时液体平衡和(或)主观疼痛方面无显著性差异[1068]。

Park等研究认为,相比于超声引导技术,他们新近推出的腹腔镜辅助TAP(LTAP)阻滞在结直肠手术后提供TAP阻滞方面并不逊色。LTAP是进行腹腔内局麻药注射[1069]。

Bashandy和Elkholy已经通过随机对照试验,研究了术前超声引导下行单次腹直肌鞘阻滞对正中切口腹部手术患者术后疼痛的影响。根据研究结果,他们认为超声引导下腹直肌鞘阻滞是一种容易学习的技术,并且与单纯全身麻醉相比,腹直肌鞘联合全麻在减少疼痛数字评分和阿片类药物消耗方面更有效[1070]。

但是,Purdy等报道称,(手术后)进行腹直肌鞘阻滞并不能显著减轻剖腹手术患者的炎症反应。在他们的前瞻性随机研究中,腹直肌鞘阻滞对炎症生物标志物(CRP,IL-1ra,IL-6,IL-8,IL-10和IL-1β)没有显著影响。有趣的是,疼痛数字评分与术后抗炎症细胞因子IL-10和促炎症细胞因子IL-1β的血浆浓度显著相关。该发现清楚地表明,炎症与疼痛是相关的[1071]。关于炎症反应,前期的研究表明,超前镇痛对炎症应激反应的影响要大于术后干预[79,302]。这可以解释为什么手术后的阻滞对炎症反应的影响较小。

Godden等通过回顾性研究比较了硬膜外镇痛(EA)和超声下腹直肌鞘阻滞(RSC)对开放性结直肠癌手术后镇痛效果的影响。他们认为,超声引导下的腹直肌鞘阻滞(腹直肌鞘阻滞组)与硬膜外镇痛(硬膜外镇痛组)的术后镇痛效果相当,但腹直肌鞘阻滞组的低血压发生率可能要低些。硬膜外镇痛组和腹直肌鞘阻滞组的术后呼吸道感染、吻合口瘘或伤口并发症的发生率无显著性差异。但腹直肌鞘阻滞组的肠梗阻发生率高于硬膜外镇痛组[1072]。

Shah等已证实,术中连续硬膜外输注可缩短麻醉复苏室(PACU)的住院时间,因为患者自评疼痛数字评分可较早达到离开PACU的标准[306]。

根据对随机对照试验的系统回顾结果,El-Boghdadly等认为,胸椎旁路阻滞(TPVB)在有效性和安全性方面可能是一种很有前途的腹部手术镇痛技术[1073]。

如前所述,最近的研究表明β-肾上腺素受体刺激与癌细胞生长和进展之间存在关联。Jansen等进行了一项基于人群的队列研究,研究了β-受体阻滞剂的使用与结直肠癌预后之间的关系。结果显示,β-受体阻滞剂的使用与结直肠癌Ⅳ期患者的总生存期延长有关。然而,没有观察到诊断性β-受体阻滞剂与所有不同疾病阶段预后之间的相关性[1074]。

Engineer 等根据回顾性研究提出,将血管紧张素转换酶抑制剂或血管紧张素受体阻滞剂与 β-受体阻滞剂治疗联合应用,与晚期结直肠癌患者生存时间延长、住院率降低和肿瘤进展缓慢有关[1075]。

Giampieri 等证实,在转移性结直肠癌患者接受一线化疗时,β-受体阻滞剂的使用与总体生存率提高有关。然而,在接受一线化疗联合贝伐单抗治疗的患者中,β-受体阻滞剂的使用与总体生存率的改善无关;相反,还观察到总体生存率较差的趋势[1076]。

正如前面在头颈部癌症中所提到的,Chang 等根据他们基于人群的队列研究结果指出,普萘洛尔可能降低头颈部肿瘤、食管癌、胃癌、结肠癌和前列腺癌的发生风险[275]。但是,Numbere 等无法证实 β-受体阻滞剂降低肠癌发生风险的作用。在他们的病例对照研究中,肾上腺素阻滞剂的使用与降低肠癌、乳腺癌、肺癌和(或)前列腺癌的风险无关[387]。

然而,Hicks 等未能发现结直肠癌患者诊断后 β-受体阻滞剂使用与降低死亡率之间的任何关系。在他们的巢式病例对照研究中,1559 例因结直肠癌死亡患者组中有 21.4% 在使用 β-受体阻滞剂,7531 例匹配对照患者组中使用 β-受体阻滞剂占 23.7%[1077]。

Jansen 等基于对人群的研究结果,也无法检测到确诊前或确诊后使用 β-受体阻滞剂对结直肠癌预后的任何有益影响[1078]。

事实上,这些研究者认为,非死亡时间偏倚会导致癌症患者使用 β-受体阻滞剂后产生虚假的有益关联[1079]。非死亡时间偏倚指的是以死亡为研究结果或研究结果罕见的一段病例随访期[1080]。

尽管如此,Ciurea 等报道,β$_2$-肾上腺素受体在结直肠癌演变过程中起重要的预测作用。该结论基于 β$_2$-肾上腺素受体与肿瘤分级、大小、浸润和淋巴结转移的显著相关性[1081]。

有趣的是,Liu 等研究了慢性应激对小鼠结直肠癌模型中舒尼替尼抗血管生成的影响。他们的研究结果表明,慢性抑制性应激主要通过促进体内血管内皮生长因子(VEGF)和白细胞介素-8(IL-8)的表达来刺激肿瘤血管生成,从而显著地减弱舒尼替尼的功效。据报道,这种效应可以被外源性去甲肾上腺素模仿,并被 β-受体阻滞剂普萘洛尔所阻断。因此,这些研究结果表明,心理应激可能通过激活 β-肾上腺素受体信号减弱抗血管生成治疗,从而促进肿瘤血管生成,提示 β-受体阻滞剂可以改善心理应激下的抗血管生成作用[1082]。

Chin 等指出,选择性 β$_2$-受体阻滞剂可以抑制体外和体内结直肠癌的进展[1083]。

Sorski 等研究了在不同程度的手术过程中,阻断内源性儿茶酚胺和前列腺素的过量释放是否可以降低结肠癌小鼠肝转移。他们的研究结果表明,联合使用普萘洛尔和依托度酸(而不是单独使用),可显著改善宿主对转移的抵抗力。这些有益的效果发生在小手术和大手术中,并且在雄性和雌性小鼠中都有发生。因此,研究者总结指出,考虑到患者常见的围手术期心理和生理应激反应,以及结直肠肿瘤和损伤组织前列腺素的释放,应在腹腔镜和开放性结直肠外科手术中对普萘洛尔和依托度酸进行临床试验,以减少患者转移性疾病的发生[1084]。

如前所述,静息心率(独立于血红蛋白水平和肿瘤分期)与晚期结直肠癌、非小细胞肺癌和胰腺癌患者的生存率相关[391]。

Singh 等进行了一项前瞻性、双盲随机对照试验,研究了围手术期使用辛伐他汀对结直肠手术后全身炎症反应的影响。结果显示,围手术期使用辛伐他汀可以减弱患者对手术的早期炎症应激反应。但是,辛伐他汀不能减少术后并发症的发生[1085]。

在有吻合口瘘的情况下,术中容量复苏应侧重于目标导向治疗,因为有证据表明,在硬膜外麻醉时为减少低血压发生而进行的液体超负荷可能不利于吻合口的愈合,使发生吻合口瘘的风险增高[966]。

Boland 等基于回顾性研究,认为术中输液量超过 3500mL 与直肠癌患者手术后并发症发病率增加、住院时间延长有关[1086]。

此后,Volta 等通过一项前瞻性双盲随机试验,研究了两种不同的输液策略对肠癌患者腹部手术后炎症介质、血浆电解质和酸碱平衡紊乱的影响。结果显示,给予平衡液的患者(例如乳酸林格液),循环血液中 IL-10 和 TIMP-1 较高,而活性金属蛋白酶-9 较低;相反,给予生理盐水等非平衡液的患者,易出现高氯血症、低钙血症、低镁血症、酸碱平衡紊乱,且中性粒细胞明胶酶相关脂质运载蛋白较高。因此,他们总结认为,输入平衡液对血浆电解质、酸碱平衡、肾功能的影响较小,并且它可能与早期抗炎机制触发相关[1087]。

但是,必须提及的是,根据 Li 等的研究结果,使用 2.0L 及以上的乳酸林格液会延长腹腔镜癌症手术患者的胃肠道恢复时间;相反,给予 1.0L 及以上的羟乙基淀粉(万汶)则对胃肠道的恢复没有不良影响[1088]。

Behman 等的研究结果也支持这个观点,即围手术期早期液体复苏与分别接受剖腹手术和胰十二指肠切除术的患者的主要不良事件正相关[1089]。

虽然有研究认为使用地塞米松可以降低乳腺癌、胃癌、胰腺癌和卵巢癌患者[404,737,821,1211]的复发率、死亡率和（或）减少术后疼痛，但Yu等则提醒，对直肠癌手术患者应谨慎使用地塞米松。根据回顾性研究结果，他们认为，与围手术期使用地塞米松的患者相比，未使用地塞米松的患者3年生存率更好[1090]。可惜，研究并未提及使用地塞米松的原因。

Fares等进行一项随机双盲试验研究后指出，对腹腔镜结直肠癌手术患者腹膜内给予右美托咪定与患者的疼痛程度和镇痛药消耗负荷有关。在该研究中，患者被随机分为三组，分别给予50mL生理盐水（对照组），50mL 0.25%布比卡因（布比卡因组）和50mL 0.25%布比卡因＋右美托咪定1μg/kg（布比右美组）。结果显示，与对照组和布比卡因组相比，布比右美组术后24小时疼痛评分显著降低。此外，布比右美组的镇痛药平均消耗剂量显著降低，首次镇痛所需要的时间显著延长。因此，他们总结认为，在接受腹腔镜结直肠癌手术的患者，与单独使用布比卡因相比，给予1μg/kg右美托咪定联合布比卡因可改善术后镇痛的质量和持续时间，无明显不良反应，还可提供镇痛效果[1091]。Chen等前瞻性研究了右美托咪定对腹腔镜结直肠癌切除术后胃肠动力的影响。在这项随机、双盲试验研究中，右美托咪定[负荷量1μg/kg，随后0.3μg/(kg·h)维持]的使用显著缩短了术后首次肛门排气时间，尽早恢复正常饮食，缩短住院时间[1092]。Panchgar等通过前瞻性随机双盲对照试验也报道了类似的发现，右美托咪定输注[负荷量1μg/kg，大于10min输注；继而以0.5μg/(kg·h)维持]可以控制腹腔镜手术患者的血流动力学应激反应，延长术后的无痛期，因此减低镇痛药物总用量[1093]。另外，Gao等根据随机对照试验研究结果指出，右美托咪定联合舒芬太尼用于腹部手术后患者自控静脉镇痛（PCIA）可降低阿片类药物的用量，降低疼痛评分，降低恶心和呕吐的发生率，并提高患者满意度[1094]。

有趣的是，Deng等研究了各种静脉麻醉药对结直肠癌进展的影响[1095]。他们的研究结果表明，丙泊酚可抑制离体大肠癌细胞转移，但其对在体大肠癌细胞无抑制作用；依托咪酯可以促进离体大肠癌细胞和在体大肠癌细胞的转移。此外，依托咪酯可诱导上皮间质转化[87-89]。另一方面，右美托咪定单独或联合丙泊酚或依托咪酯对结直肠癌细胞转移的影响较小。

随后，Kahokehr等进行了一项随机对照双盲试验，试验组术中腹膜内滴注罗哌卡因（75mg）和术后以4mL/h的速度连续3天输注0.2%的罗哌卡因溶液，而安慰剂组则按如上方法用0.9%生理盐水溶液处理。观察两组患者结肠切除术后恢复参数的影响。所有患者均按ERAS项目进行护理，术后第2天停用硬膜外镇痛。一旦达到出院标准，患者从第3天开始出院。记录围手术期的数据、手术恢复评分、并发症和住院时间,并随访患者至术后 60 天。结果显示,试验组全身性炎症因子和皮质醇反应减弱,患者术后早期恢复质量改善。此外,除硬膜外麻醉输注的镇痛效果之外,患者疼痛减轻,阿片类药物的使用量也显著减少,并且没有局部麻醉相关不良事件发生。两组并发症的发生率(包括吻合口瘘)相似[1096]。

Oh 等前瞻性研究了腹腔镜结直肠手术后用罗哌卡因行切口浸润的镇痛效果。他们的结果表明,用罗哌卡因行切口浸润可以减少术后对阿片类药物的需求量,并且降低恶心、呕吐的发生率[1097]。

Campana 等认为,在大样本中心,与腹腔镜下左半结肠切除术相比,右半结肠切除术(直肠癌)的手术时间较短,发生肠梗阻的风险增加,住院时间延长[1098]。

Cui 等认为,虽然羟考酮和吗啡对直肠癌根治术后患者的免疫功能都有抑制作用,但盐酸羟考酮的抑制作用弱于盐酸吗啡。与羟考酮组相比,吗啡组所有研究时间点的 T 淋巴细胞和 NK 细胞数目都显著降低[1099]。换句话说,就炎症应激反应而言,可能主张使用羟考酮代替吗啡用于直肠癌手术患者的术后疼痛治疗。

Maggiori 等通过多中心、随机和对照试验,研究腹腔镜手术联合完全加速康复外科多模式管理是否能降低结直肠癌术后并发症。研究结果显示,与有限的加速康复外科管理相比,腹腔镜手术联合完全加速康复外科多模式管理并未显著降低术后并发症的发病率。令人意外的是,只有早期的静脉导管拔除和术中静脉内注射利多卡因输注才是预测结肠直肠癌手术术后发病率降低的独立因素[1100]。

(刘玮　王江玲　蔡淑女)

第五章　泌尿生殖系统恶性肿瘤

第一节　膀胱、肾癌

目前,只有一项研究可以证明麻醉与肾癌相关。Benzonana 等根据离体研究结果,认为挥发性麻醉药异氟烷通过增强肿瘤细胞的恶性度和转移性,来促进肾脏肿瘤的生长[1101]。

有趣的是,Kim 等认为,与地氟烷相比,七氟烷作为全身麻醉的维持药物之一,可以降低经尿道膀胱肿瘤切除术后导管相关性膀胱不适(CRBD)的发生率[1102]。

关于膀胱癌,Tekgül 等对经尿道膀胱肿瘤切除术(TUR-B)的患者进行了一项回顾性研究,将低风险的浅表性膀胱肿瘤患者分为腰麻组和腰麻复合闭孔神经阻滞(ONB)组,分析组间肿瘤复发率和无瘤复发时间的差异。研究结果显示,腰麻复合闭孔神经阻滞组患者肿瘤复发的时间显著延长,无瘤生存率提高[1103]。

Mazul-Sunko 等通过一项回顾性研究指出,在侵袭性膀胱癌行根治性膀胱切除术的患者中,胸段硬膜外镇痛可能有特殊的优势。与以阿片类药物为基础的全身麻醉(全麻)相比,在全麻联合硬膜外麻醉下行全膀胱切除术的患者,因为术中血压低,出血量减少,相应的输血量也显著减少,肠梗阻的发生率也明显降低[1104]。

Karadeniz 等前瞻性地比较了对根治性膀胱切除术患者行全麻/硬膜外麻醉(GEA)＋PCEA 或全麻＋PCIA 对血清中细胞因子水平的影响。尽管研究结果无法证明两组血清细胞因子水平之间的差异,但他们仍认为全麻/硬膜外麻醉(GEA)＋PCEA 比全麻＋PCIA 更有优势,因为前者减小了术中麻醉性镇痛药的用量,并缩短了住院时间[1105]。

Weingarten 等回顾性地研究了蛛网膜下腔镇痛对根治性膀胱切除术患者肿瘤结局的影响。研究结果显示，一方面，与单纯的全麻相比，全麻联合腰麻可以减少阿片类药物的用量。但阿片类药物用量减少与肿瘤预后的改善并没有相关性；另一方面，围手术期输血（≥1U）与全因死亡率的增加有关[1106]。

Jang 等通过一项回顾性试验，采取偏相关分析法，研究了膀胱癌经尿道切除术（TUR）后麻醉方式对患者生存和癌症复发的影响。研究结果显示，区域性镇痛（脊麻或者硬膜外）患者的 5 年生存率高于全麻患者。但是用卡方检验和逻辑回归分析时，两者没有显著性差异[1107]。

但是考虑到脊麻和硬膜外镇痛的作用方式和持续时间不同，是否可以把两者放到同一个组里，仍然值得怀疑。

Christopher Doiron 等基于人群研究的结果，认为尚无法证实硬膜外麻醉对根治性膀胱全切术患者短期或长期预后的影响[1108]。

Ahiskalioglu 等通过一项前瞻性随机试验，研究了硬膜外镇痛对经皮肾镜取石术患者疼痛和应激反应的影响。在该项研究中，硬膜外镇痛组在任何测量时刻的疼痛评分都显著低于静脉自控镇痛组；此外，硬膜外镇痛组患者的术中失血量和应激反应水平较低。换而言之，使用左旋布比卡因和芬太尼的硬膜外镇痛在术中和术后都能有效抑制应激反应，降低术后疼痛评分[1109]。

Forget 等进行了一项观察性研究，研究早期乳腺、肺、肾癌手术中中性粒细胞与淋巴细胞比例（NLR）的预后意义以及术中使用非甾体抗炎药的影响。他们认为，NLR 在乳腺、肺和肾癌中是一个有力的围手术期预测因子。术中非甾体抗炎药的使用可能与预后好相关[1110]。

Kaminska 等认同前列腺素 E_2 在肾细胞癌进展中的重要性[1111]。

Tabriz 等认为 COX-2 的表达与肾细胞癌组织学亚型相关。此外，COX-2 的表达可能与病理状态、核等级和淋巴结转移相关，与患者的年龄、性别、肿瘤大小、转移或生存率没有相关性[1112]。

相比之下，Nayan 等基于人群研究的结果认为，非甾体抗炎药、血管紧张素转化酶抑制剂、5-羟色胺再摄取抑制剂的累计使用可以显著改善患者的肿瘤特异性生存率，并且非甾体抗炎药的使用可以显著改善患者的总体生存率[1113]。

Liu 等认为，二甲双胍通过 COX-2/PGE$_2$/STAT3 轴抑制干细胞的再生，从而抑制膀胱癌的进展。换而言之，二甲双胍通过抑制 COX-2 和前列腺素 E_2 发挥抗癌效应[1114]。

Mano 等通过回顾性队列研究，对 107 名非肌层浸润性膀胱癌（NMIBC）行经尿道膀胱电切术的患者进行了评估，指出 NLR 是非肌层浸润性膀胱癌进展和复发的独立预测因子。他们发现,高水平的 NLR 与男性、T_1 期、肿瘤的高级别相关。此外,在多变量分析中,按欧洲癌症研究和治疗组织(EORTC)风险表所定义,与低中度风险肿瘤相比,NLR＞2.41 和高风险肿瘤及肿瘤进展相关。NLR＞2.43 和膀胱内膀胱内灌注治疗与肿瘤复发相关[150]。

为了预测肿瘤预后,Sylvester 等应用了欧洲癌症研究和治疗组织风险表。该风险表是根据既往的复发率、肿瘤的数量、直径、T 分期、世界卫生组织(WHO)分级以及是否并发原位癌(CIS)制定的一个评分系统,以评估疾病1年和 5 年的复发和进展风险[1115]。

Ozcan 等进行了一项回顾性研究,研究白细胞增多和 NLR 对膀胱癌根治性膀胱切除术患者预后的意义。研究结果显示,行膀胱癌根治性膀胱切除术患者术前白细胞增多和 NLR 是疾病特异性存活率的独立预测因子[1116]。

Bhindi 等证实了 NLR 对接受膀胱癌根治性膀胱切除术的患者预后的预测价值。根据他们的研究,NLR 是预测无复发生存率的最佳全血生物标记物,并且 NLR 和血红蛋白用于预测肿瘤特异性生存率和总体生存率是最有效的[1117]。

根据 Kang 等的回顾性研究结果,术后早期的 NLR 是对行根治性膀胱切除术和盆腔淋巴结清扫术膀胱癌患者预后有价值的预测指标。恢复早期的高NLR(≥2.0)显然与癌症相关生存率差、总体生存率相关性较差。另外,术前和术后 NLR 都高(≥2.1)的患者的肿瘤结局均较其他 NLR 变化的患者差[1118]。

Favilla 等进行了一项单机构纵向研究,将 NLR 作为原发性非肌层浸润性膀胱癌患者的生物标志物进行研究。结果显示,NLR≥3.0 与肿瘤复发率较高和 5 年无复发生存率较低相关。但是,NLR 与肿瘤进展和 5 年无进展生存率没有相关性。换而言之,在非肌层浸润性膀胱癌患者中,NLR 可以预测肿瘤的复发,但是不能预测肿瘤的进展[1119]。

Cimen 等通过回顾性研究,指出治疗前测定 NLR 可以为临床上非侵袭性膀胱癌的治疗提供有价值的信息。回顾性研究结果显示,高 NLR 和低淋巴细胞计数与 T_1 期密切相关,同时通过监测淋巴细胞计数,可以预测肿瘤是否已经浸润固有层[1120]。

Kang 等通过研究也证明 NLR 对行膀胱癌根治术的肌层浸润膀胱癌患者预后的预测价值[1121]。

Vilers 等也证明了 NLR 对行肾脏切除术的局限性透明细胞癌患者预后的预测价值。在他们的研究中,中位随访时间为 9.3 年,NLR≥4.0 预示肿瘤 5

年特异性生存率和总体生存率较差[158]。

Kaynar 等通过研究也得出结论,NLR 可以用来确定膀胱癌侵袭性的经济、有效、常见和简单的生物指标[1122]。

Ozyalvacli 等通过回顾性研究也证实了,NLR≥2.43 是高级别 pT_1 非肌层浸润性膀胱癌复发的一个独立预测因子[1123]。

Hermanns 等基于回顾性队列研究,也认为对于行根治性膀胱切除术的膀胱尿路上皮癌患者,NLR 是一种经济的预测指标,NLR≥3.0 的患者的总体生存率、无复发生存率和肿瘤特异性生存率明显较差[1124]。Ku 等也支持这个结论[1125]。

Ohtake 等研究报道,治疗前 NLR 可以用于预测晚期膀胱癌患者对吉西他滨与奈达铂联合化疗的反应和(或)预后(本研究中所使用的 NLR 临界点为 4.14)[1126]。

Morizawa 等认为,对于行根治性膀胱切除术的肌层浸润性膀胱癌患者,NLR 是一个有效的预测指标。并且根据术后随访期间分析,NLR 在非复发患者中一直保持低水平状态;而在复发患者中,在 X 线检测出肿瘤前的最后一次随访时,NLR 已显著升高。因此他们认为,在根治性膀胱切除术后,随访期间 NLR 升高是预测早期复发的潜在指标[1127]。

De Giorgi 等根据回顾性研究结果认为,对于接受一线化疗的不可切除或转移性尿路上皮癌患者,NLR 有显著的预测价值。他们认为,NLR(>3.0)在一线化疗期间持续升高,是晚期尿路上皮癌患者预后不良的独立预测因子。治疗前后高水平的 NLR 与不良预后明确相关[1128-1130]。

Huang 等根据回顾性研究结果认为,NLR(和中性粒细胞绝对数)对局限性乳头状肾细胞癌复发具有预测价值。他们的研究结果显示,术前 NLR 升高(≥3.6)与无复发生存率低显著相关[1131]。

Park 等研究了 NLR 在接受舒尼替尼为一线治疗的转移性肾透明细胞癌患者中的预测作用。其中位随访时间为治疗后 24 个月。治疗前的 NLR 与肿瘤治疗反应之间没有关联。然而,治疗后 NLR 较低或治疗后 NLR 较大幅度减小,与更好的肿瘤治疗反应显著相关。治疗后 NLR 与肿瘤特异性死亡率也相关[1132]。

Zhang 等研究证明,治疗前 NLR 对接受靶向治疗的转移性肾细胞癌患者具有预测价值,他们的研究结果显示,高水平的 NLR 可以作为总体生存率和无进展生存率的独立预测因子[1133]。

Seah 等回顾性研究了接受顺铂新辅助化疗(NC)和根治性膀胱切除(RC)

的肌层浸润性膀胱癌（MIBC）患者的 NLR 水平。对治疗有反应的患者，NLR 水平持续下降；对治疗没有反应的患者，NLR 水平表现为一过性下降，然后又上升到高于术前的水平。由于 NLR 在新辅助化疗有反应和没有反应的患者中差别较大，所以作者假设在新辅助化疗期间炎性负荷的持续降低与治疗反应相关[1134]。

Kang 等通过对 1500 多例患者进行回顾性研究，也支持 NLR 对接受经尿道膀胱肿瘤电切术的非侵袭性膀胱癌患者的预测价值。在他们的研究中，NLR（≥2.0）被确认为总体生存率的一个重要预测因子[1135]。

Ma 等认为，术前 NLR 和纤维蛋白原的水平在区分肌层浸润性膀胱癌和非肌层浸润性膀胱癌中的敏感性为 86%，特异性为 42%[1136]。

Temraz 等在行根治性膀胱切除术的膀胱癌患者中回顾性研究了淋巴细胞与白细胞的比例（LMR），得出结论：LMR 是一项测量简单、经济的预测指标，并被证实与总体生存率和治疗后的复发时间密切相关[1137]。

Dalpiaz 等通过回顾性队列研究，证明了 NLR 对上尿路癌根治术患者的预测价值。在他们的研究中，NLR 被明确与肿瘤特异性死亡率和总体死亡率相关[1138]。

Marchioni 等进行了一项系统回顾和 meta 分析，研究了 NLR 对上尿路上皮癌预后的预测意义。研究结果显示，NLR 对行手术治疗的上尿路上皮癌患者可能是一个独立的预测因子[1139]。

有研究指出，在行根治性肾输尿管切除术的上尿路上皮细胞癌患者中，NLR 与肿瘤特异性生存率、总生存率相关[1140]，以及与疾病的复发率和肿瘤特异性死亡率相关[1141]。在第一个研究中，术前 NLR 联合红细胞沉降率能提高对预后的预测价值，研究中将 NLR≥2.5 定义为术前高 NLR。在第二个研究中，将 NLR>3.0 定义为术前高 NLR。

Gunduz 等回顾性分析了来自两个中心（阿克德尼兹大学医院和阿菲永科卡特佩大学）的酪氨酸激酶抑制剂治疗过的 45 例转移性肾细胞癌患者。通过单因素和多因素分析，评估了治疗前 NLR 以及其他临床和实验室参数对预后的预测价值。分析结果表明，除钙水平之外，只有治疗前 NLR 高与无进展存活期短显著相关。治疗前 NLR>2.0 的患者中位无进展生存期为 8.6 个月，显著低于 NLR≤2.0 患者的 23.9 个月[1142]。

Chrom 等甚至得出结论，在国际转移性肾细胞癌数据库联盟（IMDC）模型中，NLR 联合 PLR 比中性粒细胞和血小板计数预测的精确性更高[1143]。

Auvray 等支持 NLR 对行以铂类为基础一线化疗的转移性尿路上皮癌患

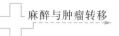

者预后具有预测价值[1144]。

Hu 等进行了一项 meta 分析,研究 NLR 对肾细胞癌预后的预测价值。研究结果显示,NLR 增高,预示肾细胞癌预后较差。并且他们得出结论,应该对肾细胞癌患者监测 NLR,以进行合理的风险分级和个体化治疗[1145]。

Templeton 等研究了 NLR 对转移性肾细胞癌患者治疗后预后的预测价值。他们回顾性分析了国际转移性肾细胞癌数据库联盟中 1199 例患者和 12 项前瞻性研究中的 4350 例患者,认为相比于 NLR 不变,早期 NLR 下降与较好的预后相关,而 NLR 增加与不良预后相关[1146]。

Byun 等进行了一项多中心的队列研究,研究 NLR 对接受手术治疗的非转移性肾细胞癌患者预后的预测价值。据此得出结论,非转移性肾癌患者的高水平 NLR 与较差的临床表现有关。同时,NLR 对无复发生存率和肿瘤特异性生存率有重要的预测价值[1147]。

Kuzman 等报道了 NLR 对高剂量白介素-2 免疫治疗的肾细胞癌患者预后的预测价值[1148]。

Dalpiaz 等研究了治疗前衍生 NLR(dNLR)和原始 NLR 与常用炎症标志物 C-反应蛋白(CRP)对行手术治疗的肾透明细胞癌患者预后的预测价值。研究结果显示,dNLR 是肿瘤特异性生存率和无转移生存率的一个独立预测因子,CRP 是总体生存率、肿瘤特异性生存率和无转移生存率的一个独立预测因子[1149]。据此,他们通过该项队列研究指出,治疗前高水平的 CRP($\geqslant$10.0)和 dNLR($>$2.0)与癌症特异性生存期和无转移生存期不佳相关,并且 CRP 的预测作用可能优于 NLR 和 dNLR[1149]。

而 Yilmaz 等得出的结论却相反。他们认为,NLR 在预测重症脓毒症患者的急性肾损伤进展方面优于 C-反应蛋白(CRP)和白细胞计数(WBC)。Yilmaz 等进行了一项纳入 118 例 ICU 重症脓毒症患者的回顾性研究,患者被分为急性肾损伤组和非急性肾损伤组,记录患者入院时的 CRP、WBC,以及连续 7 天的肾功能。结果显示,NLR 在急性肾损伤组显著高于非急性肾损伤组。急性肾损伤的发展与 NLR、急性生理与慢性健康状况评分 Ⅱ(APACHE Ⅱ)和有创通气持续时间独立相关。在严重脓毒症患者,NLR 的临界值 10.15 预测急性肾损伤的有效性最高。该临界值的敏感性、特异性、阴性预测值和阳性预测值分别为 90.2%,92.9%,90.4% 和 92.7%[1150]。

Ishihara 等报道,全身炎症反应与二线分子靶向治疗后的生存率相关,CRP 是预测转移性肾细胞癌患者预后的强有力的生物标志物[1151]。

最后,Boissier 等进行了一项回顾性分析,研究了 NLR 对肾脏肿瘤患者预后的预测价值。他们的研究结果显示,在局限性肾细胞癌患者,NLR<3.0提示复发风险低。NLR在转移性或局部晚期肾细胞癌患者中的预测价值更高。NLR<3.0,患者的总体生存率、无进展生存率增加,并且对全身治疗的反应较好。因此,他们得出结论,NLR在临床实践中是一种简单且经济的预测工具,在肾肿瘤学中应用有助于改善肿瘤预后[1152]。

这些发现支持:炎症应激反应是机体处理影响机体整体性的各种威胁的一个常见通路。

尽管有一些研究认为术前静脉使用利多卡因可能可以减小阿片类药物的用量、改善肠道功能和缩短住院时间,但Wuethrich等通过随机、双盲、安慰剂对照研究却未能证实静脉使用利多卡因的这些益处。他们在腹腔镜肾脏手术围手术期静脉应用利多卡因超过24h,结果并没有对阿片类药物的用量、肠道功能和住院时间产生任何影响,对术后的炎症和应激反应也没有影响[1153]。

Baik等进行了一项前瞻性、随机、对照和观察者盲法试验,研究对肾切除术患者行术前单侧胸椎旁神经阻滞(TPVB)对患者自控静脉镇痛的影响。结果显示,单次超声引导的单侧TPVB可以通过降低肾切除患者的疼痛评分和减少阿片类药物的消耗,来改善镇痛效果[1154]。Copik等随机对照试验研究结果,也支持TPVB可以减少阿片类药物的消耗和降低疼痛强度,因此单侧TPVB是肾切除手术患者多模式镇痛方案的有效组成部分。在他们的研究中,单侧TPVB组患者在最初的48小时内阿片类药物静脉使用量减少39%;并且在最初的24小时内,静息痛减轻。此外,这些患者在术后最初12小时内阿片类药物相关不良事件的发生率少,也较少出现过度镇静的情况[1155]。

有趣的是,Karami等基于病例对照、队列和meta分析研究指出,对乙酰氨基酚可能增加肾细胞癌的发生风险[1156]。

有趣的是,Jin等报道称,行机器人辅助肾部分切除术与腹腔镜肾部分切除术的患者,术后疼痛没有显著性差异,阿片类药物相关并发症的发生率和住院时间也并没有显著性差异[1157]。

Khajavi等根据前瞻性随机对照试验结果报道称,在肾脏切除手术后,与安慰剂、仅用氯胺酮或曲马多浸润相比,氯胺酮(0.5mg/kg)联合曲马多(0.5mg/kg)切口部位皮下浸润的术后24小时镇痛效果更好,阿片类药物使用量减少[1158]。

Parker等回顾性评估了在需要手术治疗的肾透明细胞癌合并高血压患者,β-受体阻滞剂的使用与患者存活率之间的关系。研究结果表明,术前90天内使用β-受体阻滞剂与肿瘤的进展风险、肾细胞癌患者的死亡或任何原因的死亡均无关[1159]。

Siemens 等报道称,在行肾根治性切除术的肾癌患者中,围手术期异体输血与早期预后不良和长期生存率差相关[1160]。

Liang 等通过研究指出,在小鼠,右美托咪定通过调节细胞凋亡和炎症,可以预防顺铂引起的急性肾损伤[1161]。

最后,Kovac 等通过一项回顾性分析,研究了复合硬膜外镇痛对肾癌切除手术后患者存活率的影响。结果显示,在行局部肾细胞癌手术切除时,硬膜外镇痛并不会显著影响肿瘤特异性生存率,但硬膜外镇痛与总体生存率提高显著相关[1162]。

(顾斌　周惠丹)

第二节　前列腺、睾丸、阴茎癌

前列腺癌是男性最常见的恶性肿瘤之一,但目前关于前列腺癌的研究仍相对较少。

例如,Biki 等和 Forget 等通过回顾性研究术后生化标志物水平(即前列腺特异性抗原)发现,在根治性前列腺切除术后给予硬膜外镇痛(而非静脉注射阿片类药物),则肿瘤复发的可能性较低[1163-1164]。

Lee 等进行了一项 meta 分析,研究了椎管内阻滞镇痛对前列腺切除术后复发和患者死亡率的影响。他们认为,前列腺切除术中所使用的麻醉技术与无生化复发生存率无关,而使用椎管内阻滞镇痛似乎可以改善总体生存率[1165]。

Hong 等进行了一项随机、双盲试验,研究硬膜外给予罗哌卡因和舒芬太尼对根治性耻骨后前列腺切除术后围手术期应激反应的影响。根据研究结果,他们指出,硬膜外给予罗哌卡因可减轻老年患者耻骨后前列腺切除术后的围手术期应激反应。与罗哌卡因组相比,对照组(硬膜外生理盐水组)的皮质醇水平、肾上腺素和去甲肾上腺素的浓度增加;而罗哌卡因组的疼痛评分和镇痛需求降低[1166]。

比如先前在食管癌一节中所提到的,Han 等研究声称,与使用咪达唑仑相比,在接受前列腺癌根治术的患者中使用丙泊酚和(或)右美托咪定作为诱导剂可减少氧化应激。在他们的前瞻性和随机试验中,在食管癌手术或前列腺癌根治术之前,以及手术之后的 2 小时和 24 小时对氧化应激指标进行了评估。与丙泊酚和右美托咪定组相比,使用咪达唑仑诱导麻醉的患者表现出明显更高的氧化应激[621]。

Pei 等进行了一项 meta 分析,分析了全身麻醉联合硬膜外麻醉与单纯全身麻醉对癌症生存率和复发率的影响。对不同数据进行分析后的结果表明,全麻联合硬膜外麻醉可能可以改善前列腺癌手术患者的预后,但对结直肠癌手术患者的预后没有明显的改善作用[1167]。

Scavonetto 等通过大型回顾性研究分析,认为区域麻醉技术(含亲水性阿片类药物)可能可以改善前列腺癌手术患者的预后[1168]。有趣的是,该研究团队还进行了一项回顾性非随机对照队列研究,在接受根治性前列腺切除术的患者,术后使用芬太尼硬膜外镇痛与使用阿片类药物静脉镇痛相比,并没有改善肿瘤的结局[1169]。在该研究中,患者被分为两组:一组接受全身麻醉和阿片类药物镇痛(全身麻醉组),另一组接受腰段硬膜外麻醉和硬膜外芬太尼镇痛(硬膜外组)。硬膜外组患者术中应用酰胺局麻药和芬太尼。在手术过程中,患者还接受(小剂量)芬太尼和(或)咪达唑仑镇静;在术后 1~3 天,接受硬膜外持续输注芬太尼(70~100μg/h)镇痛。研究者认为,硬膜外组患者的肿瘤预后没有得到改善是因为使用了亲脂性阿片类药物。目前,已知在硬膜外腔中使用亲脂性阿片类药物,全身摄取快,通过脊髓上神经中枢(而不是脊髓机制)产生镇痛效应。由于全身给阿片类药物已被证明可以导致长期的免疫抑制,加上患者阿片类药物用量没有减少,因此肿瘤的预后没有得到预期的改善。而他们在之前的研究中使用了亲水性阿片类药物,由于亲水性阿片类药物在硬膜外腔的时间较长,消耗减少,所以肿瘤的预后得到了改善。

关于接受根治性前列腺切除术的患者,Tsui 等和 Wuethrich 等的研究(相对较小的)也没能证明硬膜外麻醉可以减少癌症复发[1170-1171]。Roiss 等和 Ehdaie 等的研究同样表明,复合硬膜外麻醉也没有改善肿瘤的预后[1172-1173]。

Maquoi 等进行了一项前瞻性随机试验,研究开放性前列腺手术后 TAP 联合静脉注射利多卡因的镇痛效果。研究结果显示,与安慰剂相比,TAP 联合静脉注射利多卡因不能改善开放性前列腺手术后的镇痛效果[1174]。

尽管各种研究之间存在矛盾,但 Corsia 等仍然认为区域麻醉具有重要作用,可以减轻疼痛和应激,并减少阿片类药物的消耗[1175]。

前列腺癌通常被认为是恶性程度低到中等的癌症。传统上,Gleason 评分系统被用于评估前列腺癌。老年男性的前列腺癌肿瘤学侵袭行为弱于年轻男性患者。侵袭性较低的前列腺癌分型与炎症等级较低有关,表现为 NLR(中性粒细胞与淋巴细胞比值)较低;相反,侵袭性高的前列腺癌分型与炎症等级较高有关,表现为 NLR 较高。在乳腺癌中,炎症等级已被证明是治疗(抗肿瘤、抗炎)成功的决定性因素。因此,对于乳腺癌术前 NLR≥4 的患者,使用非甾体抗炎药可使其癌症复发和患者死亡的相对危险降低幅度显著优于使用非甾体抗炎药且 NLR<4 的乳腺癌患者。换而言之,在乳腺癌患者中,NLR 较高,意味着炎症等级较高,侵袭性可能更强,而使用双氯芬酸抗炎治疗可以获得很大的益处[137]。

Doat 等基于人群的病例对照研究结果也支持这个观点。他们的研究发现,使用非甾体抗炎药(特别是选择性抑制 COX-2 活性的非甾体抗炎药)的男性,患前列腺癌的风险降低。非甾体抗炎药的这种保护作用对侵袭性前列腺癌和既往有前列腺炎个人史的男性患者更为明显[1176]。

REDUCE 研究的结果也支持这一点。在这项研究中,阿司匹林等非甾体抗炎药的使用可以显著降低总体和高级别前列腺癌的风险,但不能降低低级别前列腺癌的风险[166]。

换而言之,根据炎症等级,可以预测抗炎治疗的效果以及手术治疗的预后。因此,研究结果很可能受肿瘤炎症等级、恶性程度以及治疗反应多样性的影响。

Dell'Atti、Wang 等和 Bhindi 等的研究都证明了抗炎药物对前列腺癌化疗的保护作用[1177-1179]。此外,Bhindi 等报告,正在使用非甾体抗炎药的男性患者,前列腺特异性抗原(PSA)升高的原因不太可能是炎症,可能是前列腺癌。也就是说,如果对这些患者进行活检,那么前列腺癌被检出的概率会较高。因此,在评估患者是否需要活检时可能需要考虑非甾体抗炎药的影响[1179]。

Veitonmaki 等在芬兰前列腺癌筛查试验中研究了非甾体抗炎药对前列腺癌生存的影响。结果显示,非甾体抗炎药在诊断前和诊断后的使用均与患前列腺癌的风险增加有关。随着非甾体抗炎药的累积剂量和使用频率的增加,患前列腺癌的风险增加。但是,在数据分析中去除最近 3 年的数据,非甾体抗炎药的使用则与死亡风险下降相关。他们得出结论,使用非甾体抗炎药的患者的生存率降低可能是由于晚期前列腺癌患者转移性疼痛的症状治疗。另外,我们可以观察到非甾体抗炎药的预防作用。阿司匹林的使用与前列腺癌的生存率无明显关系[1180]。

相反,Skriver 等研究认为,长期、持续、低剂量使用阿司匹林可能可以预防前列腺癌。然而,使用非阿司匹林的非甾体抗炎药可轻度增加患前列腺癌的风险[1181]。

有趣的是,Kang 等通过以人群为基础的队列研究,也报告了相似的结果。在他们的研究中,非甾体抗炎药的使用可以显著增加患前列腺癌的风险,并且阿司匹林和他汀类药物的使用会增加患肾癌的风险[1182]。

Templeton 等根据队列研究结果,认为 NLR 可以作为转移性去势抵抗前列腺癌患者的一项良好的预后评分[159]。高 NLR(>3.0)与总体生存率较差显著相关。

Langsenlehner 等通过回顾性队列研究证实,NLR 与前列腺癌患者的预后相关,NLR≥5.0 与无远处转移生存率、临床无进展生存率和总生存率较差显著相关[1183]。

Minardi 等认为,NLR≥3.0 与前列腺癌的复发率较高显著相关。此外,他们还认为,在包括年龄、总 PSA 和 NLR 的多变量分析中,NLR 是预测复发的最重要因子[1184]。

Özsoy 等认为,术前 NLR(≥3.0)与侵袭性前列腺癌相关,在前列腺癌根治术中可以用来预测分级[1185]。

Gokce 等指出,NLR 是一个经济且方便的工具,可用于决定对低风险前列腺癌病例的治疗策略[1186]。

Tanik 甚至认为 NLR 能够预测良性前列腺增生[1187]。

但是,Maeda 等未能发现 NLR 与根治性前列腺切除术后预后不良之间的任何关联[1188]。Flamiatos 等证明,在癌症或良性前列腺组织中,塞来昔布对细胞凋亡、前列腺素或雄激素受体水平没有影响[1189]。

如前所述,Huang 等的强有力的研究证据表明,相比于丙泊酚,异氟烷不应该用于前列腺癌手术。该结论是基于这样的发现——暴露于异氟烷中的前列腺癌细胞,恶性程度增强,即暴露于异氟烷的前列腺癌细胞(PC3)表现为增生和转移增加,并且对化疗耐药;相反,暴露于丙泊酚的癌症细胞,恶性程度降低[45]。

Pond 等报道,NLR 基值与局部晚期阴茎鳞状细胞癌同时接受放化疗患者的生存率显著相关[1190]。Kasuga 等认为,治疗前 NLR 可作为预测阴茎癌患者预后的生物标志物。治疗前 NLR≥2.8 与肿瘤特异性生存率较低相关[1191]。

Lorente 等也报告了相似的研究结果。在他们的研究中,转移性去势抵抗的前列腺癌患者的治疗前 NLR 与总生存期和二线化疗治疗反应相关。NLR(≥3.0)的患者对治疗反应差,总生存率较低;在治疗后,NLR 下降(<3.0)与生存率的改善相关[1192]。此外,这种相关性与治疗前糖皮质激素的使用无关。Van Soest 等在接受一线化疗的转移性去势抵抗的前列腺癌患者中也发现了相似结果,其 NLR 临界值为 2.0[1193]。Uemura 等认为,在接受卡巴他赛化疗的去势抵抗的前列腺癌患者,高 NLR(≥3.83)与整体存活率较差相关[1194]。Kawahara 等和 Huang 等的研究结果也支持 NLR 在男性前列腺穿刺活检中预

测前列腺癌的价值[1195-1196]。

Lee 等根据他们的回顾性试验指出,在局灶性前列腺癌并行根治性前列腺切除术的患者中,高水平 NLR 与术后较差的临床病理结果及肿瘤复发率高相关[1197]。Luo 等进行了一项 meta 分析,研究 NLR 与泌尿系统肿瘤预后之间的关系。研究结果显示,在各种泌尿系统肿瘤中,高水平 NLR 与低水平 NLR 患者在总生存率、肿瘤特异性生存率、无复发生存率、无进展生存率和无转移生存率方面存在显著性差异。高水平 NLR 患者的预后较差[1198]。

Bahig 等根据回顾性研究,强调中性粒细胞计数在局灶性前列腺癌患者中是一个重要的生存指标,中性粒细胞计数是接受放射治疗的局灶性前列腺癌患者总生存率的独立预后指标[1199]。

Oh 等甚至报道,NLR 可能是检测前列腺癌的潜在有用的临床标志物[1200]。

Gu 等进行了一项 meta 分析,旨在调查 NLR 预测前列腺癌患者预后中的价值。对前列腺癌类型、样本量、种族和 NLR 截止值的分层分析显示,NLR 在转移性去势抵抗性前列腺癌(mCRPC)患者中显示出一致的预后预测价值,并提示 NLR 升高可预测亚洲人的前列腺癌患者无进展生存期(PFS)和无复发生存期(RFS)较差,而高加索人则无此相关性[1201]。

Yuksel 等的研究证实,除血清肿瘤标志物甲胎蛋白(AFP)、人绒毛膜促性腺激素(hCG)和乳酸脱氢酶(LDH)等外,白细胞计数和 NLR 均可在诊断睾丸癌中起作用[1202]。

Grytli 等则研究了 β-受体阻滞剂使用与前列腺癌特异性死亡率之间的关系。他们根据观察性队列研究指出,β-受体阻滞剂的使用可以降低前列腺癌患者的特异性死亡率。此外,其特异性死亡率的降低与他汀类药物或阿司匹林的使用无关。该研究的中位随访时间为 39 个月[1203]。

Lu 等进行了一项涉及 16825 名前列腺癌患者的 meta 分析,研究了 β-受体阻滞剂的使用与前列腺癌死亡率之间的关系。结果显示,β-受体阻滞剂的使用可以降低肿瘤患者的特异性死亡率,但是与全因死亡率无关[1204]。

正如前面提到的头颈部恶性肿瘤一样,Chang 等认为普萘洛尔可能降低发生头颈癌、食管癌、胃癌、结肠癌和前列腺癌的风险[275]。

但是,Cardwell 等在巢式病例对照研究中,未能发现 β-受体阻滞剂对前列腺癌患者生存率的改善作用。在该研究中,将死于前列腺癌的患者与他们死亡时存活的 3 个对照病例进行对比,并将年龄和诊断年份相匹配。结果,几乎没有证据证明诊断后 β-受体阻滞剂的使用可以降低癌症患者的特异性死亡率[1205]。如前所述，Numbere 等通过病例对照研究也未能证明 β-受体阻滞剂对前列腺癌患者的保护作用。研究结果显示，肾上腺素阻滞剂的使用不能降低前列腺癌、乳腺癌、肠癌和（或）肺癌的发生风险[387]。Kao 等也得出相同的结论。在他们基于人群的队列研究中，抗心律失常药物的使用（包括钠通道阻滞剂、钾通道阻滞剂、受体阻滞剂、钙通道阻滞剂和地高辛）与前列腺癌的发生风险无关[1206]。

实际上，Krönig 等基于回顾性分析结果指出，糖尿病和 β_1-肾上腺素受体阻滞是前列腺癌淋巴结转移和手术切缘阳性的重要危险因素[1207]。但是对于这些发现，目前还没有令人满意的解释。

Kaapu 等根据回顾性队列研究结果指出，地高辛或其他抗心律失常药物的使用与前列腺癌发生风险的降低无关。但他们总结认为，长期使用地高辛可能通过降低高级别肿瘤的发生风险而使患者获益[1208]。

然而，Zahalka 等表明，内皮细胞 β-肾上腺素受体信号通道，通过结合前列腺基质中肾上腺素能神经衍生的去甲肾上腺素而激活血管生成，在促进肿瘤指数型生长的过程中发挥关键作用[1209]。

（顾斌　连燕虹）

第三节　卵巢癌

几项流行病学研究发现，非甾体抗炎药的使用与卵巢癌发病率降低之间存在相关性[1210-1211]。

Valle 等报道，双氯芬酸和吲哚美辛可以在卵巢癌体外和体内发挥抗增殖作用。非甾体抗炎药的作用可能部分通过下调 E2F1 蛋白来介导[1212]。但是，Zerbini 等报道称，非甾体抗炎药与 NF-κB 抑制剂联合应用（核因子 κB）可以导致卵巢癌细胞凋亡增加[1213]，从而证明转录因子 NF-κB 在调节免疫系统中起着关键作用。Hayden 等进一步强调了 NF-κB 和免疫应答的重要性[1214]。

Wong 等描述了负反馈机制。1 型免疫效应细胞的关键可溶性介质 IFN-γ 和 TNFα，在卵巢癌患者肿瘤微环境中协同诱导 COX-2 和随后的髓样抑制细胞超活化。这种髓样来源的抑制细胞过度活化，导致吲哚胺 2,3-二加氧酶、诱导型一氧化氮合酶、IL-10 和其他 COX-2 的过度表达，导致对 1 型免疫应答的强烈反馈抑制。这种由 1 型免疫效应细胞激活驱动的自相矛盾的免疫抑制取决于 IFN-γ 和 TNF-α 的协同作用(单独其中一个因子都不能驱动)。特别是,这些负反馈限制的 1 型反应可以通过 COX-2 阻断消除,从而可以在卵巢癌肿瘤微环境中扩大 1 型免疫效应[1215]。

Baandrup 等根据全国病例对照研究结果报道称,低剂量阿司匹林的使用与上皮性卵巢癌风险的降低有关。此外,在对乙酰氨基酚的使用与上皮性卵巢癌的风险之间检测到强烈的负相关。随着对乙酰氨基酚使用持续时间和强度的增加,风险评估降低;在最长的服用周期(>10 年)和最高剂量下,风险可降低 50% 以上。但是,未发现非阿司匹林的非甾体抗炎药的使用与上皮性卵巢癌风险之间存在负相关性。最后,尽管组织学类型分析提示他汀类药物与黏液性肿瘤的风险呈负相关,但是他汀类药物与上皮性卵巢癌风险之间并没有明显的关联[1216]。

Peres 等已经在非裔美国人中进行了基于人群的病例对照研究,其中研究了阿司匹林和(或)其他非甾体抗炎药对卵巢癌风险的影响。根据研究结果,他们指出任何非甾体抗炎药的使用都与上皮性卵巢癌风险呈负相关[1217]。

如前所述,丙泊酚已被证明可有效抑制人上皮性卵巢癌细胞的增殖,诱导细胞凋亡[24]。

对接受卵巢癌手术的患者,Melhem 等慎重地按标准给予糖皮质激素。在化疗期间,常将地塞米松作为止吐药使用。然而,他们的小规模研究($n=19$)证明,给予地塞米松可以增加抗凋亡基因的表达,这可能随后导致化疗的有效性下降[1218]。

相比之下,De Oliveira 等在倾向性匹配研究中未发现围手术期地塞米松的使用与卵巢癌复发之间的相关性。因此,他们支持在围手术期使用低剂量(4~10mg)地塞米松来预防卵巢癌术后恶心、呕吐和疼痛[1219]。

Merk 等根据回顾性研究指出,地塞米松的使用与已行手术治疗的子宫内膜癌患者术后复发风险增加无关[1220]。

在乳腺癌病例中,暂时未见关于地塞米松潜在副作用的报道。恰恰相反,Bischofs 等发现地塞米松可抑制乳腺癌细胞与内皮细胞黏附。因此,这可能降低发生转移的可能性[404]。

Rivard 等通过回顾性研究指出,在妇科恶性肿瘤剖腹术后,给予自控硬膜外镇痛可以减少术后静脉镇痛药的使用量,缓解疼痛,但不增加并发症的发生及增加住院时间。在该研究中,112 名女性被分为三组,即患者自控镇痛(PCA)组、PCA 联合腹横肌平面阻滞(TAP)组、患者自控硬膜外镇痛(PCEA)组。除以上发现之外,三组患者的术中并发症发生率也存在差异,其中 PCEA

组(布比卡因作为局麻药)患者的并发症发生率较低[1221]。

Courtney-Brooks 等指出,术后连续硬膜外镇痛(CEI)可降低妇科肿瘤患者疼痛评分,且不延长住院时间。虽然连续硬膜外镇痛患者的导尿管置入时间更长,但泌尿道感染未见增加。连续硬膜外镇痛患者的术后静脉血栓事件发生率更高[1222]。Hollmann 等发现,在不影响生理聚集和凝血过程的情况下,硬膜外镇痛可以预防术后即刻的高凝状态[1030]。

Moslemi 等进行了一项前瞻性随机研究,比较患者硬膜外自控镇痛与静脉自控镇痛在妇科肿瘤大手术术后疼痛管理方面的差异。结果表明,两种镇痛技术都可以提供合适的疼痛控制且无任何明显并发症。但是,由于硬膜外镇痛技术的镇静程度、呼吸抑制作用较轻,所以其在开腹大手术中似乎更安全[1223]。

Oh 等得出结论,相比于静脉镇痛,硬膜外自控镇痛对接受卵巢癌减瘤术患者术后 3 天的疼痛控制效果更佳,且不增加发病率[1224]。

Han 等进行了一项回顾性研究,对硬膜外镇痛患者细胞免疫功能和预后影响进行了分析。根据研究结果,他们认为全身麻醉联合硬膜外镇痛比单纯全身麻醉更适合卵巢癌手术患者。结果显示,与单纯全身麻醉组相比,全身麻醉联合硬膜外镇痛组 TNF-α 和 IL-2 水平在开始下降之后恢复较快。此外,全身麻醉联合硬膜外镇痛组与单纯全身麻醉组相比,5 年生存率显著增加[1225]。

关于促炎症细胞因子,Sanguinete 等研究证实,IL-6 和 IL-8 水平升高与卵巢癌预后较差相关。血清 IL-6 水平较高与总生存期低于 60 个月有关;血清 IL-8 水平较高,与 NLR 较高(≥4.0)、PLR 较高(≥200)、CA125 值改变和ⅢC期疾病相关[1226]。

还有一组报告称,与卵巢良性肿瘤患者相比,卵巢恶性肿瘤患者的 IL-6、IL-8 和一氧化氮(NO)水平更高。卵巢癌患者的囊内细胞因子水平升高(尤其 IL-6 和 IL-8),与预后差相关[1227]。

Dong 等通过前瞻性随机试验,研究了在卵巢手术过程中应用硬膜外镇痛的效果。研究结果显示,在全身麻醉联合硬膜外镇痛时,肿瘤强化细胞因子(IL-1β 和 IL-8)水平降低,而肿瘤抑制性细胞因子(IL-10 和 IFN-γ)水平增加,并且整体 NK 细胞活性增强。因此,他们认为,在卵巢肿瘤手术围手术期,应用硬膜外镇痛可以增强抗肿瘤活性[1228]。

根据回顾性研究结果,Lin 等报道称,与全身麻醉联合静脉阿片类药物相比,全身麻醉联合硬膜外镇痛患者的 3 年和 5 年生存率更高[1229]。

De Oliveira 等表明,与仅在术后行椎管内镇痛相比,在卵巢癌减瘤术中使用椎管内镇痛与无病生存期增加有关,这些是在原发性肿瘤减瘤术中发现的[1230]。

Elias 等报道称,对Ⅲ期上皮性卵巢癌行首次减瘤术患者,硬膜外镇痛的肿瘤复发率比单纯全身麻醉低。与硬膜外镇痛时间小于 48 小时相比,硬膜外镇痛时间超过 48 小时的中位无瘤生存期更长。使用地氟烷的卵巢癌复发率也比七氟烷低[1231]。

相比之下,Iwasaki 等报告称,挥发性麻醉药异氟烷、七氟烷和地氟烷可增强与卵巢癌转移相关的细胞信号。换而言之,在临床相关浓度下,这些挥发性麻醉药对癌细胞生物学可能具有强大的作用,从而增强卵巢癌的转移潜能[1232]。

另外,Capmas 等在卵巢癌减瘤手术中未能发现硬膜外镇痛与预后较好之间的关联。但是,硬膜外镇痛有利于无瘤生存期改善[1233]。

Lacassie 等通过倾向匹配研究也无法找到硬膜外镇痛对接受卵巢癌减瘤手术患者的总生存率或癌症复发时间的任何有益的影响[1234]。

Xu 等根据前瞻性研究结果报道称,联合应用全身麻醉和硬膜外麻醉可以提高腔镜下卵巢肿瘤手术的质量和效率,减少麻醉药用量,获得满意的术后镇痛效果,维持血流动力学稳定,促进子宫松弛,缩短麻醉诱导时间、手术时间、恢复时间和拔管时间[1235]。

Hotujec 等研究了腹横肌平面阻滞对妇科肿瘤机器人手术术后 24 小时阿片类药物用量的影响。在他们的前瞻性试验中,64 例妇科恶性肿瘤患者被随机分为两组:第一组接受通过超声引导单侧腹横肌平面阻滞,配方为 0.25% 布比卡因 30mL 和 3μg/mL 肾上腺素组成;第二组接受 30mL 生理盐水。测定阿片类药物的使用量。结果显示,两组患者术后 24 小时阿片类药物用量无显著差异。他们认为在妇科肿瘤机器人手术中,腹横肌平面阻滞是安全可行的,但腹横肌平面阻滞并不能减少阿片类药物的用量。然而,该研究报道中未提及为什么腹横肌平面阻滞是单侧而不是双侧,也未提及手术的确切类型[1236]。

Yoshida 等进行了一项前瞻性随机安慰剂对照试验,研究了双侧连续腹横肌平面阻滞对妇科开腹肿瘤手术患者的镇痛效果。他们的研究结果表明,在双侧单次腹横肌平面阻滞基础上增加连续腹横肌平面阻滞可减轻妇科开腹肿瘤手术后的疼痛,减少吗啡用量。研究中,腹横肌平面阻滞采用肋缘下进针[1237]。

Yoshiyama 等指出,在腔镜下妇科手术术后 24 小时内,后部腹横肌平面阻滞的镇痛效果优于外侧腹横肌平面阻滞[1238]。

Sousa 等通过双盲随机对照试验研究指出,硫酸镁在腹腔镜妇科术后具有镇痛特性。研究结果显示,静脉注射硫酸镁[手术期间负荷量为 20mg/kg,维持剂量为 2mg/(kg·h)]能够缓解术后疼痛,减少阿片类药物用量,其镇痛效果与手术开始时静脉注射 30mg 酮咯酸相当[1239]。

Melnikov 等通过前瞻性随机对照试验,研究比较了胸椎旁阻滞和腹横肌平面阻滞对妇科大手术患者的镇痛效果。在该项研究中,腹正中切口手术患者在 T_{10} 水平接受双侧腹横肌平面阻滞或双侧胸椎旁阻滞。术前单次注射布比卡因进行阻滞。所有患者均给予镇痛泵行术后镇痛。结果显示,与对照组患者相比,双侧腹横肌平面阻滞和双侧胸椎旁阻滞均可减少术后 48 小时的阿片类药物消耗,减小疼痛评分。因此,他们得出结论:两种阻滞方法都可以作为妇科大手术术后有效的辅助镇痛手段。虽然胸椎旁阻滞似乎比腹横肌平面阻滞更有效,但后者在超声引导下进行似乎更加安全可控[1240]。但是必须要提的是,两种阻滞的镇痛作用均在术后第 1 天最大[532,1055]。如果需要更长时间的镇痛效果和更明显的炎症应激反应减弱,那么胸段硬膜外镇痛可能是首选方式。

Murouchi 等进行了一项前瞻性随机试验,对接受腹腔镜卵巢手术的患者行单次双侧腹横肌平面阻滞和双侧腹直肌鞘阻滞(RSB),调查阻滞后罗哌卡因浓度和镇痛效应的变化。结果显示,双侧腹横肌平面阻滞和双侧腹直肌鞘阻滞动脉血中罗哌卡因的峰值浓度相当,但双侧腹横肌平面阻滞组较早达到峰值。此外,每侧注射 15mL 0.5% 罗哌卡因后,双侧腹横肌平面阻滞的镇痛持续时间明显长于双侧腹直肌鞘阻滞[1241]。

正如早期报道的那样,S-氯胺酮刺激 β-肾上腺素受体(手术应激时),有增强卵巢癌肿瘤生长的潜力[1242]。幸运的是,肿瘤这些增强特性可被 β-受体阻滞剂完全逆转。

Watkins 等基于对 1400 多名卵巢癌患者的多中心评估,甚至报道称,在上皮性卵巢癌患者中,非选择性 β-受体阻滞剂的使用与患者总生存期的延长相关[1243]。

Hefner 和 Csef 指出,关于 β-受体阻滞剂的使用,虽然临床前期的研究结果被描述得很可观,但现有的证据不能证明 β-受体阻滞剂的使用在临床实践中是合理的[1244]。

最后,Carus 等的结论是,联合基线中性粒细胞升高和化疗引起的中性粒细胞减少症,能够确定非小细胞肺癌和卵巢癌患者可能是对化疗不敏感的高危人群,化疗对其仅具有中等程度的治疗效果,针对这部分患者需要选择新的治疗方案[341]。

反过来,Williams 等证实,在任何治疗前,NLR 升高均提示疾病侵袭性较强、预后较差。此外,CA125 显示与中性粒细胞呈正相关,与淋巴细胞呈负相关[1245]。Cho 等、Thavaramara 等、Yesilyurt 等、Wang 等和 Badora-Rybicka 等的研究均证实了 NLR 高预示卵巢癌患者的预后差[1246-1250]。

Ashrafganjoei 等报道称，在预测上皮性卵巢癌患者手术预后方面，NLR 和 PLR 似乎都是不错的方法，在论文中的临界值分别为 NLR＞3.0，PLR＞192.3[1251]。

Yildirim 等基于回顾性研究，也确认了 NLR 和 PLR 在区分附件肿块良恶性中的预测意义。由于 NLR 和 PLR 在卵巢肿块良恶性区分中具有相对较高的敏感性，所以两者均可以作为有用的指标与 CA-125 一起应用。尽管与 CA-125 相比，NLR 和 PLR 的特异性较低，但它们的敏感性较高。这对于早期发现卵巢癌确实非常有前景[1252]。

在早期筛查癌症的情况下，来自诊断测试的阳性测试结果具有很高的灵敏度，这意味着癌症患者被遗漏的可能性很低。相反，来自诊断测试的阳性测试结果具有 100％的特异性意味着所有测试阳性的患者都将证明患有癌症，误诊率低[1253]。

Bakacak 等的回顾性分析结果也支持 NLR 和 PLR 对卵巢恶性肿瘤的预测价值。根据结果得出，将 NLR、PLR 和淋巴细胞计数与年龄和 CA-125 水平相结合，可能有助于术前区分恶性和良性卵巢肿块[1254]。

Prodromidou 等根据 meta 分析结果指出，虽然 NLR 和 PLR 的临床诊断临界值仍未明确，但他们可能有望成为上皮性卵巢癌的筛查和预后的预测指标[1255]。

Hu 等也调查了 PLR 对高级别浆液性卵巢癌患者切除术后的预测价值。结果显示，高 PLR（＞188.8）与死亡率较高（两倍）和中位生存期较短存在显著相关性。此外，高 PLR 组发现，CA-125 水平＞640U/mL 的风险较高。因此，他们认为，PLR 具有预测高级别浆液性卵巢癌切除术后患者生存率的潜力[1256]。

Feng 等报道称，高 NLR（≥3.24）与高级别浆液性卵巢癌患者无进展生存期较短相关，与总生存期无关[1257]。

Yang 等基于系统评价和 meta 分析指出，NLR 是上皮性卵巢癌预后的重要预测指标[1258]。

Komura 等根据回顾性分析结果，支持 NLR 在卵巢癌患者中的预测价值。在他们的分析研究中，中性粒细胞增多（中性粒细胞计数＞$8×10^9$/L）和 NLR 升高（≥4.0）与生存期较短显著相关。因此，他们的结论是治疗前中性粒细胞增多和 NLR 升高是上皮性卵巢癌患者预后不良的独立预测因素。其中，在预测生存率方面,NLR 升高优于嗜中性粒细胞计数[1259]。

在 Kemal 等的回顾性研究中,与健康受试者相比,上皮性卵巢癌患者的 NLR、PLR 和平均血小板体积(MPV)明显较高。此外,肿瘤切除术导致 MPV 和 NLR 水平显著降低。因此,他们认为 MPV 和 NLR 是监测上皮性卵巢癌患者的有前景且易获得的生物标志物[1260]。

有趣的是,Zhang 等已经研究了术前 PLR 对术后预后的预测意义,并将 PLR 与卵巢癌患者中的其他全身炎症反应标志物进行比较。结果显示,作为卵巢癌患者生存率的预测指标,术前 PLR 似乎要优于其他全身炎症反应(SIR)标记物(CA-125,NLR,纤维蛋白原,CRP 和白蛋白)[1261]。

相反,Luo 等基于队列研究及 meta 分析结果指出,纤维蛋白原水平升高对癌症患者(尤其卵巢癌晚期患者)生存率的预测作用要优于血清 CA-125,NLR 和 PLR[1262]。

然而,Topcu 等认为,NLR 是预测盆腔肿块恶性特征的无效标志物[1263]。

Sood 等已经研究了与应激相关的去甲肾上腺素、肾上腺素和皮质醇对卵巢癌细胞的(体外)侵袭潜力的影响。该研究结果表明,应激时,去甲肾上腺素水平将卵巢癌细胞的体外侵袭性增加到 98%;肾上腺素也会增加卵巢癌细胞的侵袭性,但程度比去甲肾上腺素小;皮质醇对卵巢癌细胞的侵袭性没有影响。β-肾上腺素拮抗剂普萘洛尔(1μmol/L)能完全阻断去甲肾上腺素所诱导的侵袭性增加。这些表明,应激性激素/儿茶酚胺可以增强卵巢癌细胞的侵袭性[1264]。

Diaz 等的研究也发现了这种可能的机制。他们对肿瘤减瘤术后接受铂类化疗的上皮性卵巢癌患者进行了一项回顾性研究发现,使用 β-受体阻滞剂的患者死亡率比未使用 β-受体阻滞剂者低 54%[1265]。

Al-Niaimi 等也回顾性研究了围手术期使用 β-受体阻滞剂对卵巢癌首次减瘤术后患者预后的影响。结果表明,围手术期使用 β-受体阻滞剂与总生存期延长有关[1266]。

Desale 等报道,在行减瘤术的晚期上皮性卵巢癌患者中,围手术期液体过量较常见,并与手术部位感染独立相关[1267]。

最后,Cai 等提出,右美托咪定可能通过抑制卵巢癌大鼠的 p38MAPK/NF-κB 信号通路来增强免疫功能[1268]。而该项结果还需要进一步的研究验证。

(胡慧中 倪海芳)

第四节　子宫颈癌

较少有研究关注宫颈癌复发与麻醉的相关性。有研究对 132 名接受过近距离放疗的宫颈癌患者进行了一项回顾性队列分析。分析结果表明，在第一次近距离放疗时，相比于全身麻醉，椎管内麻醉似乎并没有降低局部或全身性癌症复发的风险，及肿瘤复发的长期死亡率和全因死亡率[1269]。

Hong 和 Lim 两位学者基于一项前瞻性随机双盲试验结果指出，预先给予硬膜外镇痛是调节围手术期免疫功能和预防患者肿瘤手术术后疼痛的合理方法。在该试验中，40 名妇女接受了腹腔镜下的宫颈癌根治性子宫切除术。在麻醉诱导前，这些患者被分成两组。其中，一组通过硬膜外导管给予 1% 利多卡因和吗啡 2mg 的混合试剂 15mL（预防组），另一组使用密封的注射器注射等量的生理盐水（对照组）。腹膜关闭后，用相反的方式进行注射，预防组硬膜外注射 15mL 生理盐水，对照组硬膜外注射 1% 利多卡因和吗啡 2mg 的混合试剂15mL。所有患者在 72 小时内使用患者自控硬膜外镇痛泵，泵内配置利多卡因和吗啡。在手术后，两组患者的 IL-6 水平显著增加，但预防组的 IL-6 升高水平相对低于对照组。IL-2 的变化是相反的情况，术后两组 IL-2 水平显著下降；术后 72 小时，预防组的 IL-2 水平恢复到其基线值，而对照组并没有恢复。术后两组淋巴细胞数量均显著下降。术后 6、12 小时的疼痛评分，预防组也明显低于对照组[1270]。

Li 等通过前瞻性队列研究，也报告了类似的发现。在该研究中，将行根治性子宫切除的宫颈癌患者随机分为全身麻醉联合硬膜外麻醉组和单纯全身麻醉组。其中，接受全身麻醉联合硬膜外麻醉的 247 名患者，在手术切皮后的 4 小时和 24 小时，血清中 NK 细胞的活性抑制较少，抗癌细胞因子（IL-2 和 IFN-γ）表达水平较高，而原癌细胞因子（IL-1β，IL-6 和 IL-8）表达水平较低。因此，他们总结，对于接受宫颈癌根治性手术的患者来说，相比于单纯的全身麻醉，全身麻醉联合硬膜外麻醉似乎更有助于维持机体围手术期的免疫功能[1271]。

Raghvendra 等通过单中心、前瞻性随机研究，比较了硬膜外镇痛和腹横肌平面阻滞对腹式全子宫切除患者术后疼痛的影响。在该研究中，患者被随机分为硬膜外组（硬膜外阻滞联合全身麻醉）和腹横肌平面阻滞组（单次腹横肌平面阻滞联合全身麻醉）。结果显示，在术后 24 小时内，腹横肌平面阻滞组的阿片类药物总用量比硬膜外组大；在术后的 6、8、12 和 24 小时内，腹横肌平面阻滞组患者在安静和咳嗽时的疼痛评分高于硬膜外组。因此,作者得出结论,在腹式子宫切除术后 24 小时内,硬膜外镇痛的术后镇痛效果优于腹横肌平面阻滞,且能减小曲马多的用量[1272]。

Iyer 等根据随机试验研究,也报道了类似的结果。在该研究中,患者被分为两组:一组患者接受术后硬膜外镇痛(0.125%布比卡因 10mL 推注,每 8 小时输注 10mL,维持 48 小时),即硬膜外组;另一组患者在超声引导下接受双侧腹横肌平面阻滞,即腹横肌平面阻滞组。术后 16 小时,两组患者在安静状态下的镇痛效果相当;但在术后 24 小时和 48 小时,硬膜外组在安静状态下的镇痛效果更佳。此外,在硬膜外组中,有更多的患者在咳嗽时无痛或只出现轻微疼痛。两组的对乙酰氨基酚用量相当;但在术后 48 小时,腹横肌平面阻滞组患者的曲马多用量较多。根据这些结果,作者得出结论,硬膜外镇痛在术后安静和咳嗽状态下的镇痛效果,以及减少阿片类药物用量方面,都要优于腹横肌平面阻滞[1273]。

Chen 等根据前瞻性随机试验得出结论,多模式镇痛(包括硬膜外镇痛)可以显著降低疼痛评分、抑制应激反应,并减少腹式子宫切除术患者的炎症反应[1274]。

Amsbaugh 等根据回顾性分析得出结论,硬膜外镇痛为妇科肿瘤患者间质近距离放疗提供了安全有效的疼痛控制。他们发现,相比于单纯局麻药硬膜外镇痛,联合用药的硬膜外镇痛模式(由局麻药与芬太尼或氢吗啡酮混合)不仅改善了疼痛状态,减小了口服和静脉注射阿片类药物的用量,而且没有增加不良反应的发生风险[1275]。

Nigam 等报道称,在下腹部手术后的硬膜外镇痛中,在罗哌卡因中加入可乐定(75μg)的镇痛效果要比加入芬太尼(75μg)更佳,且两者的副作用差异不大[1276]。

Ghisi 等根据前瞻性随机对照试验的结果得出结论,在选择性腹腔镜子宫切除术后的第一个 24 小时内,腹横肌平面阻滞并不能减少吗啡的用量[1277]。

Rana 等报道了对于行蛛网膜下腔阻滞的腹式子宫切除术患者,在超声引导下实施腹横肌平面阻滞,将硫酸镁(150mg)加入布比卡因,可以降低术后疼痛评分,延长镇痛的持续时间,减少对辅助镇痛药的需求[1278]。

Hiller 等报道称,椎管内镇痛/麻醉可以减少淋巴回流,因此其在理论上可以防止癌细胞在手术过程中的医源性扩散。他们认为,减少淋巴回流的最有可能的机制是椎管内麻醉可以暂时性地阻断交感神经[1279]。

如前所述,也有越来越多的证据表明,手术本身可能通过激活 β-肾上腺素受体信号系统增加癌症的发生风险,促进癌症的转移,从而抑制细胞介导的免疫反应,促进血管生成和转移。Long 等在小鼠模型中证实,外科手术通过激活β-肾上腺素受体信号系统,确实可以增加血管生成,并加速子宫内膜病变灶的生长。此外,手术的这种促进作用可以完全被 β-受体阻滞剂所终止[1280]。显然,我们需要进一步的研究来确定手术可以在多大程度上促进人类癌症的生长。

虽然有证据表明,对于腹部手术患者来说,围手术期静脉注射利多卡因可以减少对阿片类药物的需求,改善肠道功能,缩短住院时间,但是 Bryson 等进行的随机双盲、安慰剂对照试验研究却未能证实这些发现。在他们的研究中,术中给予利多卡因(即静脉推注,随后静脉输注)并没有产生上述任何一种影响[1281]。

同时,Wang 等认为,在行根治性子宫切除术的患者中,术中注射利多卡因对细胞介导的免疫反应有保护作用[1282]。

另一方面,Grady 等基于前瞻性、双盲、安慰剂对照试验研究,认为术中注射利多卡因可缓解妇科腹腔镜手术术后疼痛水平,并可缩短术后肠道功能恢复的时间。在该研究中,接受腹腔镜手术的患者被随机分为利多卡因组和对照组两组。两组在麻醉诱导时均静脉注射 1mg/kg 的利多卡因。利多卡因组,在麻醉诱导后继续以 2mg/(kg·h)的速度输注利多卡因,在缝皮前 15～30 分钟停止;而对照组则输注同等剂量安慰剂。结果显示,利多卡因组患者术后 3 天疼痛评分明显降低,阿片类药物用量较少,术后恢复肛门排气时间较早[1283]。

Samimi 等通过前瞻性、双盲、安慰剂对照试验,研究比较了腹式全子宫切除术患者腹腔内和静脉输注利多卡因后的术后镇痛效果。在该研究中,患者(n=109)被随机分为三组。①静脉注射组:在划皮前 30 分钟静脉注射 2% 利多卡因 1.5mg/kg,然后连续输注 2mg/kg 的利多卡因,并在关腹前腹腔内注射生理盐水;②腹腔组:静脉注射生理盐水,腹腔内注射利多卡因 3mg/kg;③安慰剂组:在静脉内和腹腔内均注射生理盐水。结果显示,与安慰剂组相比,腹腔组和静脉注射组的疼痛评分明显降低。此外,腹腔组和静脉注射组的吗啡总用量也较低,第一次镇痛药需求的时间也较短。呕吐的发生率在三组之间无差异;但恶心的发生率在安慰剂组更高。以上变量在腹腔组与静脉注射组之间无差异。各组都没有明显的利多卡因相关副作用。因此,他们认为,对于腹式全子宫切除术患者,利多卡因腹腔内和静脉注射均可有效减轻术后疼痛,同时也能减少阿片类药物的用量,但未产生不良影响[1284]。

Xu 等通过一项前瞻性随机试验研究证实,利多卡因联合右美托咪定静脉输注可以显著改善腹式子宫切除的术后疼痛,加快术后肠功能的恢复。在该研究中,患者分别接受了生理盐水、利多卡因输注[1.5mg/kg 静脉推注,继而 1.5mg/(kg·h) 连续输注]、右美托咪定输注[0.5μg/kg 静脉推注,继而 0.4μg/(kg·h) 连续输注]或利多卡因联合右美托咪定输注(按上述剂量)[1285]。

与此相反,Dewinter 等通过双盲、随机、安慰剂对照试验报道,静注利多卡因未能改善腹腔镜手术患者术后疼痛和减少阿片类药物的用量。在该研究中,尽管静注利多卡因对减轻术后疼痛和减少阿片类药物用量没有任何益处,但其确实缩短了患者的出院时间。而安慰剂组患者的恶心发生率较低,需要药物干预的情况也较少[1286]。

Chung 等前瞻性研究了连续的切口浸润系统(ON-Q 泵)对择期行下腹部手术的妇科肿瘤患者的术后镇痛效果[1287]。如前所述,ON-Q 泵是一个非弹性泵,术中由外科医生安装,自动持续地向手术部位或靠近神经的部位输送剂量可调节的局麻药,对术后疼痛的缓解作用可长达 5 天。在该研究中,将通过下腹正中切口(该切口从耻骨上方至脐上方 6~7cm)行剖腹手术的 20 名妇科肿瘤患者分为两组:一组在 72 小时内通过 ON-Q 泵在腹腔切口腹膜上层处连续输注 0.5% 的罗哌卡因,即 ON-Q 泵组;另一组则给予患者自控静脉镇痛系统(芬太尼+昂丹司琼),即自控静脉镇痛组。评估术后即刻、6、24、48、72、96 小时疼痛评分。ON-Q 泵组在术后 24、48、72 小时的疼痛评分低于自控静脉镇痛组。因此,他们认为,对于下腹部正中切口急性术后疼痛,ON-Q 泵是比自控静脉镇痛更有效的一种方法。

Lee 等回顾性研究了连续切口浸润对妇科肿瘤手术后疼痛管理的影响。研究结果显示,在术后 48 小时内,ON-Q 泵与自控静脉镇痛相结合,可以显著降低 NRS 评分[1288]。

Turner 等研究了在机器人辅助和传统腹腔镜子宫切除术治疗子宫内膜癌患者中,术后疼痛评分和阿片类药物的使用情况。他们的研究结果表明,相比于传统的腹腔镜方法,机器人辅助治疗方法与减少术后阿片类药物或止吐药物的使用并没有相关性[1289]。

如前所述,Shoar 等证明患者在接受腹腔镜手术时,低气腹压的全身应激反应水平与正常气腹压相当[905]。

尽管与开放手术相比较,腹腔镜手术时细胞介导的免疫功能得到更好的保护,但腹腔镜手术时的腹部充气会导致明显的应激反应。因此,在我们决定采取何种麻醉方式时,应该考虑腹腔镜手术时气腹的影响,以减少手术应激反应。

Rivard 等根据回顾性队列研究的结果指出,在微创妇科肿瘤手术患者中,腹腔内输注布比卡因与术后疼痛的改善有关。与未接受腹腔内布比卡因输注的患者相比,接受腹腔内布比卡因输注的患者在手术当天及术后第 1 天所使用的麻醉药量较低,术后当天的疼痛评分也较低[1290]。

如前所述,在机器人辅助子宫切除术中,布比卡因脂质体在局部麻醉技术中的应用可能是有前景的。Hutchins 等进行了一项前瞻性随机对照观察者盲法研究。该研究对机器人辅助子宫切除术的患者行超声引导下的腹横肌平面阻滞,比较布比卡因脂质体和布比卡因的镇痛效果。结果显示,与布比卡因相比,布比卡因脂质体注射后 72 小时内患者阿片类药物的总用量明显减少。此外,在所有的研究时间点,布比卡因脂质体组患者最大疼痛评分均较低,且恶心呕吐的发生率也较低[1291]。

Kim 等认为,静脉注射单剂量地塞米松(10mg,术前 1h 静脉注射)可以在子宫动脉栓塞后的 24 小时内有效地减轻炎症和疼痛(地塞米松作为芬太尼静脉泵的一种辅助药物)。此外,地塞米松组发生严重恶心和呕吐的概率明显降低[1292]。

Brøns 等通过全国病例对照,研究了非甾体抗炎药对子宫内膜癌风险的影响。研究结果显示,非甾体抗炎药的使用与子宫内膜癌风险之间没有联系。然而,有一些迹象表明,在使用低剂量阿司匹林的未产妇和未服用阿司匹林但使用激素替代疗法的经产妇中,子宫内膜癌的风险相对较低[1293]。

与此同时,Verdoodt 等基于 meta 分析报道,规律服用阿司匹林或非阿司匹林的非甾体抗炎药可以略微降低子宫内膜癌的发生风险。在体重指数高于30 的女性中,经常服用非甾体抗炎药与子宫内膜癌风险之间的负相关性最强[1294]。

相比之下,Brasky 等认为,服用非甾体抗炎药会增加子宫内膜癌的特异性死亡率,尤其在子宫内膜样肿瘤患者[1295]。

Zhang 等声称,术前 NLR 水平能够用于预测根治性子宫切除术和盆腔淋巴结切除术的宫颈癌患者的临床预后[160]。研究结果显示,术前高 NLR 与无进展生存率呈负相关。同时,他们还研究了 PLR 的重要性,但未发现其有预测价值。

Mete Ural 等报道,与正常人相比,子宫内膜癌患者的 NLR 显著升高[1296]。

Haruma 等还指出,治疗前 NLR 高是预测子宫内膜癌患者预后不良的一个指标。然而,在该研究中并没有提到 NLR 的临界值[1297]。

Cummings 等基于一项回顾性研究结果报道称,NLR≥2.4 和 PLR≥240

是子宫内膜癌预后不良的一个强有力的预测指标。联合 NLR 与 PLR 评分可以将患者分成 3 组，即低风险（NLR 低和 PLR 低）组、中等风险（NLR 高或 PLR 高）组和高风险（NLR 高和 PLR 高）组[1298]。

Takahashi 等证实，在手术治疗的子宫内膜癌患者中，首诊时中性粒细胞或白细胞计数升高是肿瘤分期较晚的一个预测因素[1299]。

Cakmak 等对 110 例子宫异常出血患者进行了研究，在子宫内膜刮除术前收集其外周血并计算 NLR 和 PLR。根据病理结果，将患者分为 3 组：第 1 组患者有子宫内膜增生（EH）但无异型性改变；第 2 组患者有子宫内膜增生伴有异型性改变；第 3 组对照组患者均无增生和异型性改变。比较这 3 组的全血细胞计数、NLR 和 PLR。结果显示，与第 1 组和第 3 组相比，第 2 组患者的白细胞和中性粒细胞计数较高，NLR 明显升高。因此，他们认为 NLR 可作为异常子宫出血患者子宫内膜非典型增生的预测指标[1300]。

Wang 等回顾性研究了宫颈癌患者 NLR、PLR 和红细胞分布宽度（RDW）的预测价值。他们研究认为，与对照组相比，宫颈癌患者的 NLR 和 PLR 更高，且在肿瘤进展期间持续升高，而 RDW 则没有改变。NLR 增高与淋巴结转移和间质浸润深度有关，而 PLR 增高只与淋巴结转移有关。治疗前 NLR 和 PLR 是淋巴结转移的重要预测因子。当 NLR 和 PLR 同时增加，淋巴结转移的可能性更大。此外，NLR 和 PLR 与鳞状细胞癌抗原（SCC-Ag）一样，可以有效预测肿瘤的远处转移。然而，NLR 或 PLR 对早期癌症患者的预后没有任何预测意义。基于这些结果，他们得出结论：治疗前 NLR 和 PLR 可能有助于预测宫颈癌患者的远处转移和淋巴结转移，但不能作为早期宫颈癌患者预后的有效预测因子[1301]。

Onar 等报道称，在宫颈癌患者中，治疗前 NLR 和 PLR 与巨大肿瘤、淋巴结转移以及放化疗较差的反应性有关联。此外，NLR 和淋巴结转移是总生存率和无进展生存率的独立预测因子[1302]。

Huang 等根据 meta 分析结果得出结论，治疗前 NLR 升高可以作为宫颈癌患者预后不良的一个预测因子[1303]。

如早前报道的结肠癌[1029]，Seebacher 等通过回顾性多中心研究证实了治疗前的血浆纤维蛋白原水平对子宫内膜癌治疗的预测价值。研究结果显示，治疗前低水平的纤维蛋白原（<388.9mg/100mL）与更好的总生存率和无瘤生存率有关[1304]。

此外，Guzel 等报道称，治疗前的 NLR 也可以作为妊娠滋养细胞疾病侵袭性的生物标志物[1305]。

Gungorduk 等通过多中心试验,研究了 NLR 和 PLR 在原发性输卵管癌中的预测意义,得出术前 NLR 值是一个预测因素。研究结果显示,NLR>2.7时,患者的总生存期较差。除高 NLR 外,肿瘤晚期、手术欠佳和分期类型也与预后差相关。此外,对原发性输卵管癌患者行双侧盆腔和腹主动脉旁淋巴结切除术,术后总体生存期较长[1306]。

Kim 等基于前瞻性随机研究指出,在腹腔镜辅助下阴道子宫切除术后,麻醉技术对 NLR 有一定的影响。该研究纳入了 40 名计划行阴道子宫切除术的患者,这些患者被分为两组,即应用丙泊酚和瑞芬太尼的全凭静脉麻醉组(PR组)和七氟烷吸入麻醉组(S 组)。在诱导前(T_1)、手术结束(T_2)、术后 2 小时(T_3)和术后 24 小时(T_4)四个时间点收集静脉血样本记录白细胞计数、中性粒计数、淋巴细胞计数和 NLR。在手术后所有时间点,两组白细胞总数、中性粒细胞计数和 NLR 均增加,淋巴细胞计数减少。而在 T_3 时间点,S 组的 NLR 较PR 组低。此外,在 T_2 和 T_3 两个时间点,PR 组的 NLR 增加明显低于S 组[1307]。

如前所述,Turner 等对子宫内膜癌分期手术患者进行了一项回顾性分析,研究了分别运用机器人辅助和腹腔镜子宫切除术的术后疼痛评分和麻醉药物用量。分析结果显示,与传统的腹腔镜方法相比,机器人辅助治疗方法与PACU 麻醉药或止吐药物用量的减少没有关联。两种术式在 24 小时麻醉药和止吐药物用量方面也没有区别[1289]。

Merk 等指出,地塞米松的使用(预防术后恶心和呕吐)并不增加子宫内膜癌手术后复发的风险[1220]。

关于地塞米松,Corcoran 等前瞻性地研究了术中地塞米松应用对择期腹腔镜妇科手术患者免疫和炎症的影响。研究结果显示,在麻醉诱导后单次静脉注射 4mg 地塞米松会减弱炎症反应,并在术后 24 小时改变免疫细胞计数;但是麻醉诱导后单次静脉注射 4mg 地塞米松对术后 48 小时和 6 周的白细胞计数没有影响。这些发现的临床意义尚不清楚[1308]。

Ke 等报道称,在子宫内膜癌中,前列腺素 E_2 通过 EP4 受体增强小泛素样修饰蛋白-1(small ubiquitin-like modifier-1,SUMO-1)活性促进肿瘤细胞增殖和侵袭[1309]。

Dickson 等进行了一项随机对照试验,引入手术后加速康复(ERAS)理念对妇科肿瘤术后的住院时间进行了研究。手术后加速康复包括术前心理咨询、区域麻醉、术中液体限制、术后早期下床活动和进食。结果显示,与常规护理相比,手术后加速康复并没有明显缩短剖腹手术后的住院时间[1310]。

如前所述,Bashandy 和 Elkholy 已经研究了手术前超声引导下单次腹直肌鞘阻滞对腹部肿瘤患者行腹正中切口术后的镇痛效果。他们根据研究结果指出,超声引导下腹直肌鞘阻滞是一种易于学习的技术,与单纯的全身麻醉相比,联合超声引导下腹直肌鞘阻滞能更有效地降低疼痛评分和阿片类药物用量[1070]。

Yassin 等通过一项前瞻性随机对照试验,比较了超声引导下腹直肌鞘阻滞(RSB)和胸段硬膜外镇痛(TEA)对腹中线切口手术后的镇痛效果。根据研究结果,他们得出结论,连续的胸段硬膜外镇痛可以减少术后 72 小时的阿片类药物用量,明显优于超声引导下周期性进行腹直肌鞘阻滞。对于行剖腹手术(腹正中切口范围大)的患者不能实施硬膜外镇痛时,RSB 可以作为术后第1天的镇痛方案[1311]。

在前面提到的关于乳房切除术、胸外科手术和机器人辅助子宫切除术的研究中,使用布比卡因脂质体可减少阿片类药物的用量,镇痛效果也更持久[478,543,1291]。

Seagle 等对腹腔镜子宫内膜癌子宫切除术后急性疼痛时,应用布比卡因行 TAP 阻滞和应用阿片类药物镇痛的成本效益进行了分析。作者得出结论,在常规的支付意愿阈值下,含布比卡因的 TAP 阻滞具有很高的成本效益。此外,应用 TAP 阻滞的患者的当日出院率高于仅使用阿片类药物的患者,因此与仅使用阿片类药物相比,TAP 阻滞可以节省成本[1312]。

Wang 等进行了一项 meta 分析,研究术前给予普瑞巴林对子宫切除术患者术后急性疼痛的影响。结果显示,围手术期使用普瑞巴林可以减轻子宫切除术后疼痛、减少吗啡总用量及减少吗啡相关并发症的发生。然而,普瑞巴林的最佳剂量尚需确定[1313]。

最后,Sanni 等根据英国以人群为基础的研究指出,没有发现在明确诊断后使用他汀类药物、β-受体阻滞剂或低剂量的阿司匹林与子宫内膜癌患者的生存率有显著的关联[1314]。

关于外阴癌,我们没有检索到任何关于外阴癌(复发)与麻醉关系的研究结果。

(周惠丹　朱烨静)

第六章　皮肤、软组织、肌肉和骨骼恶性肿瘤，神经内分泌恶性肿瘤

第一节　皮肤、软组织、肌肉和骨骼恶性肿瘤

关于皮肤、软组织、肌肉和骨骼恶性肿瘤的外科肿瘤学，研究结果相对较少。

就可追踪的研究结果而言，有三项主要研究疼痛控制。两项研究表明，在骨科恶性肿瘤的疼痛管理中，将 S-氯胺酮中加入镇痛方案里不仅可减少阿片类药物的用量，而且镇痛效果比单纯应用吗啡治疗的要好[1315-1316]。

Weinbroum 研究表明，在骨科恶性肿瘤手术中，术后硬膜外镇痛的效果比术后静脉吗啡泵镇痛好[1317]。

Meng 等通过对大的脊柱外科手术进行 meta 分析，也支持此观点，即术后硬膜外镇痛的效果比静脉镇痛好，患者满意度高，且阿片类药物的总用量减少[1318]。

Bindra 等的研究表明，在下肢手术中，罗哌卡因和布比卡因都可以提供有效的硬膜外麻醉效果；然而术后镇痛方面，0.5％布比卡因和 0.75％罗哌卡因的术后镇痛效果比 0.5％罗哌卡因好[1319]。

Van Waesberge 等对全身麻醉或硬膜外麻醉下行髋部骨折患者的死亡率进行了系统回顾和 meta 分析。结果显示，与全身麻醉相比，硬膜外麻醉可降低院内死亡率和住院时间。但是全身麻醉和硬膜外麻醉的 30 天死亡率没有差异[1320]。

Smith 等通过对大的躯干手术和下肢手术进行 meta 分析，也报告了类似的结果，即无论单纯采用椎管内麻醉还是联合全身麻醉，都不能降低患者的 30 天死亡率。然而，与全身麻醉相比，椎管内麻醉可能改善肺部预后并减少资源使用[1321]。

Zorrilla-Vaca 等根据他们的 meta 分析结果，声称现有证据支持椎管内麻醉在减少关节置换术后手术部位感染进展方面总体有益[1322]。

Szucs 等报道，在股骨颈骨折手术固定之前给予单剂量地塞米松 0.1mg/kg，可显著改善术后早期镇痛[1323]。

有趣的是，关于黑色素瘤切除术的一项大型回顾性研究结果表明，相比于使用局麻药，全麻过程中使用挥发性麻醉药的患者，术后生存率更差[41]。

Cata 等在他们的论文中声称，目前没有研究证明区域麻醉和镇痛对肌肉骨骼癌手术后的生存有益处[1324]。

Gottschalk 等根据回顾性分析结果指出，与全身麻醉相比，腰麻下行腹股沟淋巴结清扫术的恶性黑色素瘤患者的累计生存率更高[1325]。

Zhang 等通过 meta 分析指出，没有任何统计数据表明非甾体抗炎药对非黑色素瘤皮肤癌（NMSC）具有化学保护作用[1326]。

另外，Muranushi 等对已发表的流行病学研究进行了系统评价，并调查了使用阿司匹林和其他非甾体抗炎药是否可以降低皮肤鳞状细胞癌（SCC）的发生风险。他们的结果表明，非阿司匹林的非甾体抗炎药使用者的皮肤鳞状细胞癌风险显著降低；与不使用非甾体抗炎药的患者相比，使用任何非甾体抗炎药的患者皮肤鳞状细胞癌风险显著降低。单纯使用阿司匹林也可以降低皮肤鳞状细胞癌的发生风险，尽管具有临界统计学意义。根据这些调查结果，他们得出的结论，即非甾体抗炎药有可能预防皮肤鳞状细胞癌的发展[1327]。

他们还进行了一项关于口服非甾体抗炎药对基底细胞癌（BCC）影响的 meta 分析。他们的结果再次表明，非甾体抗炎药可能有助于预防基底细胞癌，特别是在高危人群中[1328]。

Brinkhuizen 等基于他们的第二阶段随机对照试验结果指出，局部使用双氯芬酸是有希望治疗浅表性基底细胞癌的一种新方法。与未使用的患者相比，该类患者的增殖水平和抗凋亡水平显著降低[1329]。

Reinau 等报告了有可比性的结果并得出结论：易患非黑色素瘤皮肤癌的患者可能受益于非甾体抗炎药的化学预防作用[1330]。

Hua 等研究了 COX-2 在鳞状细胞癌和角化棘皮瘤中的表达，并指出 COX-2 的阳性表达率与肿瘤的恶性程度有关。此外，他们表示，COX-2 的阳性表达可能有助于区分角化棘皮瘤和鳞状细胞癌[1331]。

Al-Nimer 等报道，阿司匹林和双氯芬酸可通过抑制癌细胞中环氧合酶的上调，来抑制成纤维细胞和横纹肌肉瘤细胞的生长。阿司匹林对横纹肌细胞生长的抑制作用优于双氯芬酸[1332]。

Upadhyay 等得出结论,布洛芬能减小蛋白酶体的活性,增强泛素化异常蛋白质的聚集,并且还可以增加关键蛋白酶体底物的堆积。因此,布洛芬治疗可引起线粒体异常并向细胞液中释放细胞色素 C[1333]。

Panza 等证明,淋巴结 COX-2 阳性表达(≥10%)与阳性表达(≤9%)相反,这与转移性黑色素瘤患者的 3 年无进展生存期显著降低相关。这些发现表明,COX-2 的表达可能成为诊断黑素瘤恶性程度的有用工具,同时也为在某些病例中使用非甾体抗炎药作为辅助治疗提供了可能[1334]。

如前面提到的前列腺癌和乳腺癌,非甾体抗炎药对非黑色素瘤皮肤癌(NMSC)没有化学保护作用,这可能是因为包括基底细胞癌和鳞状细胞癌的 NMSC 被认为是低中等恶性程度的癌症。与那些更具侵袭性的癌症相比,这些类型癌症的 NLR 通常较低。正如乳腺癌一样,炎症级别已被证明是抗肿瘤、抗炎治疗成功的决定性因素。因此,与术前 NLR<4 的乳腺癌患者相比,术前 NLR≥4 的乳腺癌患者使用非甾体抗炎药可使癌症复发和死亡的相对危险降低 50% 以上。换句话说,乳腺癌患者 NLR 越高,炎症级别和侵袭性越高,更能从非甾体抗炎药的抗炎治疗中获益[137]。NLR 越低的癌症患者,从抗炎治疗中获益越少。

Cananzi 等和 Di Giacomo 等报告表明,NLR 是预测使用伊匹单抗或手术治疗转移性黑色素瘤患者预后的因素[1335-1336]。这些发现与 Jensen 等公布的研究结果一致,他们指出原发性黑色素瘤细胞中有中性粒细胞浸润,与其预后不良有独立相关性[1337]。

Szkandera 等基于回顾性研究结果认为,衍生 NLR(dNLR)预测软组织肉瘤患者的临床预后较差。术前 dNLR 与无瘤生存率和总生存率相关,dNLR≥2.39 的患者无瘤生存率和总生存率显著下降[1338]。

Jiang 等已经研究和评估了可能的危险因素与转移性软组织肉瘤患者生存期之间的关系。研究结果表明,单核细胞比例和 NLR 都是总生存期和无进展生存期的重要预后预测因子。因此,作者得出结论,对单核细胞比例或 NLR>1.0 的患者,应做更密集或更积极的多模式治疗,并积极地随访[1339]。

Broecker 等证实,躯干、四肢软组织肉瘤切除后的术后并发症与无瘤生存期下降有关[1340]。

Liu 等认为,术前 LMR 低与骨肉瘤患者预后不良有关[1341]。另一方面,Liu 等指出,NLR、Glasgow 预后评分和转移的发生是与骨肉瘤患者死亡相关的高危因素[1342]。

Xia 等证实了术前 NLR 对骨肉瘤患者预后的预测价值。术前高 NLR 与骨肉瘤诊断的晚期和转移显著相关[1343]。

正如之前在氯胺酮、胃癌和乳腺癌等章节提到的，β-受体阻滞剂可能也会降低与黑色素瘤相关的复发、转移和死亡的风险[185]。

Calvani 等报道，β_3-受体（β_3-AR）表达与黑色素瘤侵袭性相关。他们强调，β_3-AR 表达不只限于癌细胞，在黑色素瘤微环境的基质细胞、炎症细胞和血管细胞中都有表达。换句话说，去甲肾上腺素通过 β_3-肾上腺素受体在黑色素瘤进展期间促进肿瘤的微环境活性[1344]。

Colucci 和 Moretti 根据文献研究结果报道，应激条件下释放的儿茶酚胺通常可激活肾上腺素受体，从而引发促进细胞增殖运动、免疫系统调控、细胞凋亡、上皮间质转化、侵袭和血管生成的致瘤性途径[1345]。

Lemeshow 等进行了一项基于人群的队列研究，其中研究了恶性黑色素瘤患者使用 β-受体阻滞剂与其生存率的关系。基于研究结果，他们总结认为，接受 β-受体阻滞剂治疗的黑色素瘤患者存活时间增加，这表明 β-受体阻滞剂可能为恶性黑色素瘤患者的治疗策略带来希望[1346]。

Chang 等报道已证实 β-受体阻滞剂卡维地洛具有抑制表皮生长因子诱导的细胞恶性转化的能力，这表明卡维地洛对皮肤癌可能具有化学预防作用。但是，在已建立的癌症模型中，卡维地洛对人类癌细胞的生长只有轻度抑制作用或无抑制作用。基于这些结果，作者得出结论，β-受体阻滞剂卡维地洛可用于化学预防皮肤癌，但可能没有治疗作用[1347]。

Zhou 等证明，普萘洛尔可以通过激活内在细胞凋亡途径及灭活 MAPK 和 AKT 途径来抑制黑色素瘤[1348]。

然而，与在乳腺癌、结直肠癌和前列腺癌中的情况一样，在恶性黑色素瘤患者中，Cardwell 等通过基于人群的巢式病例对照研究中无法证明确诊后 β-受体阻滞剂的使用与恶性黑色素瘤患者死亡率之间的相关性[582,983,1077,1205]。在 McCourt 等的研究中，242 名死于恶性黑色素瘤的患者中有 20.2% 是在诊断恶性黑色素瘤后使用 β-受体阻滞剂，886 名匹配对照者中有 20.3% 是在诊断恶性黑色素瘤后使用 β-受体阻滞剂。因此，他们总结认为，黑色素瘤在确诊后使用 β-受体阻滞剂与特异性死亡率之间没有关联[1349]。

有趣的是，Wrobel 和 Le Gal 研究了非心脏选择性和心脏选择性 β-受体阻滞剂在分子、细胞和肿瘤水平上对黑色素瘤进展的影响。他们的结果表明，非心脏选择性 β-受体阻滞剂普萘洛尔能够抑制原代细胞增殖、诱导细胞凋亡。这类原代细胞是从人恶性黑色素瘤的原发灶和转移灶中建立出来的，属于恶性黑色素瘤细胞系。相反，心脏选择性 β-受体阻滞剂美托洛尔对黑色素瘤细胞的存活或增殖几乎没有影响[1350]。可见,就抑制肿瘤生长而言,β$_2$-肾上腺素受体阻断似乎比 β$_1$-肾上腺素受体阻断更重要。

De Giorgi 等根据前瞻性研究结果报告,β-受体阻滞剂可以保护皮肤黑色素瘤患者免于复发[1351]。

Wnorowski 等证实了 β$_2$-肾上腺素受体在黑色素瘤增殖中的重要性。在他们的研究中,高选择性 β$_2$-肾上腺素受体激动剂(R,R′)-4′-甲氧基-1-萘基非诺特罗能够抑制人源黑色素瘤细胞的运动能力,并且这种作用具有剂量依赖性和时间依赖性[1352]。

如前所述,De Lorenzo 等已经证明,对小鼠进行睡眠剥夺,可以减少体外 NK 细胞的数量及其对黑色素瘤细胞的细胞毒性。用非心脏选择性 β-受体阻滞剂普萘洛尔进行治疗,可逆转这些作用,这表明 β-肾上腺素受体对 NK 细胞的功能具有显著作用。此外,睡眠剥夺也可导致 NK 细胞中皮质酮水平和 β$_2$-肾上腺素受体的表达增加[14]。

Yang 和 Eubank 在他们的综述中,进一步扩展了 β-肾上腺素受体作用和 β-受体阻滞剂在癌症辅助治疗中的潜在用途[1353]。

令人惊讶的是,Tang 等观察性研究的证据表明,使用利尿剂或 β-受体阻滞剂可能与恶性黑色素瘤风险增加有关[1354]。

最后,Fitzgerald 表明神经递质去甲肾上腺素(NE)及其姊妹分子肾上腺素(EPI)影响某些类型的癌症。最近的几项流行病学研究表明,长期使用 β-受体阻滞剂(可拮抗 NE/EPI 受体)可降低乳腺癌和恶性黑色素瘤的复发、进展或死亡率。临床前研究表明,用药物操纵 NE 和 EPI 的水平或受体会影响实验诱发的癌症。心理压力可能在某些癌症病例中(在流行病学上已显示)起病因作用,这可能部分由交感神经系统释放的 NE 和 EPI 介导,是人体"战斗或逃跑"反应的一部分。人们不太了解的现象是 NE/EPI 的遗传基调可能在癌症中起作用。NE 和 EPI 可能通过与已经参与异常细胞复制的分子途径(例如 P38/MAPK 途径)相互作用或通过氧化应激而影响癌症[1355]。

总之,越来越多的证据表明,体内去甲肾上腺素/肾上腺素释放的增加,或去甲肾上腺素/肾上腺素受体的数量增加或敏感性增高,与不同脏器的癌症发生率增加有关。肾上腺素受体分布在整个身体中,并且通过刺激这些受体来调节各种细胞内过程。而且这种刺激可能通过免疫系统功能障碍和病理性炎症促进癌症发生。

但是,有些临床研究显示了相反的结果。在这些研究中,β-受体阻滞剂的长期使用可能与癌症风险增加(而非降低)相关。对于这些相互矛盾的结果,可能的解释是某些患者已经具有升高的内源性（可能遗传性）去甲肾上腺素受体信号传导。例如，具有去甲肾上腺素增高遗传倾向的患者更有可能使用抗高血压药物（如 β-受体阻滞剂），并且也易患各种类型的癌症。同样，心理压力也是如此。因此，应该对快速和"阶段性"肾上腺素释放与更稳定的基线肾上腺素水平进行区分。去甲肾上腺素张力长期升高的负面影响可能胜过 β-受体阻滞剂的有益作用。

此外，不同人交感神经系统的去甲肾上腺素成分可能存在遗传差异。

应激反应的关键组成部分包括蓝斑和去甲肾上腺素交感神经系统。蓝斑（LC）是大脑主要的去甲肾上腺素能核，通过神经纤维支配整个神经轴的广泛区域。其他主要的神经内分泌应激反应则通过激活下丘脑-垂体-肾上腺（HPA）轴，释放促肾上腺皮质激素释放激素和加压素，促进垂体释放促肾上腺皮质激素（ACTH）。这将刺激肾上腺皮质分泌糖皮质激素，是应激调节所必需的。

慢性应激与 HPA 轴、蓝斑、去甲肾上腺素交感神经系统功能失调有关，伴随皮质醇分泌增加和去甲肾上腺素及肾上腺素水平升高。

Chloropoulou 等根据前瞻性随机研究结果得出结论，在全膝关节置换术患者，与脊髓麻醉后静脉吗啡镇痛相比，硬膜外麻醉后硬膜外镇痛所产生的炎性应激反应较少[1356]。

Horvathova 等在小鼠中研究了交感神经切除对黑色素瘤的影响。他们的研究结果显示，交感神经切除术可以诱导肿瘤微环境的复杂变化，能够减少黑色素瘤肿块重量、影响肿瘤相关基因的表达，换而言之，可以减少黑色素瘤的生长[1357]。该发现可以解释为什么硬膜外镇痛可以减轻肿瘤手术炎症反应，从而能更好地保留患者的免疫功能。

Velasquez 等调查了恶性骨肿瘤患者的术后免疫反应。他们的研究结果表明，NK 细胞的数量在手术后显著降低，功能也下降；术后 5 天，NK 细胞功能下降至最低。此外，术后第 1、3 和 5 天，血清 IL-6 浓度显著增加；而术后血清 IL-2 和 IL-4 浓度没有变化。换而言之，恶性骨肿瘤患者手术后出现显著的炎症反应和先天性免疫抑制[1358]。曾有报道免疫抑制会持续数日。

Wei 等通过前瞻性随机试验证实，在行根治性切除术的骨肉瘤患者，硬膜外镇痛联合全身麻醉对患者术后免疫功能的保留和恢复具有有益作用[1359]。

另外两项随机研究也支持该观点，在髋关节和膝关节置换以及全髋关节置换术患者，硬膜外镇痛联合全身麻醉可以抑制手术应激反应[1360 1361]。

如前所述，Joy 等已经证明，罗哌卡因硬膜外麻醉复合右美托咪定，可以显著降低下肢和腹部手术患者诱导所需的丙泊酚总量。此外,这种麻醉方式缩短了感觉和运动阻滞的起效时间,并且患者血流动力学稳定性良好[673]。

Janssen 等根据回顾性研究结果报道,同种异体输血不会降低长骨转移性骨折手术患者的生存率[1362]。

Haughom 等称,对全髋关节置换术患者采取椎管内麻醉可以减少输血量[1363]。

最后,Liu 等回顾性调查了 16555 例膝关节置换患者。结果发现,与全身麻醉患者相比,接受腰麻或硬膜外麻醉的患者术后 30 天内的感染风险显著降低[1364]。

(郭文静　何志健)

第二节　神经内分泌恶性肿瘤

目前还没有研究结果证明麻醉与神经内分泌恶性肿瘤的复发相关。

然而,Derikx 等报道发现,相比于普通人群,结肠来源的神经内分泌肿瘤在炎症性肠病患者中更常见[1365]。

关于术前给予硬膜外镇痛对腹腔镜肾上腺切除术患者应激反应的影响,Pan 等进行了一项随机对照研究。结果表明,与全身麻醉相比,全身麻醉联合硬膜外镇痛可以减轻腹腔镜肾上腺切除术患者的应激反应[1366]。

最后,Salman 等发现简易的实验室检查结果(如 NLR 和 PLR)可以作为判断神经内分泌肿瘤是否发生恶化的指标[1367]。

(陈默　郭文静)

第七章　肿瘤微创治疗

第一节　肺、肝、肾、肾上腺恶性肿瘤的射频消融

射频消融术(RFA)是肿瘤治疗学中一种常用的治疗方法。Shah 等在她们的文章中概述了射频消融术的一般特征以及它在肿瘤治疗学中的作用[1368]。

Lai 等专注于经皮射频消融术治疗肝细胞癌后癌症复发的研究。他们对在全麻下经皮射频消融术与硬膜外麻醉下的经皮射频消融术进行比较。在这项有限的回顾性研究中,麻醉类型似乎对总体生存率没有影响。相反,与硬膜外镇痛相比,全麻下经皮射频消融术与癌症复发风险降低相关。对于这一发现,无法给出令人满意的解释[1369]。

在肺肿瘤的射频消融术中,也未发现麻醉技术与射频消融术治疗效果、治疗并发症的发生风险的相关性[1370]。

Schneider 等对 12 例非小细胞肺癌射频消融术患者进行了研究,以了解射频消融术所介导的坏死对免疫功能的影响。在一些患者($n=4$)的局部或复发的淋巴肿瘤中发现,肿瘤坏死因子(TNF-α)浓度在早期明显增加。该改变与细胞内一氧化氮产生介导循环中骨髓源性抑制细胞活性增加有关。他们解释,这可能是非小细胞肺癌射频消融不完全的一个早期指标,同时也可作为评估肿瘤潜在复发风险的指标[1371]。

Piccioni 等将胸椎旁阻滞作为肝癌经皮射频消融术的单一麻醉方法。他们发现,胸椎旁阻滞可以提供满意的单侧阻滞效果,并且副作用较小[1372]。

然而 Gazzera 等报道称,虽然胸椎旁阻滞在所有经皮穿刺热治疗的肝癌患者中均可获得满意的效果,但其中 33% 的患者仍有中重度疼痛并且需要静脉镇静[1373]。

Tohme 等对无法手术切除而接受肝放射栓塞的结直肠癌患者进行了一项

回顾性研究,目的是检验 NLR 是否能预测治疗后的生存率。研究中,NLR 中位数为 4.6。此外,高 NLR(≥5)代表生存率下降。因此,作者认为 NLR 是一种简单而新颖的生物标志,能够预测转移性结直肠癌放射栓塞术后的生存率[1374]。

正如前所述,Demmic 等证实在选择性内放射治疗的患者中,治疗前和(或)治疗后的 NLR/PLR 都可以用于预测临床转归。此外,他们报道称,PLR 升高极大地提示了局部或肝外疾病进展与死亡风险[806]。

Dubut 等认为,CT 引导下椎旁阻滞可以作为肾脏微波消融镇痛治疗中的一种很有前景的新技术,也许可作为一种全身麻醉或清醒镇静替代技术[1375]。

(程云　陈默)

第二节　肝动脉化疗栓塞

在一段时间内,肝动脉化疗栓塞(TACE)治疗方案被荷兰癌症研究所安东尼·列文虎克医院选择性地应用于一些患者身上。这些患者中的大多数已被诊断为结直肠癌孤立性肝转移。该治疗方案的目的是使用化疗药物伊立替康栓塞动脉进而阻断转移。

安东尼文赫克医院之前的经验表明,"标准"麻醉方案并不能有效地预防和(或)治疗手术所带来的身体不适。我们所使用的麻醉方式通常是胸段硬膜外镇痛联合静脉丙泊酚镇静。其中,胸段硬膜外镇痛的首次剂量为布比卡因 50mg 加上舒芬太尼 25μg 分次推注,之后以 0.05% 布比卡因和 0.02% 吗啡配泵并以 20mL/h 的输注速率输注,然而这并不能消除术后即刻的上腹部放射到背部的重度疼痛(NRS 评分 10 分)。这种疼痛常伴有大汗淋漓、严重恶心和呕吐。值得注意的是,即使硬膜外推注布比卡因和(或)静脉注射 S-氯胺酮和止吐药,也不会减缓疼痛、恶心和呕吐等症状。

经过大量的文献检索,只发现有两篇文献关注了该问题[1376-1377]。第一篇文献着重强调了上述的不适,并提出了若干建议。第二篇文献证明了围手术期给予帕瑞昔布可以明显改善 TACE 术后疼痛。

有趣的是,Wei 等通过研究指出,对于接受 TACE 联合索拉非尼治疗的肝细胞癌患者,NLR 可以作为预测患者生存率的一个良好指标,高 NLR 是患者生存率低的独立预测指标[1378]。

同时 Huang 等也证实,对于不可手术切除而选择经动脉化疗栓塞的肝细胞癌患者,治疗前 NLR>3.3 的,生存率较低;而经动脉化疗栓塞后,NLR 升高,却提示预后较好[1379]。

Zhou 等也支持 NLR 对经动脉化疗栓塞的肝细胞癌患者的预后价值。TACE 后,NLR>2.6 与总生存期缩短显著相关[1380]。

Kim 等的报告指出,经动脉放射栓塞(TARE)是一种新兴的近距离动脉内栓塞治疗方案。其特点是通过放射给予有效的抗癌作用,且达到最小化栓塞效应[1381]。目前,关于 TARE 中麻醉类型和麻醉技术的应用,以及 TARE 术后癌症复发的情况,尚未有研究报告。

(程云 陈默)

第三节 灌注化疗

灌注化疗是一种新的技术,通过这种新技术可以将更大剂量的化疗药物输送至肝脏的癌灶。据称,灌注化疗比肝内动脉灌注更安全。据报道,灌注化疗的优点是对患者的侵袭性较小;并且对肿瘤复发的患者,治疗方案可以多次使用。其基本过程包含三个步骤:①分离肝静脉流出道;②通过导管向肝动脉灌注大剂量的美法仑,"栓塞"动脉分支,防止化疗药物漏入供应其他器官的动脉;③过滤肝脏中的血液,将血液分流出去,并通过颈静脉将血液流回体内。更全面详细的有关过程请参阅 Deneve 等和 Uzgare 等发表的文献[1382-1383]。

我们只能找到一篇关注于灌注化疗麻醉方案的文献。该文献的作者指出,灌注化疗过程可能出现短暂但显著的血流动力学变化和代谢紊乱。因此,他们建议灌注化疗过程给予全身麻醉而不只是镇静[1384]。虽然该文献作者在该项技术方面的经验有限,但我们还是会分享相关的血流动力学和代谢变化的数据。几乎在所有情况下,血压的维持都需要高剂量的去甲肾上腺素。由于需要深度抗凝,所以我们在手术中进行全身麻醉而不是硬膜外镇痛。目前,还没有关于麻醉方式、麻醉药对灌注化疗的影响以及灌注化疗对癌症复发的影响等方面的进一步研究报道。

(程云 陈默)

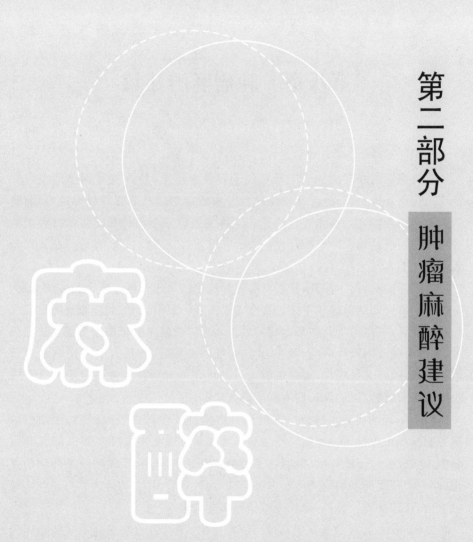

第二部分　肿瘤麻醉建议

第八章　肿瘤麻醉建议

有关癌症治疗方法的研究正趋向于对肿瘤特定 DNA 突变因子的定位和治疗。在此基础上,应抛弃器官特异性肿瘤的观念以及器官特异性治疗,而将每种肿瘤作为独立的整体进行治疗。这种发展有助于将越来越多的各种类型的肿瘤归为慢性病。肿瘤治疗方法的研究进展百花齐放,外科治疗毋庸置疑是实体肿瘤的主导治疗方法。

为阐述明确,在本部分,我们对实体肿瘤仍然采用按器官分类的传统方法。

动物研究的结果显然不能直接应用于人类。目前,相关的前瞻性随机研究尚比较缺乏,可用的研究结果也相对较少。现阶段的主要依据来源于实验室数据、动物研究或回顾性研究,我们相信从长远来看,这些信息有一定的参考价值。正如 Tavare 等所言,迫切需要通过最优化的麻醉技术来确定最适合肿瘤手术的麻醉策略,以确保长期生存率最大化[1385]。

Fodale 等的研究支持静脉麻醉药具有抗肿瘤作用的观点,譬如丙泊酚的抗肿瘤保护作用是通过抑制肿瘤细胞释放环氧合酶 2 和前列腺素 E_2 以及免疫刺激来实现的。因此,建议限制挥发性麻醉药物的使用,限制阿片类药物的使用(阿片类药物抑制细胞免疫和体液免疫,促进血管再生,加快转移);建议实施椎管内/区域麻醉。另外,建议谨慎借鉴研究结果[1386]。

Soltanizadeh 等学者基于系统回顾后指出,尽管目前缺乏高质量的临床随机试验证据,但根据四组经倾向性校正的回顾性研究发现,相较于吸入麻醉,全凭静脉麻醉仍是更适合肿瘤外科手术的麻醉方法[1387]。

Das 等认为,围手术期护理对肿瘤患者的生存率有重要影响,并建议调整临床护理操作[1388]。Kaye 等通过循证研究提出,临床麻醉研究者应充分认识麻醉药和镇痛药对免疫系统各个组成部分免疫反应的抑制作用,尤其在实施肿瘤外科手术时,更要考虑这些因素的影响[1389]。

Kim 通过研究指出,酰胺类局部麻醉药可能增加 NK 细胞的活性。相较于挥发性麻醉药物和阿片类药物,丙泊酚以及局部麻醉药可能通过抑制下丘脑-垂体-肾上腺轴和交感神经系统来减少手术应激性神经内分泌反应,从而降低免疫抑制和某些类型肿瘤的复发率[1390]。

Divatia 和 Ambulkar 基于文献回顾后指出,围手术期护理对无瘤生存期有决定性的作用,并建议完善现行的护理规范[1391]。

O'Dwyer 等认为,麻醉技术的实施和围手术期治疗都应充分完善。尽管短期内不会有不良结果出现,但治疗后一段时间继发免疫抑制后,患者可能预后差[1392]。

Iwasaki 等报道,越来越多的证据表明麻醉和辅助区域阻滞技术可能影响肿瘤癌症的生长和(或)进展。但是要改变目前的临床实践,尚无充分的研究证据支持,而需要进一步研究[1393]。

关于局部麻醉-镇痛对免疫功能的保护作用,Vaghari 等进行了综述讨论[1394]。

Kurosawa 报道,目前实验数据和临床研究均表明,以丙泊酚为主导的静脉麻醉、环氧合酶拮抗剂、区域麻醉能减少围手术期免疫抑制相关的不良后果。同时,应避免实施吸入麻醉、静脉注射吗啡类药物、非必需的血液输注。术中注意预防缺氧、低血压、低体温、高血糖的发生[1395]。

Hiller 等概述了麻醉技术的选择、抗肾上腺素能、抗炎药和(或)抗血栓形成疗法策略性应用的基本原理和早期证据,以改善癌症患者的术后无复发生存率[1396]。

Sun 等通过系统性回顾和 meta 分析,评估了围手术期区域麻醉和镇痛对肿瘤术后生存率和术后复发的影响。围手术期实施区域镇痛与提高肿瘤术后总体生存率有相关性,与肿瘤复发未发现相关性[1397]。

Grandhi 等通过 meta 分析也未能发现区域麻醉与术后总体生存率、临床无复发生存率以及无生化复发生存率的相关性[1398]。

Le-Wendling 等综述认为,体外、动物和人类回顾性研究支持以下假设:在某些类型的癌症中,区域麻醉可能与较低的复发率相关[1399]。

Byrne 等通过总结目前的实验室研究成果发现,围手术期的干预行为可能通过刺激癌细胞信号、调节免疫反应以及神经内分泌应激反应,来影响肿瘤术后复发或转移。虽然研究数据有限,但仍建议麻醉学研究者基于个人风险-效益分析和最佳的理论依据,为患者提供最适宜的麻醉和镇痛方案,进而减少肿瘤复发[1400]。

Green 和 Tsui 指出,不能仅根据肿瘤预后来制定特殊麻醉技术的规范。在临床实践中,应在条件允许且区域阻滞经验丰富的情况下,为肿瘤患者实施适宜的区域麻醉或联合静脉输注丙泊酚。已有实验室数据证实,区域麻醉可以提供良好的镇痛,同时术后恶心、呕吐的发生率低,且具有良好的免疫学特征[1401]。

Sekandarzad 等认为,肿瘤患者的机体在围手术期处于一种特定的内环境状态,手术应激可导致免疫抑制的发生。实施区域麻醉联合多模式镇痛,如非甾体抗炎药、阿片类药物和局部麻醉药,可预防疼痛和神经内分泌应激所造成的病理生理影响,这种模式应被视为平衡麻醉的重点[1402]。

Tohme 等综述总结了碎片化的临床和实验证据,这些证据支持手术和炎症为肿瘤疾病复发的潜在触发因素。外科手术诱导癌细胞向循环中脱落增加;抑制抗肿瘤免疫力,使循环肿瘤细胞得以存活;上调靶器官中的黏附分子,募集能够包裹肿瘤细胞的免疫细胞;并诱导靶组织和癌细胞本身发生变化,加强迁移和入侵,以建立目标地点。手术创伤会引起局部和全身性炎症反应,这也可能促进残留和微转移性疾病的加速发展。此外,我们探讨围手术期因素(包括麻醉、输血、体温过低和术后并发症)的作用,这些因素可能是导致早期复发的有害因素[1403]。

因此,与 Heaney[1404],Xuan[1405]、Cakmakkaya[1406]、BJA 癌症和麻醉研讨会公布的共识声明[1407]、Jakobsson 和 Johnson[1408] 以及 Ciechanowicz 和 Ma[1409]等个人和组织的观点相反,我们认为即使麻醉与肿瘤转移的研究仍处于早期阶段,将一些研究成果应用到临床实践中也是可行的,同时应关注进一步的研究结果。未来,如果某些肿瘤麻醉建议或观念被证实对肿瘤患者没有价值或者价值有限,则可以调整甚至完全弃用。这其实正是编写此汇编的目的。而随着关于麻醉对外科肿瘤学影响的研究深入,此汇编的内容也将得到进一步的扩展和更新。

麻醉医师必须意识到麻醉药物和麻醉技术可能会对肿瘤进展产生重要影响[1410-1411]。因此,作者本人支持 Cassinello 等的研究结论,即麻醉医师应遵循现有的最佳临床指南,以及所有可有效减轻患者疼痛和压力的策略。区域麻醉和多模式镇痛联合抗炎药物,在控制围手术期疼痛方面有毋庸置疑的作用,并有可能提高术后无复发生存率[1412]。

我们认为,目前的研究数据不足以改变临床实践,这一点是明确的。但是人们会得出这样的结论:对整形外科患者进行麻醉与对癌症患者进行麻醉没有区别。事实上,接受外科手术的肿瘤患者更易受到手术的潜在影响。至于对所有手术患者实施相同的手术方式对患者的机体影响是否有差别,目前没有研究结论。我们的目标是选择最合适的技术,最大限度地提高患者舒适度,而不给患者增添不必要的负担。

如前所述，外科手术对人体影响深远。因手术引起的组织损伤会继发各种病症，即手术应激引起炎症反应并最终可导致免疫抑制的发生，并且这种免疫抑制是剂量依赖性的。手术所致的组织损伤范围越大，所引起的炎症反应越明显，因此导致的免疫抑制也会更持久。正因如此，麻醉研究的主要目的是削弱手术刺激引起的炎症反应。众所周知，如果不实施麻醉，大型手术导致的机体组织损伤将不可避免地导致患者死亡。为了避免这种状况的发生，麻醉和完善的围手术期镇痛是手术的必要条件。一直以来，阿片类药物在抑制手术应激方面有至关重要的作用。尽管有充分的研究证据表明，阿片类药物对抑制外科手术引起的炎症应激反应有积极的作用，但有关阿片类药物可能通过免疫调节对机体产生负面影响的研究也日趋增多。

除了疼痛和手术刺激有可能通过免疫抑制影响肿瘤的生物学行为外，有些研究发现，术中给予麻醉药物也可能通过某些途径影响肿瘤的进展和复发[1413-1414]。因此，我们坚信会有更深入的研究依据支持在条件允许的情况下应限制阿片类药物的使用，但这种限制绝不应以牺牲镇痛的质量为代价。一旦这个研究结论得到临床应用，那么手术炎性应激反应对机体的不利影响将明显超过阿片类药物治疗引起的不良反应。尤其在肿瘤外科学领域，麻醉学研究应着重于最大限度地减小手术炎性应激对机体免疫功能和自主防御机制的影响。炎症反应被认为在肿瘤生长和转移中发挥重要作用，因此麻醉学者可能通过使用某种特定的麻醉药物来积极对抗肿瘤。

（周惠丹　解康杰）

第九章 头部、喉部、颈部、胸部恶性肿瘤麻醉

第一节 头部、喉部和颈部恶性肿瘤麻醉

关于头、喉部和颈部恶性肿瘤麻醉,建议如下。

◆为减轻手术应激反应及减少对阿片类药物的需求,建议尽可能实施全身麻醉联合多模式围手术期镇痛。

◆在大型手术中,静脉注射镇痛剂量的 S-氯胺酮可替代静脉注射阿片类药物,一方面可以减少对阿片类药物的需求,另一方面也可以减少痛觉过敏以及慢性疼痛的发生。但是,有证据表明 S-氯胺酮可导致 NK 细胞减少伴随自主防御机制下降,此外,S-氯胺酮具有 β-肾上腺素能刺激特性,且与转移概率增加存在明显的相关性[182-185]。令人欣喜的是,S-氯胺酮对肿瘤的增强作用大部分可以通过给予 β-受体阻滞剂来消除。因此,对需经 S-氯胺酮麻醉的手术患者给予 β-受体阻滞剂,可以中和其潜在的肿瘤促进作用。当然,这还需要深入研究。

◆在头颈部单侧手术,行颈浅丛神经阻滞。应注意针尖置入的位置,针尖须与肿瘤组织保持安全距离,以防止肿瘤局部扩散。基于既往研究,麻醉药物建议选择罗哌卡因而非布比卡因,因为罗哌卡因有更明显的肿瘤抑制特性[58-60]。

◆联合应用对乙酰氨基酚和非甾体抗炎药(如双氯芬酸)。鉴于最近的研究结果,建议对有心脏病病史的患者停用双氯芬酸。

◆关于全身麻醉,有研究证据表明,挥发性麻醉药物可能对机体产生不良的肿瘤样作用。因此在深入研究时,我们考虑将挥发性麻醉药与静脉注射丙泊酚联合应用,以降低挥发性麻醉药的剂量。在研究中,我们以静脉注射丙泊酚为基础,通过应用挥发性麻醉药(如地氟烷或七氟烷)来调节麻醉的深度。实施

这种麻醉方法的原因也与节约成本有关。在耗时较长的外科手术中使用低流量的挥发性麻醉药显然比静脉输注丙泊酚的成本低。

◆在头部、颈部和喉部手术，不适合行椎管内阻滞麻醉。理论上，围手术期静脉给予利多卡因可有所获益，其可能是减少阿片类药物的用量，也可能是由于局部麻醉药物中酰胺成分的抗肿瘤特性。遗憾的是，目前尚无研究结果支持，而需等待进一步的研究结果。

◆在液体管理方面，给予平衡液（如乳酸林格氏液）可能对减轻炎症应激反应有益。有研究表明，平衡溶液对血浆电解质、酸碱平衡和肾功能变化的影响较小。

（袁俊波 连燕虹）

第二节 胸内恶性肿瘤麻醉

关于胸内恶性肿瘤麻醉，建议如下。

◆对于开胸手术，建议实施全身麻醉联合胸段硬膜外镇痛。因为充分硬膜外镇痛的益处远大于其发生并发症的风险。但这只适用于有丰富经验的麻醉医生，且按操作流程置入硬膜外导管。尤其高位硬膜外导管置入更需要反复操作以获得这项技能。既往临床经验表明，在胸段硬膜外麻醉中，在局麻药中添加阿片类药物更易发生阿片类药物的副作用，如恶心、呕吐和瘙痒。因此，作者建议用可乐定代替阿片类药物。安东尼文赫克医院麻醉科最常用的混合药物是在布比卡因（50mL0.5％布比卡因加入 500mL0.9％氯化钠溶液）中加入 $300\mu g$ 可乐定，而不是通常用的 $100\mu g$ 舒芬太尼，然后以 $16\sim20mL/h$ 的速度微泵泵注。我们有意选择较低浓度的局部麻醉药，通过药物的高容量来达到合适的较广的阻滞范围。

就（诊断性）胸腔镜手术而言，我们建议采用单侧椎旁神经阻滞联合全身麻醉。因为仅用长效酰胺类局部麻醉剂（如罗哌卡因）就足以减轻手术应激反应，并足以减少对阿片类药物的需求。但是有最新研究表明，局部麻醉剂中加入可乐定会导致神经阻滞范围扩大。

我们建议经超声引导区域镇痛，以确保达到更好的术后疼痛评分，并能减少额外阿片类药物的使用[1415]。

对于手术范围可能更大的胸腔镜手术，例如胸膜固定术，我们建议采用胸段硬膜外镇痛联合全身麻醉。因为硬膜外镇痛能达到更显著的镇痛作用,同时也能减弱手术炎症应激反应。

◆与头部、颈部和喉部手术的麻醉药相同,我们也建议采用静脉注射丙泊酚联合挥发性麻醉药,以丙泊酚为主,地氟烷用以调节麻醉深度。

◆越来越多的研究建议,可将对乙酰氨基酚和非甾体抗炎药(如双氯芬酸)联合用药[无非甾体抗炎药和(或)心脏病史禁忌]。更不能忽略的是,对患者行开胸术后导致的肩部疼痛的治疗。

◆当椎管内麻醉有禁忌或技术上不可行时,围手术期静脉注射 S-氯胺酮作为联合镇痛方法也是一种合理的选择。当然,应考虑联合使用 S-氯胺酮与 β-受体阻滞剂,以尽量减少其潜在的副作用。

◆如前所述,平衡溶液的输注也可能对减轻炎症应激反应以及维持电解质、酸碱平衡和肾功能的稳定有益。

◆理论上来说,静脉注射利多卡因的效果是可以预期的。这可能是由于其具备阿片类药物的镇痛作用,也可能是由于局部麻醉药中的酰胺成分具有抗肿瘤特性。遗憾的是,还需等待进一步的研究结果验证。

(袁俊波　连燕虹)

第三节　乳腺癌麻醉

◆在乳腺癌手术中,建议尽量减少手术应激反应,减少阿片类药物的使用而不影响疼痛感知。

◆在双侧乳腺切除术中,我们推荐全身麻醉(挥发性药物和静脉药物)联合高位胸段硬膜外镇痛。其麻醉药物的选择与胸腔内肿瘤的麻醉药物选择类似:低浓度的局部麻醉药通过药物的高容量扩充来达到合适的阻滞范围,并以可乐定代替阿片类药物。

◆当椎管内麻醉有禁忌或技术上不可行时,围手术期静脉注射 S-氯胺酮作为补充镇痛也是一种合理的选择。既往临床研究发现,在接受双侧乳房切除术的患者中,因使用了 S-氯胺酮而引起副作用的报道更加频繁。这些影响主要包括心理影响(如幻觉等)。因此,建议联合使用 S-氯胺酮与 β-受体阻滞剂,以尽量减少其副作用。

◆在进行单侧乳房切除或局部广泛切除乳房时,应将乳房局部浸润作为镇痛的首选方法,以减少阿片类药物的使用,并减轻应激反应[1416]。0.5%罗哌卡因 40mL 即能实现充分的镇痛作用,且无毒副作用。我们认为这也是双侧局部乳房广泛切除术的最佳镇痛方法。双侧乳房浸润可予以 0.5%罗哌卡因共计 60mL[1417]。

◆单侧乳房切除术后随即行乳房重建的患者须另当别论。立即行乳房重建因需要暴露肌肉组织层而导致手术区域扩大,由此产生更大的手术应激反应。我们建议在乳房扩大切除行乳房重建时行局部浸润麻醉,以减少阿片类药物的使用。胸腔镜检查中的(单侧)椎旁神经阻滞也是一种较好的选择。对乳房切除术后乳房重建术,椎旁阻滞麻醉在多大程度上优于局部浸润麻醉,正是我们的研究方向,目前正在进行中。迄今为止的研究结果表明,罗哌卡因可能是椎旁神经阻滞的最佳麻醉药。

◆上述建议同样适用于全身麻醉以及联合使用对乙酰氨基酚和双氯芬酸的患者。尤其在乳腺癌手术中,用双氯芬酸等非甾体抗炎药作为补充治疗似乎更合理。

◆建议对行乳房手术的患者常规给予地塞米松 4~8mg,因为地塞米松不仅有止吐作用,而且能抑制乳腺癌细胞的潜在扩散,从而降低术后转移的发生率。

对椎旁及 PECS Ⅰ 和 Ⅱ 的区域阻滞技术在乳腺癌手术中可能有其他作用,但其在肿瘤外科学方面的效果仍有待深入研究和观察。

◆全麻的麻醉药物同样可以选择利多卡因(静脉注射)。近期的研究结果表明,静脉注射利多卡因对改善阿片类药物的消耗、术后疼痛评分、术后恶心呕吐、疲惫感及术后住院时间[561,598,600,651,658,659,1153,1281,1286] 获益甚微,也仍有待进一步的研究结果。

◆如前所述,平衡溶液的输注也可能对减轻炎症应激反应以及维持电解质、酸碱平衡和肾功能的稳定有益。

(袁俊波　朱韵甜)

第十章 腹腔和盆腔内、肌肉骨骼恶性肿瘤和肿瘤微创治疗麻醉

第一节 腹腔和盆腔内恶性肿瘤麻醉

◆在腹腔镜手术中,首选阿片类药物尽可能少的全身麻醉,同时超声辅助引导的腹横肌平面神经阻滞技术[1418]。有研究报道,腹横肌平面神经阻滞不仅有镇痛作用,其在膀胱和(或)前列腺的腹腔镜手术中还能显著减少膀胱痉挛。更有研究表明,腹横肌平面神经阻滞可减弱手术引起的应激反应。研究建议,首选罗哌卡因作为腹腔镜肿瘤外科腹横肌平面神经阻滞的局麻药物[58-59]。遗憾的是,腹横肌平面神经阻滞的镇痛效应(减少阿片类药物的剂量)和对应激反应减弱的维持时间较短,持续时间不超过术后第 1 天[1419-1420]。因此我们建议,尽可能在超声辅助下行区域镇痛。

当腹腔镜手术范围较大且伴有更明显的手术应激反应时,建议实施全身麻醉联合胸段硬膜外镇痛。因为硬膜外镇痛较腹横肌平面神经阻滞的镇痛效果更广泛、更持久。虽然腹腔镜辅助手术较开放手术更能保护患者术后的免疫功能,但术中气腹的应用会显著增加应激反应[905]。因此我们建议,在实施腹腔镜手术时,应选择能够减轻应激反应的麻醉方式。

在实施每例麻醉时,都应均衡把握持久减弱应激反应的方法,以及尽量避免增加肿瘤增殖的风险。

◆在剖腹手术中,推荐予以全身麻醉联合胸段硬膜外镇痛。如前所述,可以通过增加局部麻醉药物的剂量来获得足够的镇痛效果。与高位胸段硬膜外镇痛相比,中低位胸段硬膜外镇痛给予阿片类药物的耐受性更好,副作用更少。因此我们建议,在硬膜外麻醉药物中添加小剂量吗啡,可以达到更显著的镇痛效果;若患者对吗啡不耐受,则可选择可乐定替代。

再次强调,在实施硬膜外麻醉时,应以目标导向液体复苏来维持血容量,以

免影响术后吻合口的愈合[966]。

若存在硬膜外镇痛禁忌或麻醉操作失败,则可以考虑给予 S-氯胺酮。但要警惕 S-氯胺酮可能因刺激 β-肾上腺素系统而导致不良的肿瘤效应,所以可考虑同时给予 β-受体阻滞剂。遗憾的是,关于接受 S-氯胺酮治疗的癌症患者中需要多少剂量 β-受体阻滞剂较为适宜,目前尚缺乏可用的数据。

◆在腹腔镜和剖腹手术,上述建议同样适用于全身麻醉以及联合应用对乙酰氨基酚和双氯芬酸的患者。需注意,在非择期手术中,双氯芬酸可能与回结肠近端吻合口瘘的风险增加相关。尚未有研究明确双氯芬酸的抗肿瘤作用大于吻合口瘘风险的程度,特别是在择期手术不联合使用硬膜外镇痛时。

在术中近端吻合回结肠时,应个体化评估联合非甾体抗炎药与硬膜外镇痛的效果。若术前 NLR 高,则建议在术后 24 小时内予以非甾体抗炎药治疗。

但当术前 NLR 低且术中回肠吻合时,对于是否给予非甾体抗炎药,尚存在争议。我们认为,就结直肠手术而言,双氯芬酸的益处和效果明确胜于其对吻合口完整性的潜在有害影响。在联合实施硬膜外麻醉时也是如此。

◆如前所述,平衡溶液的输注也可能有益于减轻炎症应激反应,以及维持电解质、酸碱平衡和肾功能的稳定。

◆从理论上可以预期围手术期静脉注射利多卡因的获益效果。但是,最近的一项 Cochrane 研究表明,与安慰剂相比,低至中度的证据支持围手术期持续静脉内输注利多卡因对疼痛评分和(或)术后恶心有影响。此外,几乎没有证据表明围手术期静脉注射利多卡因对术后胃肠道恢复、住院时间及阿片类药物的需求有影响[68,561,563,598,600,657-659,1153,1281],期待深入研究的报道。

(袁俊波　蔡淑女)

第二节　骨骼、肌肉、软组织恶性肿瘤和射频消融麻醉

有关会阴部、软组织恶性肿瘤和四肢手术的麻醉建议同上。

◆对于小手术,首选椎管内麻醉,不仅因为椎管内麻醉副作用小,有利于术后快速康复,而且其局部麻醉药物中的酰胺成分还具有抗肿瘤特性。因此,静脉注射利多卡因干预可能是日后研究的热点。

◆对于肺、肝、肾、肾上腺的射频消融术,理论上建议予以硬膜外镇痛,必要时可静脉予以丙泊酚镇静。

(袁俊波　蔡淑女)

第三节　肝动脉化疗栓塞术麻醉

目前,对肝动脉化疗栓塞(TACE)的麻醉研究尚缺乏,我们参考了 Fiorentini 等[1376]提出的建议。

◆首先予以导尿,在心电监护下,在置入硬膜外导管之前及置管过程中都须充分补液,根据患者的心脏状况决定预补液量。

◆平衡溶液的输注可能有益于减轻炎症应激反应,以及维持电解质、酸碱平衡和肾功能的稳定。

◆静脉注射雷尼替丁 50mg 护胃。

◆静脉注射格拉司琼 1mg 和地塞米松 8mg,最大限度地预防恶心呕吐。

◆静脉注射头孢唑啉 1000mg,用于预防感染。

◆硬膜外常规用药(起始剂量为 0.5% 布比卡因 10mL,随后以 20mL/h 的速率泵注 0.5% 布比卡因和 100μg 舒芬太尼的混合液)。硬膜外舒芬太尼的起始剂量为 25μg。

关于患者在治疗过程中仍需阿片类药物来减轻应激反应的原因,仍有待研究。仅予以局部麻醉药物的镇痛效果不佳。伊立替康的注射剂量、注射速率以及注射部位对应激反应水平有决定作用。

◆手术开始即刻由放射科医生在动脉内注入利多卡因。

◆建议围手术期予以帕瑞昔布,以改善术后疼痛[1377]。

(袁俊波　连燕虹)

第四节　灌注化疗麻醉

关于灌注化疗技术的麻醉相关建议,目前我们只检索到一个文献[1384]。其指出,灌注化疗过程可能会短暂地引起血流动力学的显著变化以及代谢紊乱。因此,建议实施全身麻醉,而不只是镇静。

对于灌注化疗技术,作者尚缺乏足够的临床经验,通过研究类似的血流动力学及代谢后发现,几乎所有的病例在此过程中都需要高剂量的去甲肾上腺素来维持血压。因为需要进行深度抗凝治疗,所以我们建议予以全身麻醉而不是硬膜外镇痛。目前,尚无关于灌注化疗技术的麻醉方式、麻醉药物以及对肿瘤复发影响的研究。

（袁俊波　连燕虹）

第十一章　结　语

作者自己的研究机构最近发起了一个项目,认为在相当长的时间内,90%的癌症将被归类为慢性疾病。对(实体)癌症的传统治疗,包括化疗、放疗和(或)手术切除,将越来越多地关注癌症 DNA 突变,使治疗具体化和个体化。而在实现之前,外科切除仍然是治疗癌症的重要手段。

众所周知,外科手术对人体有着深远的影响。虽然手术是为了"治愈"机体,但机体必须为此付出相当大的代价。人体的整体性受到影响,因此许多反应被触发以确保维持机体稳定状态。简而言之,虽然人体是一个高度复杂的机体,但是机体能够应对各种威胁的方式似乎是有限的。在一定程度上,从感染到主要创伤(包括外科手术)带来的威胁,都通过炎症应激反应来体现。这种炎症反应触发了体内多个变化过程,这些进程使免疫防御机制受到不利影响并最终导致机体处于分解代谢状态。显然,免疫调节可能对肿瘤的生长和发展有直接的影响。

此外,越来越多的证据表明,通过影响肿瘤的生长、进展和转移,炎症应激反应在围手术期起着关键的作用。越来越多的研究表明,NLR 可以用作反映个体炎症程度的廉价生物标记。此外,NLR 对几种类型的癌症及其治疗的预后似乎也有预测作用。除癌症之外,NLR 可能还与不同疾病的死亡率有关,如心血管、脑血管和肺部疾病等。

最近的研究结果还表明,在危重症患者的短期和长期死亡率、癌症预后、脓毒症患者的急性肾损伤、菌血症和败血症、心脑血管死亡、肺部疾病等情况下,NLR 都可以作为一个独立的预测指标[1421-1442]。例如,Giede-Jeppe 等阐述,NLR 是与自发性脑出血患者死亡率增加相关的独立指标。因此,内科医生在治疗脑卒中时,对于 NLR 增加的患者应重点关注,因为这些患者多为感染并发症和短期死亡率增加的高危人群[1438]。

最近的一项研究甚至表明,NLR 可作为肾功能不全患者急性心肌梗死的独立预测因子,这些患者中肌钙蛋白测定会受到血清肌酐升高的影响[1443]。

Caimi 等报道称,急性心肌梗死青少年患者的平均 NLR 与正常对照组相比显著增加。然而,在 ST 段抬高型心肌梗死(STEMI)和非 ST 段抬高型心肌梗死(非 STEMI)患者,或糖尿病和非糖尿病患者中,NLR 没有差异;在吸烟和不吸烟患者中,NLR 有差异[1444]。Anandha 等的研究再次证实吸烟对 NLR 的影响[251]。

Kalelioglu 对炎性细胞及炎症标志物是否参与双相情感障碍的发生发展进行了调查。他们招募了 61 名躁狂症患者,55 名淡漠的患者和 54 名对照受试者。结果发现躁狂症和淡漠患者的 NLR 和 PLR 均明显高于对照组。这些发现表明,炎性细胞在双相情感障碍躁狂发作和淡漠状态的病理过程中有作用[1445]。

Toptas 等认为,NLR 和 PLR 对急性肠系膜缺血患者的预后有预测价值[1446]。

Venkatraghavan 等调查了术前患者 NLR 升高的概率,发现 26.6% 的患者 NLR 升高(>3.3),并且 NLR 升高(>4.5)是恶性肿瘤的恒定预测指标[1447]。

事实上,Kumar 等指出,NLR>3.0 是经过验证的一种独立预后预测因子,可以影响 I 期临床试验中接受治疗的癌症患者的总体生存率,而与类固醇的使用无关[1448]。

Nakamura 等研究了 NLR 对晚期癌症患者预后的预测价值。他们指出,NLR 似乎是预测晚期癌症患者临床转归的一个简易有效的指标[1449]。

Mitsuya 等报道称,NLR 升高(≥5)是脑转移瘤切除术后患者生存率较低的预测指标[1450]。

Nishijima 等甚至认为,老年癌症患者的虚弱与炎症可能有关[1451]。

所有这些发现支持了这样一个假设,即炎症应激反应是一个共同的途径,人体通过该途径来应对影响身体完整性的各种威胁。

此外,有迹象表明,对(手术)炎症应激反应的对症治疗,可能有益于接受肿瘤手术的患者。例如,非甾体抗炎药的抗炎治疗与 β-受体阻滞剂的治疗已被证明能够影响肿瘤进展。

麻醉的最新发展是惊人的。如今,全球范围内管理和报道的麻醉都是极其安全的。大多数患者能很好地经历和耐受麻醉。

越来越多的证据表明,麻醉可能会影响肿瘤的发展。虽然还没有证据表明麻醉可以诱发癌症,但最近的研究结果表明,某些麻醉药物和麻醉技术可能影响癌症的生长和转移能力。在这种观点下,麻醉不应仅关注于最小化外科应激反应,还应关注保护机体免疫和自身的自主防御机制。我们相信,通过调节炎症反应,麻醉医生能够为实现肿瘤成功手术治疗做出贡献。

随着对炎症的作用和 NLR 作为生物标记了解的日益深入,我们有望在围手术期调整炎症环境。

在过去的几十年中,麻醉技术取得了令人瞩目的发展。但是,这是通过逐步更新我们的临床实践而不是通过满足现状来实现的。在肿瘤外科的麻醉管理中,我们希望本汇编内容能够指导麻醉医生选择最合适的麻醉药物和麻醉技术。

（付霜　解康杰）

参考文献

［1］Buggy DJ, Smith E. Epidural anaesthesia and analgesia: better outcome after major surgery? Growing evidence suggests so. BMJ, 1999, 319 (7209): 530-531.

［2］Forget P, Collet V, Lavand'homme P, et al. Does analgesia and condition influence immunity after surgery? Effects of fentanyl, ketamine and clonidine on natural killer activity at different ages. Eur J Anaesthesiol, 2010, 27(3): 233-240.

［3］Lewis JW, Shavit Y, Terman GW, et al. Apparent involvement of opioid peptides in stress-induced enhancement of tumor growth. Peptides, 1983, 4(5): 635-638.

［4］Bar-Yosef S, Melamed R, Page TG, et al. Attenuation of the tumor-promoting effect of surgery by spinal blockade in rats. Anesthesiology, 2001, 94(6): 1066-1073.

［5］Shakhar G, Ben-Eliyahu S. Potential prophylactic measures against postoperative immunosuppression: could they reduce recurrence rates in oncological patients? Ann Surg Oncol, 2003, 10(8): 972-992.

［6］Coffey JC, Wang JH, Smith MJ, et al. Excisional surgery for cancer cure: therapy at a cost. Lancet Oncol, 2003, 4(12): 760-768.

［7］Vittimberga FJ, Foley DP, Meyers W, et al. Laparoscopic surgery and the systemic immune response. Ann Surg, 1998, 227(3): 326-334.

［8］Tsuchiya Y, Sawada S, Yoshioka I, et al. Increased surgical stress promotes tumor metastasis. Surgery, 2003, 133(3): 547-555.

［9］Ananth AA, Tai LH, Lansdell C, et al. Surgical stress abrogates pre-existing protective T cell mediated ani-tumor immunity leading to postoperative cancer recurrence. PLoS One, 2016, 19, 11(5): e0155947.

[10] Vallejo R, Hord ED, Barna SA, et al. Perioperative immunosuppression in cancer patients. J Environ Toxicol Oncol, 2003, 22 (2): 139-146.

[11] Snyder GL, Greenberg S. Effect of anaesthetic technique and other perioperative factors on cancer recurrence. Br J Anaesth, 2010, 105(2): 106-115.

[12] Mao L, Lin S, Link J. The effects of anesthetics on tumour progression. Int J Physiol Pathophysiol Pharmacol, 2013, 5(1): 1-10.

[13] Brittenden J, Heys SD, Ross J, et al. Natural killer cells and cancer. Cancer, 1996, 77(7): 1226-1243.

[14] De Lorenzo BH, Marchioro LD, Greco CR, et al. Sleep-deprivation reduces NK cell number and function mediated by β-adrenergic signalling. Psychonuroendocrinology, 2015, 57: 134-143.

[15] Ben-Eliyahu S, Page GG, Yirmiya R, et al. Evidence that stress and and surgical interventions promote tumor development by suppressing natural killer cell activity. Int J Cancer, 1999, 80: 880-888.

[16] Page GG, Blakely WP, Ben-Eliyahu S, et al. Evidence that postoperative pain is a mediator of the tumor-promoting effectsof surgery in rats. Pain, 2001, 90: 191-199.

[17] Gupta K, Kshirsagar S, Chang L, et al. Morphine stimulates angiogenesis by activating proangiogenic and survival-promoting signalling and promotes breast tumor growth. Cancer Res, 2002, 62: 4491-4498.

[18] Angka L, Khan ST, Kilgour MK, et al. Dysfunctional Natural Killer Cells in the aftermath of cancer surgery. Int J Mol Sci, 2017, 18(8) pii: E1787.

[19] Garib V, Lang K, Niggemann B, et al. Propofol-induced calcium signalling and actin reorganization within breast carcinoma. Eur J Anaesthesiol, 2005, 22(8): 609-615.

[20] Mammoto T, Mukai M, Mammoto A, et al. Intravenous anesthetic, propofol inhibits invasion of cancer cells. Cancer Lett, 2002, 184: 165-170.

[21] Miao YF, Zhang YW, Wan HJ, et al. GABA-receptor agonist, propofol inhibts invasion of colon carcinoma cells. Biomed Pharmacother,

2010, 64(9): 583-588.

[22] Zhang LM, Wang N, Zhou SN, et al. Propofol induces proliferation and invasion of gallbladder cancer cells through activation of Nrf2. J Exp Clin Cancer Res, 2012, 19, 31(1): 66.

[23] Song J, Shen Y, Zhang J, et al. Mini profile of potential anticancer properties of propofol. PLoS One, 2014, 9(12): e114440.

[24] Su Z, Hou XK, Wen QP. Propofol induces apoptosis of epithelial ovarian cancer cells by upregulation of microRNA let-7i expression. Eur J Gynaecol Oncol, 2014, 35(6): 688-691.

[25] Zhang J, Shan WF, Jin TT, et al. Propofol exerts anti-hepatocellular carcinoma by microvesicle-mediated transfer of miR-142-3p from macrophage to cancer cells. J Transl Med, 2014, 12: 279.

[26] Wang ZT, Gong HY, Zheng F, et al. Propofol suppresses proliferation and invasion of gastric cancer cells via downregulation of microRNA-221 expression. Genet Mol Res, 2015, 14(3): 8117-8124.

[27] Wang ZT, Gong HY, Zheng F, et al. Propofol suppresses proliferation and invasion of pancreatic cancer cells by upregulating of microRNA-133a expression. Genet Mol Res, 2015, 14(3): 7529-7537.

[28] Yang N, Liang Y, Yang P, et al. Propofol suppresses LPS-induced nuclear accumulation of HIF-1α and tumor aggressiveness in non-small cell lung cancer. Oncol Rep, 2017, 37(5): 2611-2619.

[29] Wu Q, Zhao Y, Chen X, et al. Propofol attenuates BV2 microglia inflammation via NMDA receptor inhibition. Can J Physiol Pharmacol, 2018, 96(3): 241-248.

[30] Wang J, Cheng CS, Lu Y, et al. Novel findings of anti-cancer property of propofol. Anti-caner Agents Med Chem, 2018, 18(2): 156-165.

[31] Liu TC. Influence of propofol, isoflurane and enflurane on levels of serum interleukin-8 and interleukin-10 in cancer patients. Asian Pac J Canc Prev, 2014, 15(16): 6703-6707.

[32] Ammar AS, Mahmoud KM. Comparative effect of propofol versus sevoflurane on renal ischaemia/reperfusion injury after elective open abdominal aortic aneurysm repair. Saudi J Anaesth, 2016, 10(3): 301-307.

[33] Kitano H, Kirsch JR, Hurn PD, et al. Inhalational anesthetics as

neuroprotectants or chemical preconditioning agents in ischemic brain. J Cereb Blood Flow Metab, 2007, 27(6): 1108-1128.

[34] Markovic SN, Knight PR, Murasko DM, et al. Inhibition if interferon stimulation of natural killer cell activity in mice anesthetized with halothane or isoflurane. Anesthesiology, 1993, 78(4): 700-706.

[35] Mitsuhata H, Shimizu R, Yokoyama MM. Suppressive effects of volatile anesthetics on cytokine release in human peripheral blood mononuclear cells. Int J Immunopharmacol, 1995, 17(6): 529-534.

[36] Kawaraguchi Y, Horikawa YT, Murphy AN, et al. Volatile anesthetics protect cancer cells against tumor necrosis factor-related apoptosis-inducing ligand-induced apoptosis via caveolins. Anesthesiology, 2011, 115(3): 499-508.

[37] Miyata T, Kodama T, Honma R, et al. Influence of general anesthesia with isoflurane following propofol-induction on natural killer cell cytotoxic activities of peripheral blood lymphocytes in dogs. J Vet Med Sci, 2013, 75(7): 917-921.

[38] Zhang W, Shao X. Isoflurane promotes non-small cell lung cancer malignancy by activating the Akt mammalian target of rapamycin (mTOR) signaling pathway. Med Sci Monit, 2016, 22: 4644-4650.

[39] Wei GH, Zhang J, Liao DQ, et al. The common anesthetic, sevoflurane, induces apotosis in A549 lung alveolar epithelial cells. Mol Med Rep, 2014, 9(1): 197-203.

[40] Zheng B, Lai R, Li J, et al. Critical role of P2X7 receptors in the neuroinflammation and cognitive dysfunction after surgery. Brain Beh Immun, 2017, 61: 365-374.

[41] Schlangenhauff B, Ellwanger U, Breuning H, et al. Prognostic impact of the type of anaesthesia used during the excision of primary cutaneous melanoma. Melanoma Res, 2000, 10(2): 165-169.

[42] Lindholm ML, Granath F, Eriksson LI, et al. Malignant disease within 5 years after surgery in relation to duration of sevoflurane anesthesia and time with bispectral index under 45. Anesth Analg, 2011, 113(4): 778-783.

[43] Wigmore T, Mohammed K, Jhanji S. Long-term survival for

patients undergoing volatile versus IV anesthesia for cancer surgery: a retrospective analysis. Anesthesiology, 2016, 124(1): 69-79.

[44] Ecimovic P, McHugh B, Murray D, et al. Effects of sevoflurane on breast cancer cell function *in vitro*. Anticancer Res, 2013, 33 (10): 4255-4260.

[45] Huang H, Benzonana LL, Zhao H, et al. Prostate cancer cell malignancy via modulation of HIF-1α pathway with isoflurane and propofol alone and in combination. Br J Cancer, 2014, 111(7): 1338-1349.

[46] Jaura AL, Flood G, Gallagher HC, et al. Differential effects of serum from patients administered distinct anaesthetic techniques on apoptosis in breast cancer cells *in vitro*: a pilot study. Br J Anaesth, 2014, 113 (Suppl 1): i63-i67.

[47] Müller-Edenborn B, Roth-Z'graggen B, Bartnicka K, et al. Volatile anesthetics reduce invasion of colorectal cancer cells through down-regulation of matrix metalloproteinase-9. Anesthesiology, 2012, 117: 293-301.

[48] Liang H, Gu M, Yang C, et al. Sevoflurane inhibits invasion and migration of lung cancer cells by inactivating the p38 MAPK signaling pathway. J Anesth, 2012, 26(3): 381-392.

[49] Marana E, Russo A, Colicci S, et al. Desflurane versus sevoflurane: a comparison on stress response. Minerva Anaesthesiol, 2013, 79(1): 7-14.

[50] Fassoulaki A, Melemeni A, Paraskeva A, et al. Postoperative pain and analgesic requirements after anesthesia with sevoflurane, desflurane or propofol. Anesth Analg, 2008, 107(5): 1715-1719.

[51] Shapiro J, Jersky J, Katzav S, et al. Anesthetic drugs accelerate the progression of postoperative metastases of Mouse tumors. J Clin Invest, 1981, 68(3): 6678-6685.

[52] Fleischmann E, Schlemitz K, Dalton JE, et al. Nitrous oxide may not increase the risk of cancer recurrence after colorectal surgery: a follow-up of a randomized controlled trial. BMC Anestheiol, 2009, 9(1): 1- 9.

[53] Lucchinetti E, Awad AE, Rahman M, et al. Antiproliferative effects of local anesthetics on mesenchymal stem cells: potential implications

fot tumor spreading and wound healing. Anesthesiology, 2012, 116(4): 841-856.

[54] Sakaguchi M, Kuroda Y, Hirose M. The antiproliferative effect of lidocaine on human tongue cancer cells with inhibition of the activity of epidermal growth factor receptor. Anesth Analg, 2006, 102(4): 1103-1107.

[55] Mammoto T, Higashiyama S, Mukai M, et al. Infiltration anesthetic lidocaine inhibits cancer cell invasion by modulating ectodomain shedding of heparin-binding epidermal growth factor-like growth factor (HB-EGF). J Cell Physiol, 2002, 192(3): 351-358.

[56] Martinsson T. Ropivacaine inhibits serum-induced proliferation of colon adenocarcinoma cells *in vitro*. J Pharmacol Exp Ther, 1999, 288: 660-664.

[57] Piegeler T, Votta-Velis EG, Liu G, et al. Antimetastatic potential of amide-linked local anesthetics: inhibition of lung adenocarcinoma cells migration and inflammatory Src signaling independent of sodium channel blockade. Anesthesiology, 2012, 117(3): 548-559.

[58] Lirk P, Hollmann MW, Fleischer M, et al. Lidocaine and ropivacaine, but not bupivacaine, demethylate deoxyribonucleic acid in breast cancer cells *in vitro*. Br J Anaesth, 2014, 113 (suppl): i32-i38.

[59] Lucchinetti E, Awad AE, Rahman M, et al. Antiproliferative effects of local anesthetics on mesenchymal stem cells: potential implications for tumor spreading and wound healing. Anesthesiology, 2012, 116(4): 841-856.

[60] Chang YC, Liu CL, Chen MJ, et al. Local anesthetics induce apoptosis in human breast tumor cells. Anesth Analg, 2014, 118 (1): 116-124.

[61] Chang YC, Hsu YC, Liu CL, et al. Local anesthetics induce apoptosis in human thyroid cancer cells through the mitogen-activated protein kinase pathway. PLoS One, 2014, 9(2): e89563.

[62] Xuan W, Zhao H, Hankin J, et al. Local anesthetic bupivacaine induced ovarian and prostate cancer apoptotic cell death and underlying mechanisms *in vitro*. Sci Rep, 2016, 6: 26277.

[63] Ramirez MF, Tran P, Cata JP. The effect of clinically therapeutic

plasma concentrations of lidocaine on natural killer cell cytotoxicity. Reg Anesth Pain Med, 2015, 40(1): 43-48.

[64] Cata JP, Ramirez MF, Velasquez JF, et al. Lidocaine stimulates the function of *Natural Killer Cells* in different experimental settings. Anticancer Res, 2017, 37(9): 4727-4732.

[65] Chamaraux-Tran TN, Piegeler T. The amide local anesthetic lidocaine in cancer surgery-potential antimetastatic effects and preservation of immune cell function? A narrative review. Front Med (Lausanne), 2017, 4: 235.

[66] Le Gac G, Angenard G, Clement B, et al. Local anesthetics inhibit the growth of human hepatocellular carcinoma cells. Anesth Analg, 2017, 125(5): 1600-1609.

[67] Bundscherer A, Malsy M, Gebhardt K, et al. Effects of ropivacaine, bupivacaine and sufentanil in colon and pancreatic cancer cells in vitro. Pharmacol Res, 2015, 95-96: 126-131.

[68] Gonzalez MM, Altermatt F. Is intravenous lidocaine effective for decreasing pain and speeding up recovery after surgery? Medwave, 2017, 17 (9): e7121.

[69] Yousefshahi F, Predescu O, Francisco Asenjo J. The efficacy of systemic lidocaine in the management of chronic pain: a literature review. Anesth Pain Med, 2017, 7(7): e44732.

[70] Votta-Velis EG, Piegeler T, Minshall RD, et al. Regional anaesthesia and cancer metastases: the implication of local anaesthetics. Acta Anaesthesiol Scand, 2013, 57(10): 1211-1229.

[71] Hahnenkamp K, Herroeder S, Hollmann MW. Regional anaesthesia, local anaesthetics and the surgical stress response. Best Pract Clin Anaesthesiol, 2004, 18(3): 509-527.

[72] Picardi S, Cartellieri S, Groves D, et al. Local anesthetic-induced inhibition of human neutrophil priming: the influence of structure, lipophilicity, and charge. Reg Anesth Pain Med, 2013, 38(1): 9-15.

[73] Shavit Y, Martin FC. Opioids, stress and immunity: animal studies. Ann Behav Med, 1987, 9: 11-15.

[74] Sessler DI. Does regional analgesia reduce the risk of cancer

recurrence? A hypothesis. Eur J Cancer Prev, 2008, 17(3): 269-272.

[75] Vallejo R, de Leon-Casasola O, Benyamin R. Opioid therapy and immunosuppression: a review. Am J Ther, 2004, 11(5): 354-365.

[76] Beilin B, Martin FC, Shavit Y, et al. Suppression of natural killer cell activity by high-dose narcotic anesthesia in rats. Brain Behav Immun, 1989, 3: 129-37.

[77] Farooqui M, Li Y, Rogers T, et al. COX-2 inhibitor celecoxib prevents chronic morphine-induced promotion of angiogenesis, tumor growth, metastasis and mortality, without compromising analgesia. Br J Cancer, 2007, 97: 1523-1531.

[78] Beilin B, Shavit Y, Hart J, et al. Effects of anesthesia based on large versus small doses of fentanyl in natural killer cell toxicity in the perioperative period. Anesth Analg, 1996, 82: 492-497.

[79] Page GG, McDonald JS, Ben-Eliyahu S, et al. Pre-operative versus postoperative administration of morphine: impact on the neuroendocriene, behavioural, and metastatic-enhancing effects of surgery. Br J Anaesth, 1998, 81(2): 216-223.

[80] Grace PM, Ramos KM, Rodgers KM, et al. Activation of adult rat CNS endothelial cells by opioid-induced toll-like receptor 4 (TLR4) signalling induces proinflammatory, biochemical, morphological, and behavioural sequelae. Neuroscience, 2014, 280: 299-317.

[81] Xie N, Khabbazi S, Nassar ZD, et al. Morphne alters the circulating proteolytic profile in mice: functional consequences on celllar migration and invasion. FASEB J, 2017, 31(12): 5208-5216.

[82] Cata JP, Keerty V, Keerty D, et al. A retrospective analysis of the effect of intraoperative opioid dose on cancer recurrence after non-small cell lung cancer resection. Cancer Med, 2014, 3(4): 900-908.

[83] Maher DP, Wong W, White PF, et al. Association of increased postoperative opioid administration with non-small-cell cancer recurrence: a retrospective analysis. Br J Anaesth, 2014, 113(Supplement 1): i88-i94.

[84] Owusu-Agyemang P, Hayes-Jordan A, Van Meter A, et al. Assessing the survival impact of perioperative opioid consumption in children and adolescents undergoing cytoreductive surgery with hyperthermic

intraperitoneal chemotherapy. Paediatr Anaesth, 2017, Doi. org/10. 1111/pan. 13146.

［85］Grandhi RK, Lee S, Abd-Elsayed A. Does opioid use cause angiogenesis and metastasis? Pain Med, 2017, 18(1): 140-151.

［86］Lennon FE, Mirzapoiazova T, Mambetsariev B, et al. The mu opioid receptor promotes opioid and growth factor-Induced proliferation, migration and epithelial mesenchymal transition (EMT) in human lung cancer. PLoS One, 2014, 9(3): e91577.

［87］Fujioka N, Nguyen J, Chen C, et al. Morphine-induced epidermal growth factor pathway activation in non-small cell lung cancer. Anesth Analg, 2011, 113: 1353-1364.

［88］Thiery JP. Epithelial-mesenchymal transitions in tumour progression. Nat Rev Cancer, 2002, 2: 442-454.

［89］Yao D, Dai C, Peng S. Mechanism of the mesenchymal-epithelial transition and its relation with metastatic tumor formation. Mol Cancer Res, 2011, 9(12): 1608-1620.

［90］Demicheli R, Retsky MW, Hrushesky WJ, et al. The effects of surgery on tumor growth: a century of investigations. Ann Oncol, 2008, 19(11): 1821-1828.

［91］Hormbrey E, Han C, Roberts A, et al. The relationship of human wound vascular endothelial growth factor (VEGF) after breast cancer surgery to circulating VEGF and angiogenesis. Clin Cancer Res, 2003, 9: 4332-4339.

［92］Chiarella P, Bruzzo J, Meiss RP, et al. Concomitant tumor resistance. Cancer Lett, 2012, 324(2): 133-141.

［93］Chang HY, Nuyten DSA, Sneddon JB, et al. Robustness, scalability, and integration of a wound-response gene expression signature in predicting breast cancer survival. Proc Natl Acad Sci U S A, 2005, 102(10): 3738-3743.

［94］Janku F, Johnson LK, Karp DD, et al. Treatment with methylnaltrexone is associated with increased survival in patients with advanced cancer. Ann Oncol, 2016, 27(11): 2032-2038.

［95］Kim JH, Hwang YJ, Han SH, et al. Dexamethasone inhibits hypoxia-induced epithelial-mesenchymal transition in colon cancer. World J

Gastroenterol, 2015, 21(34): 9887-9899.

[96] Dinarello CA. The paradox of pro-inflammatory cytokines in cancer. Cancer Metastasis Rev, 2006, 25(3): 307-313.

[97] Peach G, Kim C, Zacharakis E, et al. Prognostic significance of circulating tumour cells following surgical resection of colorectal cancers: a systematic review. Br J Cancer, 2010, 102: 1327-1334.

[98] Coussens LM, Werb Z. Inflammation and cancer. Nature, 2002, 420(6917): 860-867.

[99] Demaria S, Pikarsky E, Karin M, et al. Cancer and inflammation: promise for biological therapy. J Immunother, 2010, 33(4): 335-351.

[100] Forget P, De Kock M. Perspectives in anaesthesia for cancer surgery. J Cancer Res Clin Oncol, 2014, 140(3): 353-359.

[101] Roxburgh CS, Horgan PG, McMillann DC. The perioperative immune/inflammatory insult in cancer surgery. Time for intervention? Onco Immunology, 2013, 2: 12, e27324.

[102] Sasamura T, Nakamura S, Iida Y, et al. Morphine analgesia suppresses tumor growth and metastasis in a mouse model of cancer pain produced by orthoptic tumor inoculation. Eur J Pharmacol, 2002, 441(3): 185-191.

[103] Afsharimani B, Cabot PJ, Parat MO. Morphine use in cancer surgery. Front Pharmacol, 2011, 2(46): 46.

[104] Juneja R. Opioids and cancer recurrence. Curr Opin Support Palliat Care, 2014, 8(2): 91-101.

[105] Gaspani L, Bianchi M, Limiroli E, et al. The analgesic drug tramadol prevents the effect of surgery on natural killer cell activity and metastatic colonization in rats. J Neuroimmunol, 2002, 129(1): 18-24.

[106] Sacerdote P, Bianchi M, Gaspani L, et al. The effects of tramadol and morphine on immune responses and pain after surgery in cancer patients. Anesth Analg, 2000, 90(6): 1411-1414.

[107] Wojtowicz-Praga S. Reversal of tumour-induced immunosuppression by TGF-beta inhibitors. Invest New Drugs, 2003, 21: 21-32.

[108] Leahy KM, Ornberg RL, Wang Y, et al. Cyclooxygenase-2 inhibition by celecoxib reduces proliferation and induces apoptosis in

angiogenic endothelial cells *in vivo*. Cancer Res, 2002, 62: 625-631.

[109] Benish MBI, Goldfarb Y, Levi B, et al. Perioperative use of beta-blockers and COX2 inhibitors may improve immune competence and reduce the risk of tumor metastasis. Ann Surg Oncol, 2008, 15(7): 2042-2052.

[110] Roche-Nagle G, Connolly EM, Eng M, et al. Antimetastatic activity of a cyclooxygenase-2 inhibitor. Br J Cancer, 2004, 91: 359-365.

[111] Sinicrope FA, Gill S. Role of cyclooxygenase-2 in colorectal cancer. Cancer Metastasis Rev, 2004, 23: 63-75.

[112] Zha S, Yegnasubramanian V, Nelson WG, et al. Cyclooxygenases in cancer: progress and perspective. Cancer Lett, 2004, 215: 1-20.

[113] Kaur J, Sanyal SN. Diclofenac, a selective COX-2 inhibitor, inhibits DMH-induced colon tumorgenesis through suppression of MCP-1, MCP-1α and VEGF. Mol Carcinog, 2011, 50(9): 707-718.

[114] Kaur J, Sanyal SN. Intracellular pH and calcium signalling as molecular targets of dicofenac-induced apoptosis against colon cancer. Eur J Cancer Prev, 2011, 20(4): 263-276.

[115] Johannesdottir SA, Chang ET, Mehnert F, et al. Nonsteroidal anti-inflammatory drugs and the risk of skin cancer: a population-based case-control study. Cancer, 2012, 118(19): 4768-4776.

[116] Singh R, Cadeddu RP, Fröbel J, et al. The non-steroidal anti-inflammatory drugs Sulindac and Diclofenac induce apoptosis and differentiation in human acute myeloid leukemia cells through an AP-1 dependent pathway. Apoptosis, 2011, 16(9): 889-901.

[117] Mayorek N, Naftali-Shani N, Grunewald M, et al. Diclofenac inhibits tumor growth in a murine model of pancreatic cancer by modulation of VEGF levels and arginase activity. PLoS One, 2010, 5(9): e12715.

[118] Amanullah A, Upadhyay A, Chhangani D, et al. Proteasomal Dysfunction induced by diclofenac engenders apoptosis through mitochondrial pathway. J Cell Biochem, 2017, 118(5): 1014-1027.

[119] Pantziarka P, Sukhatme V, Bouche G, et al. Repurposing drugs in oncology (ReDO)-diclofenac as an anti-cancer agent. Ecancermedicalscience, 2016, 10: 610.

[120] Paul-Clark M, Elsheikh W, Kirkby N, et al. Profound

chemopreventative effects of a hydrogen sulphide-releasing NSAID in the APCMin/+mouse model of intestinal tumorigenesis. PLoS One, 2016, 11 (2): e0147289.

[121] Will OM, Purcz N, Chalaris A, et al. Increased survival rate by local release of diclofenac in a murine model of recurrent oral carcinoma. Int J Nanomedicine, 2016, 11: 5311-5321.

[122] Kumar R, Siril PF, Javid F. Unusual anti-leukemia activity of nanoformulated naproxen and other non-steroidal anti-inflammatory drugs. Mater Sci Eng C Mater Biol Appl, 2016, 69: 1335-1344.

[123] Intini FP, Zajac J, Novohradsky V, et al. Novel antitumor platinum(II) conjugates containing the nonsteroidal anti-inflammatory agent diclofenac: synthesis and dual mechanisms of antiproliferative effects. Inorg Chem, 2017, 56(3): 1483-1497.

[124] Aran D, Lasry A, Zinger A, et al. Widespread parainflammation in human cancer. Genome Biol, 2016, 17(1): 145.

[125] Umar A, Steele VE, Menter DG, et al. Mechanisms of nonsteroidal anti-inflammatory drugs in cancer prevention. Semin Oncol, 2016, 43(1): 65-77.

[126] Suthar SK, Sharma M. Recent developments in chimeric NSAIDs as anticancer agents: teaching an old dog new tricks. Mini Rev Med Chem, 2016, 16(15): 1201-1208.

[127] Santilli F, Boccatonda A, Davi G. Aspirin, platelets and cancer: the point of view of the internist. Eur J Intern Med, 2016, 34: 11-20.

[128] Todoric J, Antonucci L, Karin M. Targetting inflammation in cancer prevention and therapy. Cancer Prev Res (Phila), 2016, 9 (12): 895-905.

[129] Ghosh R, Goswami SK, Feitoza LF, et al. Diclofenac induces proteasome and mitochondrial dysfunction in murine cardiomyocytes and hearts. Int J Cardiol, 2016, 13(223): 923-935.

[130] Thöne K, Kollhorst B, SchinkT. Non-steroidal anti-inflammatory drug use and the risk of acute myocardial infarction in the general German population: a nested case-control study. Drugs Real World Outcomes, 2017, 4(3): 127-137.

[131] Bryant AE, Aldape MJ, Bayer CR, et al. Effects of delayed NSAID administration after experimental eccentric contraction injury-a cellular and proteomics study. PLoS One, 2017, 12(2): e0172486.

[132] Pitt MA. Increased temperature and entropy production in cancer: the role of anti-inflammatory drugs. Inflammaopharmacology, 2015, 23(1): 17-20.

[133] Deegan CA, Murray D, Doran P, et al. Anesthetic technique and the cytokine and matrix metalloproteinase response to primary breast cancer surgery. Reg Anesth Pain Med, 2010, 35(6): 490-495.

[134] Von Dossow V, Baehr N, Moshirzadeh M, et al. Clonidine attenuated early proinflammatory response in T-cell subsets after cardiac surgery. Anesth Analg, 2006, 103: 809-814.

[135] Moselli NM, Baricochi E, Ribero D, et al. Intraoperative epidural analgesia prevents the early proinflammatory response to surgical trauma. Results from a prospective randomized clinical trial of intraoperative epidural versus general analgesia. Ann Surg Oncol, 2011, 18(10): 2722-2731.

[136] Bartal I, Melamed R, Greenfeld K, et al. Immune pertubations in patients along the perioperative period: alterations in cell surface markers and leucocyte subtypes before and after surgery. Brain Behav Immun, 2010, 24 (3): 376-386.

[137] Forget P, Bentin C, Machiels JP, et al. Intraoperative use of ketorolac or diclofenac is associated with improved disease-free survival and overall survival in conservative breast cancer surgery. Br J Anaesth, 2014, 113(S 1): i82-i87.

[138] Christopherson R, James KE, Tableman M, et al. Long-term survival after colon cancer surgery: a variation associated with choice of anesthesia. Anesth Analg, 2008, 107(1): 352-332.

[139] Shebl FM, Hsing AW, Park Y, et al. Non-steroidal Anti-inflammatory drugs use is associated with reduced risk of inflammation-associated cancers: NIH-AARP study. PLoS One, 2014, 9(12): e114633.

[140] Forget P, Moreau N, Engel H, et al. The postoperative neutrophil-tolymphocyte ratio (NLR) is a major prognostic factor of outcome and mortality after surgery for hip fracture.

[141] Hung HY, Chen JS, Yeh CY, et al. Effect of preoperative neutrophil-lymphocyte ratio on the surgical outcomes of stage II colon cancer patients who do not receive adjuvant chemotherapy. Int J Colorectal Dis, 2011, 26(8): 1059-1065.

[142] Tomita M, Shimizu T, Ayabe T, et al. Preoperative neutrophil to lymphocyte ratio as a prognostic predictor after curative resection for non-small cell lung cancer. Anticancer Res, 2011, 31(9): 2995-2998.

[143] Sharaiha RZ, Halazun KJ, Mirza F, et al. Elevated preoperative neutrophil: lymphocyte ratio as a predictor of postoperative disease recurrence in esophageal cancer. Ann Surg Oncol, 2011, 18(12): 3362-3369.

[144] Kim HS, Han KH, Chung HH, et al. Neutrophil to lymphocyte ratio for preoperative diagnosis of uterine sarcomas: a case-matched comparison. Eur J Surg Oncol, 2010, 36(7): 691-698.

[145] Garcea G, Ladwa N, Neal CP, et al. Preoperative neutrophil-to-lymphocyte ratio (NLR) is associated with reduced disease-free survival following curative resection of pancreatic adenocarcinoma. World J Surg, 2011, 35(4): 868-872.

[146] Azab B, Bhatt VR, Phookan J, et al. Usefulness of the neutrophil-tolymphocyte ratio in predicting short-and long-term mortality in breast cancer patients. Ann Surg Oncol, 2012, 19: 217-224.

[147] Noh H, Eomm M, Han A. Usefullness of pretreatment neutrophil to lymphocyte ratio in predicting diseasespecific survival in breast cancer patients. J Breast Cancer, 2013, 16: 55-59.

[148] Keizman D, Ish-Shalom M, Huang P, et al. The association of pretreatment neutrophil to lymphocyte ratio with response rate, progression free survival and overall survival of patients treated with sunitinib for metastatic renal cell carcinoma. Eur J Cancer, 2012, 48(2): 202-208.

[149] Proctor MJ, Morrison DS, Talwar D, et al. A comparison of inflammation-based prognostic scores in patients with cancer. A Glasgow inflammation outcome study. Eur J Cancer, 2011, 47(17): 2633-2641.

[150] Mano R, Baniel J, Shoshany O, et al. Neutrophil-to-lymphocyte ratio predicts progression and recurrence of non-muscle-invasive bladder cancer. Urol Oncol, 2015, 33(2): 67. e1-7.

[151] Paramanathan A, Saxena A, Morris DL. A systematic review and meta-analysis on the impact of pre-operative neutrophil-lymphocyte ratio on long term outcomes after curative intent resection of solid tumours. Surg Oncol, 2014, 23: 31-39.

[152] Roxburgh CS, McMillan DC. Role of systemic inflammatory response in predicting survival in patients with primary operable cancer. Future Oncol, 2010, 6: 149-163.

[153] Wei Y, Jiang YZ, Qian WH. Prognostic role of NLR in urinary cancers: a meta-analysis. PLoSOne, 2014, 9: e92079.

[154] Can C, Baseskioglu B, Yilmaz M, et al. Pre-treatment parameters obtained from peripheral blood sample predicts invasiveness of bladder carcinoma. Urol Int, 2012, 89: 468-472.

[155] Young CA, Murray LJ, Karakaya E, et al. The Prognostic Role of the Neutrophilto-Lymphocyte Ratio in Oropharyngeal Carcinoma Treated with Chemoradiotherapy. Clin Med Insights Oncol, 2014, 8: 81-86.

[156] Nakano K, Hosoda M, Yamamoto M, et al. Prognostic significance of pre-treatment Neutrophil:

Lymphocyte ratio in Japanese patients with breast cancer. Anticancer Res, 2014, 34(7): 3819-3824.

[157] Kubo T, Ono S, Ueno H, et al. Impact of the perioperative neutrophil-to-lymphocyte ratio on the long-term survival following an elective resection of colorectal carcinoma. Int J Colorectal Dis, 2014, 29: 1091-1099.

[158] Vliers BR, Thompson RH, Boorjian SA, et al. Preoperative neutrophil-lymphocyte ratio predicts death among patients with localized clear cell renal carcinoma undergoing nephrectomy. Urol Oncol. 2014, 32(8): 1277-1284

[159] Templeton AJ, Pezaro C, Omlin A, et al. Simple prognostic score for metastatic castration-resistant prostate cancer with incorporation of neutrophil-to-lymphocyte ratio. Cancer, 2014, 120(21): 3346-3352.

[160] Zhang Y, Wang L, Liu Y, et al. Preoperative neutrophil-lymphocyte ratio beforeplatelet-lymphocyte ratio predicts clinical outcome in patients with cervical cancer treated with initial radical surgery. Int J Gynecol Cancer, 2014, 24(7): 1319-1325.

[161] Sugiura T, Uesaka K, Kanemoto H, et al. Elevated preoperative neutrophil-to-lymphocyte ratio as a predictor of survival after gastroenterostomy in patients with advanced pancreatic adenocarcinoma. Ann Surg Oncol, 2013, 20(13): 4330-4337.

[162] Tan CS, Read JA, Phan VH, et al. The relationship between nutritional status, inflammatory markers and survival in patients with advanced cancer: a prospective cohort study. Support Care Cancer, 2015, 23: 385-391.

[163] Templeton AJ, McNamara MG, Šeruga B, et al. Prognostic role of neutrophile-to-lymphocyte ratio in solid tumors: a systematic review and meta-analysis. J Natl Cancer Inst, 2014, 106(6): dju124.

[164] Walsh SR, Cook EJ, Goulder F, et al. Neutrophil-lymphocyte ratio as a prognostic factor in colorectal cancer. J Surg Oncol, 2005, 91(3): 181-184.

[165] Forget P, Tombal B, Scholtes JL, et al. Do intraoperative analgesics influence oncological outcomes after radical prostatectomy for prostate cancer? Eur J Anesthesiol, 2011, 28(12): 830-835.

[166] Vidal AC, Howard LE, Moreira DM, et al. Aspirin, NSAID and risk of prostate cancer: Results from the REDUCE study. Clin Cancer Res, 2015, 21(4): 756-762.

[167] Sanchez-Covarrubias L, Slosky LM, Thompson BJ, et al. P-glycoprotein modulates morphine uptake into the CNS: a role for the non-steroidal anti-inflammatory drug diclofenac. PLoS One, 2014, 9(2): e88516.

[168] Hooijmans CR, Geessink FJ, Ritskes-Hoitinga M, et al. A systematic review and meta-analysis of the ability of analgesic drugs to reduce metastasis in experimental cancer models. Pain, 2015, 156(10): 1835-1844.

[169] Sveticic G, Eichenberger U, Curatolo M. Safety of mixture of morphine with ketamine for postoperative patientcontrolled analgesia: an audit with 1026 patients. Acta Anaesthesiol Scand, 2005, 49(6): 870-875.

[170] Dal D, Celebi N, Elvan EG, et al. The efficacy of intravenous or peritonsillar infiltration of ketamine for postoperative pain relief in children following adenotonsillectomy. Paediatr Anaesth, 2007, 17(3): 263-269.

[171] Atangana R, Ngowe Ngowe M, Binam F, et al. Morphine versus

morphine-ketamine association in the management of postoperative pain in thoracic surgery. Acta Anaesthesiol Belg, 2007, 58(2): 125-127.

[172] Michelet P, Guervilly C, Hélaine A, et al. Adding ketamine to morphine for patient-controlled analgesia after thoracic surgery: influence on morphine consumption, respiratory function, and nocturnal desaturation. Br J Anaesth, 2007, 99(3): 396-403.

[173] Webb AR, Skinner BS, Leong S, et al. The addition of a small-dose ketamine infusion to tramadol for postoperative analgesia: a double blinded, placebo-controlled, randomized trial after abdominal surgery. Anesth Analg, 2007, 104(4): 912-917.

[174] Heidari SM, Saghaei M, Hashemi SJ, et al. Effect of oral ketamine on the postoperative pain and analgesic requirement following orthopaedic surgery. Acta Anaesthesiol Taiwan, 2006, 44(4): 211-215.

[175] Suzuki M, Haraguti S, Sugomoto K, et al. Low-dose intravenous ketamine potentiates epidural analgesia after thoracotomy. Anesthesiology, 2006, 105(1): 111-119.

[176] Pirim A, Karaman S, Uyar M, et al. Addition of ketamine infusion to patient controlled analgesia with intravenous morphine after abdominal hysterectomy. Agri, 2006, 18(1): 52-58.

[177] Bilgin H, Ozcan B, Bilgin T, et al. The influence of timing of systemic ketamine administration on postoperative morphine consumption. J Clin Anesth, 2005, 17(8): 592-597.

[178] Aveline C, Hetet HL, Vautier P, et al. Peroperative ketamine and morphine for postoperative pain control after lumbar disk surgery. Eur J Pain, 2006, 10(7) :653-658.

[179] Bell RF, Dahl JB, Moore RA, et al. Peri-operative ketamine for acute post-operative pain: a quantitative and qualitative systematic review (Cochrane review). Acta anaesthesiol Scand, 2005, 49(10): 1405-1428.

[180] Kafali H, Aldemir B, Kaygusuz K, et al. Small-dose ketamine decreases postoperative morphine requirements. Eur J Anaesthesiol, 2004, 21 (11): 916-917.

[181] Adam F, Chauvin M, Du Manoir B, et al. Small-dose ketamine infusion improves postoperative analgesia and rehabilitation after total knee

arthroplasty. Anesth Analg, 2005, 100(2) :475-480.

[182] Melamed R, Bar-Yosef S, Shakhar G, et al. Suppression of natural killer cell activity and promotion of tumor metastasis by ketamine, thiopental and halothane, but not propofol: mediating mechanisms and prophylactic measures. Anesth Analg, 2003, 97: 1331-1339.

[183] Shakhar G, Ben-Eliyahu S. *In vivo* beta-adrenergic stimulation suppresses natural killer activity and compromises resistance to tumor metastasis in rats. J Immunol, 1998, 160: 3251-3258.

[184] Botteri E, Munzone E, Rotmensx N, et al. Therapeutic effect of β-blockers in triple-negative breast cancer postmenopausal women. Breast Cancer Res Treat, 2013, 140(3): 567-575.

[185] De Giorgi V, Gandini S, Grazzini M, et al. Effect of β-blockers and other antihypertensive drugs on the risk of melanoma recurrence and death. May Clin Proc, 2013, 88(11): 1196-1203.

[186] Cole SW, Sood AK. Molecular pathways: beta-adrenergic signalling in cancer. Clin Cancer Res, 2012, 18(5): 1201-1206.

[187] Cheong HI, Asosingh K, Stephens OR, et al. Hypoxia sensing through β-adrenergic receptors. JCI Insight, 2016, 1(21): e90240.

[188] Rains SL, Amaya CN, Bryan BA. Beta-adreneric receptors are expressed across diverse cancers. Oncoscience, 2017, 4(7-8): 95-105.

[189] Salamon S, Podbregar E, Kubatka P, et al. Glucose metabolism in cancer and ischemia: possible therapeutic consequences of the Warburg effect. Nutr Cancer, 2017, 69(2): 177-183.

[190] Malsy M, Gebhardt K, Gruber M, et al. Effects of ketamine, S-ketamine and MK 801 on proliferation, apoptosis, and necrosis in pancreatic cancer cells. BMC Anesthesiol, 2015, 15: 111.

[191] Luggya TS, Roche T, Ssemogerere L, et al. Effect of low-dose ketamine on post-operative serum IL-6 production among elective surgical patients: randomized clinical trial. Afr Health Sci, 2017, 17(2): 500-507.

[192] Jonkman K, van de Donk T, Dahan A. Ketamine for cancer pain: what is the evidence? Curr Opin Supprt Palliat Care, 2017, 11(2): 88-92.

[193] Fan W, Yang H, Sun Y, et al. Ketamine rapidly relieves suicidal ideation in cancer patients: a randomized controlled clinical trial. Oncotarget,

2017, 8(2): 2356-2360.

[194] Ben-Eliyahu S, Shakhar G, Rosenne E, et al. Hypothermia in barbiturate-anesthetized rats suppresses natural killer cell activity and compromises resistance to tumor metastasis: a role for adrenergic mechanisms. Anesthesiology, 1999, 91: 732-740.

[195] Yücel Y, Barlan M, Lenhardt R, et al. Perioperative hypothermia does not enhance the risk of cancer dissemination. Am J Surg, 2005, 189(6): 651-655.

[196] Ness PM, Walsh PC, Zahurak M, et al. Prostate cancer recurrence in radical surgery patients receiving autologous or homologous blood. Transfusion, 1992, 32(1): 31-36.

[197] Amato A, Pescatori M. Perioperative blood transfusions for the recurrence of colorectal cancer. Cochrane Database Syst Rev, 2006, 1: CD005033.

[198] Kekre N, Mallick R, Allan D, et al. The impact of prolonged storage of red blood cells on cancer survival. PLoS One, 2013, 8(7): e68820.

[199] Yeoh TY, Scavonetto F, Weingarten TN, et al. Perioperative allogenic nonleukoreduced blood transfusion and prostate cancer outcomes after radical prostatectomy. Transfusion, 2014, 54(9): 2175-2181.

[200] Carson JL, Sieber F, Cook DR, et al. Liberal versus restrictive blood transfusion strategy: 3 year survival and cause of death results from the FOCUS randomised controlled trial. Lancet, 2015, 385(9974): 1183-1189.

[201] Bergamin FS, Almeida JP, Landoni G, et al. Liberal versus restrictive transfusion strategy in critically ill oncologic patients: the transfusion requirements in critically ill oncologic patients randomized controlled trial. Crit Care Med, 2017, 45(5):766-773.

[202] Poveda VB, Nasciemento AS. The effect of intraoperative hypothermia upon blood transfusion needs and length of stay among gastrointestinal system cancer surgery. Eur J Cancer Care (Engl), 2017, 26 (6). DOI:10.1111/ecc.12688.

[203] Yang R, Lin Q, Zhang P. Stress-related hormone norepinephrine induces interleukin-6 expression in GES-1 cells. Braz J Med Res, 2014, 47 (2): 101-109.

［204］Choi CH，Song T，Kim TH，et al. Metaanalysis of the effects of beta blocker on survival time in cancer patients. J Cancer Res Clin Oncol，2014，140(7)：1179-1188.

［205］Hwa YL，Shi Q，Kumar SK，et al. Neta-blockers improve survival outcomes in patients with multiple myeloma：a retrospective evaluation. Am J Hematol，2017，92(1)：50-55.

［206］Coelho M，Soraes-Silva C，Brandao D，et al. β-adrenergic modulation of cancer cell proliferation：available evidence and clinical perspectives. J Cancer Res Clin Oncol，2017，143(2)：275-291.

［207］Meier T，Noll-Hussong M. The role of stress axes in cancer incidence and proliferation. Psychother Psychosom Med Psychol，2014，64(9-10)：341-344.

［208］Eng JW，Kokolus M，Reed CB，et al. A nervous tumor microenvironment：the impact of adrenergic stress on cancer cells，immunosuppression，and immunotherapeutic response. Cancer Immunol Immunother，2014，63(11)：1115-1128.

［209］Krizanova O，Babula P，Pacak K. Stress，catecholaminergic system and cancer. Stress，2016，19(4)：419-428.

［210］Tang J，Li Z，Lu L，et al. B-Adrenergic system，a backstage manipulator regulating tumour progression and drug target in cancer therapy. Semin Cancer Biol，2013，23(6 Pt B)：533-542.

［211］Nagaraja AS，Sadaoui NC，Lugtendorf SK，et al. B-blockers：a new role in cancer chemotherapy? Expert Opin Investig Drugs，2013，22(11)：1359-1363.

［212］Pedersen L，Idorn M，Oloffson GH，et al. Voluntary running suppresses tumor growth through epinephrine-and IL-6-dependent NK cell mobilization and redistribution. Cell Metab，2016，23(3)：554-562.

［213］He RH，He YJ，Tang YJ，et al. The potential anticancer effect of beta-blockers and the genetic variations involved in the interindividual difference. Pharmacogenomics，2016，17(1)：74-79.

［214］Rosenne E，Sorski L，Shaashua L，et al. In vivo suppression of NK cell cytotoxicity by stress and surgery：glucocorticoids have a minor role compared to catecholamines and prostaglandins. Brain Behav Immun，2014，

37：207-219.

[215] Iglewicz A，Morrison K，Nelesen RA，et al. Ketamine for the treatment of depression in patients receiving hospice care：a retrospective medical record review of thirty-one cases. Psychosomatics，2015，56(4)：329-337.

[216] Braun S，Gaza N，Werdehausen R，et al. Ketamine induces apoptosis via the mitochondrial pathway in human lymphocytes and neuronal cells. Br J Anaesth，2010，105(3)：347-354.

[217] Keijzer C，Buitelaar DR，Efthymiou KM，et al. A comparison of postoperative throat and neck complaints after the use of the i-gel and the La Premiere disposable laryngeal mask：a double-Blinded，randomized，controlled trial. Anesth Analg，2009，109(4)：1092-1095.

[218] Srámek M，Keijzer C. The use of the i-gel in unexpected difficult airway. Br J Anaesth，2014，112(2)：386-387.

[219] Shanthanna H，Mendis N，Goel A. Cervical epidural analgesia in current anaesthesia practice：systematic review of its clinical utility and rationale，and technical considerations. Br J Anaesth，2016，116 (2)：192-207.

[220] Singleton PA，Moss J. Effect of perioperative opioids on cancer recurrence：a hypothesis. Future Oncol，2010，6(8)：1237-1242.

[221] Nesher N，Serovian I，Marouani N，et al. Ketamine spares morphine consumption after transthoracic lung and heart surgery without adverse hemodynamic effects. Pharmacol Res，2008，58(1)：38-44.

[222] Messner M，Albrecht S，Lang W，et al. The superficial cervical plexus Block for postoperative pain therapy in carotid artery surgery. A prospective randomised controlled trial. Eur J Endovasc Surg，2007，33(1)：50-54.

[223] Karthikeyan VS，Sistla SC，Badhe AS，et al. Randomized Controlled Trial on the Efficacy of Bilateral Superficial Cervical Plexus Block in Thyroidectomy. Pain Pract，2013，13(7)：539-546.

[224] Dieudonne N，Gomola A，Bonnichon P，et al. Prevention of postoperative pain after thyroid surgery：a double-Blind randomized study of bilateral superficial cervical plexus blocks. Anesth Analg，2001，92 (6)：

1538-1542.

[225] Cai HD, Lin CZ, Yu CX, et al. Bilateral superficial cervical plexus block reduces postoperative nausea and vomiting and early postoperative pain after thyroidectomy. J Int Med Res, 2012, 40 (4): 1390-1398.

[226] Gan TJ. Diclofenac: an update on its mechanisms of action and safety profile. Curr Med Res Opin, 2010, 26(7): 1715-1731.

[227] Parzefall T, Wolf A, Czeiger S, et al. Effect of postoperative use of diclofenac on pharyngocutaneous fistula development after primary total laryngopharyngectomy: results of a single-center retrospective study. Head Neck, 2016, 38: E1515-E1520.

[228] Bhoyar K, Patil V, Shetmahajan M. Opioid sparing effect of diclofenac sodium when used as an intra-operative analgesiac during maxillofacial surgery. Indian J Anaesth, 2015, 59(11): 748-752.

[229] Hiller JG, Sampurno S, Millen R, et al. Impact of celecoxib on inflammation during cancer surgery: a randomized clinical trial. Can J Anaesth, 2017, 64(5): 497-505.

[230] Merquiol F, Montelimard AS, Nourissat A, et al. Cervical epidural anesthesia is associated with increased cancer-free survival in laryngeal and hypopharyngeal cancer surgery: a retrospective propensitymatched analysis. Reg Anesth Pain Med, 2013, 38(5): 398-402.

[231] Cata JP, Zafereo M, Villareal J, et al. Intraoperative opioids use for laryngeal squamous cell carcinoma surgery and recurrence: a retrospective study. J Clin Anesth, 2015, 27(8): 672-679.

[232] Li X, Huo X, Zhang C, et al. Role of continuous high thoracic epidural anesthesia in hippocampal apoptosis after global cerebral ischemia in rats. Cell Physiol Biochem, 2014, 34(4): 1227-1240.

[233] Seyedmajidi M, Shafaee S, Siadati S, et al. Cyslo-oxygenase-2 expression in oral squamous cell carcinoma. J Cancer Res Ther, 2014, 10(4): 1024-1029.

[234] Hsu JY, Chang KY, Chen SH, et al. Epidermal growth factorinduced cyclooxygenase-2 enhances head and neck squamous cell carcinoma metastasis through fibronectin upregulation. Oncotarget, 2015, 6

（3）：1723-1739.

［235］Klatka J，Grywalska E，Hymos A，et al. Cyclooxygenase-2 inhibition enhances proliferation of NKT cells derived from patients with laryngeal cancer. Anticancer Res，2017，37（8）：4059-4066.

［236］Zhang S，Bian H，Li X，et al. Hydrogen sulphide promotes cell proliferation of oral cancer through activation of the COX2/AKT/ERK1/2 axis. Oncol Rep，2016，35（5）：2825-2832.

［237］Lee DY，Lim JH，Kim YJ，et al. Effect of celecoxib on survival of mobile tongue cancer. Anticancer Res，2015，35（7）：4235-4241.

［238］Tang L，Hu H，Liu H，et al. Association of nonsteroidsl anti-inflammatory drugs and aspirin use and the risk of head and neck cancers：a meta-analysis of observational studies. Oncotarget，2016，7（40）：65196-65207.

［239］Duzlu M，Karamert R，Tutar H，et al. Neutrophil-lymphocyte ratio findings and larynx carcinoma：a preliminary study in Turkey. Asian Pac J Cancer Prev，2015，16（1）：351-354.

［240］Charles KA，Harris BD，Haddad CR，et al. Systemic inflammation is an independent predictive marker of clinical outcomes in mucosal squamous cell carcinoma of the head and neck in oropharyngeal and non-oropharyngeal patients. BMC Cancer，2016，16（1）：124.

［241］Liao LJ，Hsu WL，Wang CT，et al. Prognostic impact of pretreatment neutrophil-to-lymphocyte ratio（NLR）in nasopharyngeal carcinoma-a retrospective study of 180 Taiwanese patients. Clin Otolaryngol，2018，43（2）：463-469.

［242］Wang J，Wang S，Song X，et al. The prognostic value of systemic and local inflammation in patients with laryngeal squamous cell carcinoma. Onco Targets Ther，2016，9：7177-7185.

［243］Salim DK，Mutlu H，Eryilmaz MK，et al. Neutrophil to lymphocyte ratio is an independent prognostic factor in patients with recurrent or metastatic head and neck squamous cell cancer. Mol Clin Oncol，2015，3（4）：839-842.

［244］Bobdey S，Ganesh B，Mishra P，et al. Role of monocyte count and neutrophil-to-lymphocyte ratio in surviva of oral cancer patients. Int Arch

Otorhinolaryngol，2017，21(1)：21-27.

［245］Ozturk K，Akyildiz NS，Uslu M，et al. The effect of preoperative neutrophil，platelet and lymphocyte counts on local recurrence and survival in early-stage tongue cancer. Eur Arch Otorhinolaryngol，2016，273(12)：4425-4429.

［246］Kawakita D，Tada Y，Imanishi Y，et al. Impact of hematological inflammatory markers on clinical outcome in patients with salivary duct carcinoma：a multi-institutional study in Japan. Oncotarget，2017，8(1)：1083-1091.

［247］Haddad CR，Guo L，Clarke S，et al. Neutrophil-to-lymphocyte ratio in head and neck cancer. J Med Imaging Radiat Oncol，2015，59(4)：514-519.

［248］Moon H，Roh JL，Lee SW，et al. Prognostic value of nutritional and hematologic markers in head and neck squamous cell carcinoma treated by chemoradiotherapy. Radiother Oncol，2016，118(2)：330-334.

［249］Fu Y，Liu W，OuYang D，et al. Preoperative neutrophil-to-lymphocyte ratio predicts long-term survival in patients undergoing total laryngectomy with advanced laryngeal squamous cell carcinoma：a singlecenter retrospective study. Medicine (Baltimore)，2016，95(6)：e2689.

［250］Chen S，Guo J，Feng C，et al. The preoperative platelet-lymphocyte ratio versus neutrophillymphocyte ratio：which is better as a prognostic factor in oral squamous cell carcinoma? Ther Adv Med Oncol. 2016，8(3)：160-167.

［251］Anandha LS，Anandhi L，Ganesh KP，et al. Effect of intensity of cigarette smoking on haematological and lipid parameters. J Clin Diagn Res，2014，8(7)：BC11-BC13.

［252］Maruyama Y，Inoue K，Mori K，et al. Neutrophil-lymphocyte ratio and platelet-lymphocyte ratio as predictors of wound healing failure in head and neck reconstruction. Acta Otolaryngol，2017，137(1)：106-110.

［253］Katoumas K，Nikitakis N，Perrea D，et al. In vivo antineoplastic effects of the NSAID sulindac in an oral carcinogenesis model. Cancer Prev Res (Phila)，2015，8(7)：642-649.

［254］Macfarlane TV，Lefevre K，Watson MC. Aspirin and nonsteroidal anti-inflammatory drug use and the risk of upper aerodigestive tract cancer. Br J Cancer, 2014, 111(9): 1852-1859.

[255] Macfarlane TV, Murchie P, Watson MC. Aspirin and other non-steroidal anti-inflammatory drug prescriptions and survival after the diagnosis of head and neack and oesophageal cancer. Cancer Eidemiol, 2015, 39(6): 1015-1022.

[256] Becker C, Wilson JC, Jick SS, et al. Non-steroidal anti-inflammatory drugs and the risk of head and neck cancer: a case-control study. Int J Cancer, 2015, 137(10): 2424-2431.

[257] Sun W, Zhang L, Luo M, et al. Pretreatment hematologic markers as prognostic factors in patients with nasopharyngeal carcinoma: neutrophil-lymphocyte ratio and platelet-lymphocyte ratio. Head Neck, 2016, 38: E1332-E1340.

[258] Chua ML, Tan SH, Kusumawidjaja G, et al. Neutrophilto-lymphocyte ratio as a prognostic marker in locally advanced nasopharyngeal carcinoma: a pooled analysis of two randomised controlled trials. Eur J Cancer, 2016, 67: 119-129.

[259] Nakashima H, Matsuoka Y, Yoshida R, et al. Pre-treatment neutrophil to lymphocyte ratio predicts the chemoradiotherapy outcome and survival in patients with oral squamous cell carcinoma: a retrospective study. BMC Cancer, 2016, 16(1): 41.

[260] Kum RO, Ozcan M, Baklaci D, et al. Elevated neutrophil-to-lymphocyte ratio in squamous cell carcinoma of larynx compared to benign and precancerous laryngeal lesions. Asian Pac J Cancer Prev, 2014, 15(17): 7351-7355.

[261] Wong BY, Stafford ND, Green VL, et al. Prognostic value of the neutrophil-to-lymphocyte ratio in patients with laryngeal squamous cell carcinoma. Head Neck, 2016, 38: E1903-E1908.

[262] Kim SM, Kim EH, Kim BH, et al. Association of the preoperative neutrophil-to-lymphocyte count ratio and platelet-to-lymphocyte count ratio with clinicopathological characteristics in patients with papillary thyroid cancer. Endocrinol Metab (Seoul), 2015, 30(4): 494-501.

[263] Gong W, Yang S, Yang X, et al. Blood preoperative neutrophil-

to-lymphocyte ratio is correlated with TNM stage in patients with papillary thyroid cancer. Clinics (sao Paulo), 2016, 71(6): 311-314.

[264] Ozmen S, Timur O, Calik I, et al. Neutrophil-lymphocyte ratio (NLR) and platelet-lymphocyte ratio (PLR) may be superior to C-reactive protein (CRP) for predicting the occurrence of differentiated thyroid cancer. Endocr Regul, 2017, 51(3): 131-136.

[265] Nakahira M, Sugasawa M, Matsumura S, et al. Prognostic role of the combination of platelet count and neutrophil-lymphocyte ratio in patients with hypopharyngeal squamous cell carcinoma. Eur Arch Otorhinolaryngol, 2016, 273(11): 3863-3867.

[266] Cho JS, Park MH, Ryu YJ, et al. The neutrophil to lymphocyte ratio can discriminate anaplastic thyroid cancer against poorly or well differentiated cancer. Ann Surg Treat Res, 2015, 88(4): 187-192.

[267] Liu JF, Ba L, Lv H, et al. Association between neutrophil-tolymphocyte ratio and differentiated thyroid cancer: a meta-analysis. Sci Rep, 2016, 6: 38551.

[268] Huang SH, Waldron JN, Milosevic M, et al. Prognostic value of pretreatment circulating neutrophils, monocytes, and lymphocytes in oropharyngeal cancer stratified by human papillomavirus status. Cancer, 2015, 121(4): 545-555.

[269] Valero C, Pardo L, Lopez M, et al. Pretreatment count of peripheral neutrophils, monocytes, and lymphocytes as independent prognostic factor in patients with head cancer. Head Neck, 2017, 39(2): 219-226.

[270] Turri-Zanoni M, Salzano G, Lambertoni A, et al. Prognostic value of pretreatment peripheral blood markers in paranasal sinus cancer: neutrophil-to-lymphcyte and platelet-tolymphocyte ratio. Head Neck, 2017, 39(4): 730-736.

[271] Farhan-Alanie OM, McMahon J, McMillan DC. Systemic inflammatory response and survival in patients undergoing curative resection of oral squamous cell carcinoma. Br J Maxillofac Surg, 2105, 53(2): 126-131.

[272] Shafique K, Proctor MJ, McMIllan DC, et al. The modified

Glasgow prognostic score in prostate cancer: results from a retrospective clinical series of 744 patients. BMC Cancer, 2013, 13(1): 292.

[273] Selzer E, Grah A, Heiduschka G, et al. Primary radiotherapy or postoperative radiotherapy in patients with head and neck cancer: comparative analysis of inflammation-based prognostic scoring systems. Strahlenther Onkol, 2015, 191(6): 486-494.

[274] Xie H, Li B, Li L, et al. Association of increased circulating catecholamine and glucocorticoid levels with risk of psychological problems in oral neoplasma patients. PLoS One, 2014, 9(7): e99179.

[275] Chang PY, Huang WY, Lin CL, et al. Propranolol reduces cancer risk: a population-based cohort study. Medicine (Baltimore), 2015, 94 (27): e1097.

[276] Wei WJ, Shen CT, Song HJ, et al. Propranolol sensitizes thyroid cancer cells to cytotoxic effect of vemurafenib. Oncol Rep, 2016, 36(3): 1576-1584.

[277] Pantziarka P, Bouche G, Sukhatme V, et al. Repurposing drugs in Oncology (ReDO)-Propranolol as an anticancer agent. Ecancermedicalscience, 2016, 10: 680.

[278] Kim SA, Moon H, Roh JL, et al. Postdiagnostic use of β-blockers and other antihypertensive drugs and the risk of recurrence and mortality in head and neck cancer patients: an observational study of 10. 414 person-years of follow-up. Clin Transl Oncol, 2017, 19(7): 826-833.

[279] Majumdar S, Das A, Kundu R, et al. Intravenous paracetamol infusion: superior pain management and earlier discharge from hospital in patients undergoing palliative head-neck cancer surgery. Perspect Clin Res, 2104, 5(4): 172-177.

[280] Wang LD, Gao X, Li JY, et al. Effects of preemptive analgesia with parecoxib sodium on haemodynamics and plasma stress hormones in surgical patients with thyroid carcinoma. Asian Pac J Cancer Prev, 2015, 16 (9): 3977-3980.

[281] Patel D, Kitahara CM, Park Y, et al. Thyroid cancer and nonsteroidal antiinflammatory drug use: a pooled analysis of patients older than 40 years of age. Thyroid, 2015, 25(12): 1355-1362.

[282] Bae DS, Kim SJ, Koo DH, et al. Prospective, randomized controlled trial on use of ropivacaine after robotic thyroid surgery: effects on postoperative pain. Head Neck, 2016, 38, E588-E593.

[283] Paek SH, Kang KH, Kang H, et al. Comparison of postoperative surgical stress following robotic thyroidectomy and open thyroidectomy: a prospective pilot study. Surg Endosc, 2016, 30(9): 3861-3866.

[284] Ferrell JK, Cattano D, Brown RE, et al. The effects of anesthesia on the morpho-proteomic expression of head and neck squamous cell carcinoma: a pilot study. Transl Res, 2015, 166(6): 674-682.

[285] Pintaric TS, Hocevar M, Jereb S, et al. A prospective, randomized comparison between combined (deep and superficial) and superficial cervical plexus block with levobupivacaine for minimally invasive parathyroidectomy. Anesth Analg, 2007, 105(4): 1160-1163.

[286] El-Shmaa NS, El-Baradey GF. The efficacy of labetolol vs dexmedetomidine for attenuation of hemodynamic stress response to laryngoscopy and endotracheal intubation. J Clin Anesth, 2016, 31: 267-273.

[287] Long K, Ruiz J, Kee S, et al. Effect of adjunctive dexmedetomidine on postoperative intravenous opioid administration in patients undergoing thyroidectomy in an ambulatory setting. J Clin Anesth, 2016, 35: 361-364.

[288] Abd El-Rahman AM, El Sherif FA. Efficacy of postoperative analgesia of local ketamine wound instillation following total thyroidectomy, a randomized, double-Blind, controlled-clinical trial. Clin J Pain, 2017, 34(1): 53-58.

[289] Kainulainen S, Törnwall J, Koivasulo AM, et al. Dexamethasone in head and neck cancer patients with microvascular reconstruction: no benefit, more complications. Oral Oncol, 2017, 65: 45-50.

[290] Corcoran T, Kasza J, Short TG, et al. ENIGMA-II investigators. Intraoperative dexamtheasone does not increase the risk of postoperative wound infection: a propensity score-matched post hoc analysis of the ENIGMA-II trial (EnDEX). Br J Anaesth, 2017, 118(2): 190-199.

[291] Schiegnitz E, Kämmerer PW, Schön H, et al. Proinflammatory cytokines as serum biomarker in oral carcinoma-a prospective multi-marker

approach. J Oral Pathol Med, 2018, 47(3): 268-274.

[292] Fan S, Zhong JL, Chen WX, et al. Postoperative immune response and surgical stress in selective neck dissection: comparison between endoscopically assisted dissection and open techniques in cT1-2N0 oral squamous cell carcinoma. J craniomaxillofac Surg, 2017, 45(8): 1112-1116.

[293] Sun N, Ji H, Wang W, et al. Inhibitory effect of dexamethasone on residual Lewis lung cancer cells in mice following palliative surgery. Oncol Lett, 2017, 13(1): 356-362.

[294] Thakur P, Sanyal SN. Chemopreventive action of diclofenac in dimethylbenzanthracene induced lung cancer in female Wistar rats. J Environ Pathol Toxicol Oncol, 2010, 29(3): 255-265.

[295] Moody TW, Switzer C, Santana-Flores W, et al. Dithiolethione modified valproate and diclofenac increase Ecadherin expression and decrease proliferation of non-small cell lung cancer cells. Lung Cancer, 2010, 68(2): 154-160.

[296] Li H, Li G, Liu L, et al. Tumor interstitial fluid promotes malignant phenotypes of lung cancer independently of angiogenesis. Cancer Prev Res (Phila),2015, 8(11): 1120-1129.

[297] Hou LC, Huang F, Xu HB. Does celecoxib improve the efficacy of chemotherapy for advanced non-small cell lung cancer? Br J Clin Pharmacol, 2016, 81(1): 23-32.

[298] Ling XM, Fang F, Zhang XG, et al. Effect of parecoxib combined with thoracic epidural analgesia on pain after thoracotomy. J Thorac Dis, 2016, 8(5): 880-887.

[299] Mathews TJ, Churchhouse AM, Housden T, et al. Does adding ketamine to morphine patient-controlled analgesia safely improve post-thoracotomy pain? Interact Cardiovasc Thorac Surg, 2012, 14(2): 194-199.

[300] Nesher N, Ekstein MP, Paz Y, et al. Morphine with adjuvant ketamine vs higher dose of morphine alone for immediate postthoracotomy analgesia. Chest, 2009, 136(1): 245-252.

[301] Yoshioka M, Mori T, Kobayashi H, et al. The efficacy of epidural analgesia after video-assisted thoracoscopic surgery: a randomized control study. Ann Thorac Cardiovasc Surg, 2006, 12(5): 313-318.

［302］Helms O, Mariano J, Hentz J G, et al. Intra-operative paravertebral block for postoperative analgesia in thoracotomy patients: a randomized, double-Blind, placebo-controlled study. Eur J Cardiothorac Surg, 2011, 40(4): 902-906.

［303］Luyet C, Siegenthaler A, Szucs-Farkas Z, et al. The location of paravertebral catheters placed using the landmark technique. Anaesthesia, 2012, 67: 1321-1326.

［304］Kosinski S, Fryzlewicz E, Wilkojc M, et al. Comparison of continuous epidural block and continuous paravertebral block in postoperative analgaesia after video-assisted thoracoscopic surgery lobectomy: a randomised, non-inferiority trial. Anaesthesiol Intensive Ther, 2016, 48(5): 280-287.

［305］Mercanoglu E, Alanoglu Z, Ekmekci P, et al. Comparison of intravenous morphine, epidural morphine with/without bupivacaine or ropivacaine in post-thoracotomy pain management with patient controlled analgesia technique. Braz J Anesthesiol, 2013, 63(2): 213-219.

［306］Shah AC, Nair BG, Spiekerman CF, et al. Continuous intraoperative epidural infusions affect recovery room length of stay and analgesic requirements: a single-center observational study. J Anesth, 2017, 31(4): 494-501.

［307］Chen J, Luo F, Lei M, et al. A study on cellular immune function of patients treated with redical resection of pulmonary carcinoma with two different methods of anesthesia and analgesia. J BUON, 2017, 22 (6): 1416-1421.

［308］Alexin AA, Khoronenko VE. Effects of postoperative thoracic epidural analgesia on the frequency of postoperative atrial fibrillation in lung cancer surgery. Anesteziol Reanimatol, 2014, 59(6): 10-14.

［309］Özbek U, Poeran J, Mazumdar M, et al. Patient safety and comparative effectiveness of anesthetic technique in open lung resections. Chest, 2015, 148(3): 722-730.

［310］Ke JD, Hou HJ, Wang M, et al. The comparison of anesthesia effect of lung surgery through video-assisted thoracic surgery: a meta-analysis. J Cancer Res Ther, 2015, 11(8): C265-C270.

［311］Dumans-Nizard V，Le Guen M，Sage E，et al. Thoracic epidural analgesia with levobupivacaine reduces remifentanil and propofol consumption evaluated by closed-loop titration guided by the Bispectral index：a double-Blind placebo-controlled study. Anesth Analg，2017，125(2)：635-642.

［312］Chan SM，Lin BF，Wong CS，et al. Levobupivacaine-induced dissemination of A549 lung cancer cells. Sci Rep，2017，7(1)：8646.

［313］Xu Q，Shi NJ，Zhang H，et al. Effects of combined general-epidural anesthesia and total intravenous anesthesia on cellular immunity and prognosis in patients with non-small cell lung cancer：a comparative study. Mol Med Rep，2017，16(4)：4445-4454.

［314］Zawar BP，Mehta Y，Juneja R，et al. Nonanalgesic benefits of combined thoracic epidural analgesia with general anesthesia in high risk elderly off pump coronary artery bypass patients. Ann Card Anaesth，2015，18(3)：385-391.

［315］Gebhardt R，Mehran RJ，Soliz J，et al. Epidural versus ON-Q local anestheticinfiltrating catheter for post-thoracotomy pain control. J Cardiothorac Vasc Anesth，2013，27(3)：423-426.

［316］Ried M，Schilling C，Potzger T，et al. Prospective，comparative study of the On-Q® PainBuster® postoperative pain relief system and thoracic epidural analgesia after thoracic surgery. J Cardiothorac Vasc Anesth，2014，28(4)：973-978.

［317］Engelhardt KE，Starnes SL，Hanseman DJ，et al. Epidural versus subpleural analgesia for pulmonary resections：a comparison of morbidities. Am Surg，2014，80(2)：109-116.

［318］Miyazaki T，Sakai T，Sato S，et al. Is early postoperative administration of pregabalin beneficial for patients with lung cancer? - randomized control trial. J Thorac Dis，2016，8(12)：3572-3579.

［319］Tamura T，Mori S，Mori A，et al. A randomized controlled trial comparing paravertebral block via the surgical field with thoracic epidural block using ropivacaine for post-thoracotomy pain relief. J Anesth，2017，31(2)：263-270.

［320］Khalil AE，Abdallah NM，Bashandy GM，et al. Ultrasound-guided serratus anterior plane block versus thoracic epidural analgesia for thoracotomy pain. J Cardiothorac Vasc Anesth, 2017, 31(1): 152-158.

[321] Yamauchi Y, Isaka M, Ando K, et al. Continuous paravertebral block using a thoracoscopic catheter-insertion technique for postoperative pain after thoracotomy: a retrospective case-control study. J Cardiothorac Surg, 2017, 12(1): 5.

[322] Cata JP, Gottumukkala V, Thakar D, et al. Effects of postoperative epidural analgesia on recurrence-free and overall survival in patients with nonsmall cell lung cancer. J Clin Anesth, 2014, 26(1): 3-17.

[323] Lee EK, Ahn HJ, Zo JI, et al. Paravertebral block does not reduce cancer recurrence, but is related to higher overall survival in lung cancer surgery: a retrospective cohort study. Anesth Analg, 2017, 125(4): 1322-1328.

[324] Hassan ME, Mahran E. Evaluation of the role of dexmedetomidine in improvement of the analgesic profile of thoracic paravertebral block in thoracic surgeries: a randomised prospective clinical trial. Indian J Anaesth, 2017, 61(10): 826-831.

[325] Cata JP, Singh V, Lee BM, et al. Intraoperative use of dexmedetomidine is associated with decreased overall survival after lung cancer surgery. J Anaesthesiol Clin Pharmacol, 2017, 33(3): 317-323.

[326] Oh TK, Jeon JH, Lee JM, et al. Investigation of opioid use and long-term oncologic outcomes for non-small cell lung cancer treated with surgery. PLoS One, 2017, 12(7): e0181672.

[327] Jones RO, Anderson NH, Murchison JT, et al. Innate immune responses after resection for lung cancer via video-assisted thoracoscopic surgery and thoracotomy. Innovations (Phila), 2014, 9 (2): 93-103, discussion 103.

[328] Asteriou C, Lazopoulos A, Rallis T, et al. Video-assisted thoracic surgery reduces early postoperative stress. A single-institutional prospective randomized study. Ther Clin Risk Manag, 2016, 12: 59-65.

[329] Cata JP, Bauer M, Sokari T, et al. Effects of surgery, general anesthesia, and perioperative epidural analgesia on the immune function of patients with non-small cell lung cancer. J Clin Anesth, 2013, 25 (4): 255-262.

［330］Xu P，Zhang P，Sun Z，et al. Surgical trauma induces postoperative T-cell dysfunction in lung cancer patients through the programmed death-1 pathway. Cancer Immunol Immunother，2015，64(11)：1383-1392.

［331］Ju NY，Gao H，Huang W，et al. Therapeutic effect of inhaled budesonide (Pulmicort® Turbohaler) on the inflammatory response to one-lung ventilation. Anaesthesia，2014，69(1)：14-23.

［332］Potonik I，Novak Jankovic，Šostari M，et al. Antiinflammatory effect of sevoflurane in open lung surgery with one-lung ventilation. Croat Med J，2014，55(6)：628-637.

［333］Tian HT，Duan XH，Yang YF，et al. Effects of propofol or sevoflurane anesthesia on the perioperative function and cognitive function in patients receiving lung cancer resection. Eur Rev Med Pharmacol Sci，2017，21(23)：5515-5522.

［334］Zhang W，Shao X. Isoflurane promotes non-small cell lung cancer malignancy by activating the Akt-mammalian Target of Rapamycin (mTOR) signalling pathway. Med Sci Monit，2016，22：4644-4650.

［335］Sen O，Bakan M，Umutoglu T，et al. Effects of pressure-controlled and volume-controlled ventilation on respiratory mechanics and systemic stress response during prone position. Springerplus，2016，5(1)：1761.

［336］Zylla D，Kuskowski MA，Gupta K，et al. Association of opioid requirement and cancer pain with survival in advanced non-small cell lung cancer. Br J Anaesth，2014，113 (1)：i109-i116.

［337］Wang K，Qu X，Wang Y，et al. Effect of mu agonists on long-term survival and recurrence in nonsmall cell lung cancer patients. Medicine (Baltimore)，2015，94(33)：e1333.

［338］Kashiwagi Y，Iida T，Kunisawa T，et al. Efficacy of ultrasound-guided thoracic paravertebral block compared with the epidural analgesia in patients undergoing video-assisted thoracoscopic surgery. Masui，2015，64(10)：1010-1014.

［339］Rao Z，Zhou H，Pan X，et al. Ropivacaine wound infiltration：a fast-track approach in patients undergoing thoracotomy surgery. J Surg Res，

2017, 220: 379-384.

[340] Wang HW, Wang LY, Jiang L, et al. Amide-linked local anesthetics induce apoptosis in human non-small cell lung cancer. J Thorac Dis, 2016, 8(10): 2748-2757.

[341] Carus A, Gurney H, Gebski V, et al. Impact of baseline and nadir neutrophil index in non-small cell lung cancer and ovarian cancer patients: Assessment of chemotherapy for resolution of unfavourable neutrophilia. J Tranl Med, 2013, 11(1): 189.

[342] Clive AO, Kahan BC, Hooper CE, et al. Predicting survival in malignant pleural effusion: development and validation of the LENT prognostic score. Thorax, 2014, 69(12): 1098-1104.

[343] Huang C, Yue J, Li N, et al. Usefulness of the neutrophil-to-lymphocyte ratio in predicting lymph node metastasis in patients with non-small cell lung cancer. Tumour Biol, 2015, 36(10): 7581-7589.

[344] Cannon NA, Meyer J, Iyengar P, et al. Neutrophil-lymphocyte and platelet-lymphocyte ratios as prognostic factors following stereotactic radiation for early-stage non-small cell lung cancer. J Thorac Oncol, 2015, 10(2): 280-285.

[345] Barad V, Palmer JD, Li L, et al. Neutrophil to lymphocyte ratio associated with prognosis of lung cancer. Clin Transl Oncol, 2017, 19(6): 711-717.

[346] Diem S, Schmid S, Krapf M, et al. neutrophil-to-lymphocyte ratio (NLR) and platelet-to-lymphocyte ratio (PLR) as prognostic markers in patients with non-small cell lung cancer (NSCLC) treated with nivolumab. Lung cancer, 2017, 111: 176-181.

[347] Derman BA, Macklis JN, Azeem MS, et al. Relationships between longitudinal neutrophil to lymphocyte ratios, body weight changes, and overall survival in patients with non-small cell lung cancer. BMC Cancer, 2017, 17(1): 141.

[348] Käsmann L, Bolm L, Schild SE, et al. Neutrophil-to-lymphocyte ratio predicts outcome in limited disease small-cell lung cancer. Lung, 2017, 195(2): 217-224.

[349] Lan H, Zhou L, Chi D, et al. Preoperative platelet to lymphocyte

and neutrophil to lymphocyte ratios are independent prognostic factors for patients undergoing lung cancer radical surgery: a single institutional cohort study. Oncotarget, 2017, 8(21): 35301-35310.

[350] Deng M, Ma X, Liang X, et al. Are pretreatment neutrophil-lymphocyte ratio and platelet-lymphocyte ratio useful in predicting the outcomes of patients with small-cell lung cancer? Oncotarget, 2017, 8(23): 37200-37207.

[351] Jin F, Han A, Shi F, et al. The postoperative neutrophil-to-lymphocyte ratio and changes in this ratio predict survival after the complete resection of stage I non-small cell lung cancer. Onco Targets Ther, 2016, 9: 6529-6537.

[352] Sanchez-Salcedo P, de-Rorres JP, Martinez-Urbistondo D, et al. The neutrophil to lymphocyte and platelet to lymphocyte ratios as biomarkers for lung cancer development. Lung Cancer, 2016, 97: 28-34.

[353] Han Y, Wang J, Hong L, et al. Platelet-lymphocyte ratio is an independent prognostic factor in patients with ALK-positive non-small cell lung cancer. Future Oncol, 2017, 13(1): 51-61.

[354] Kang MH, Go SI, Song HN, et al. The prognostic impact of the neutrophil-to-lymphocyte ratio in patients with small-cell lung cancer. Br J Cancer, 2014, 111(3): 452-460.

[355] Lee BM, Rodriguez A, Mena G, et al. Platelet-tolymphocyte ratio and use of NSAIDs during the perioperative period as prognostic indicators in patients with NSCLC undergoing surgery. Cancer Control, 2106, 23(3): 284-294.

[356] Zhang T, Jiang Y, Qu X, et al. Evaluation of preoperative hematologic markers as prognostic factors and establishment of novel risk stratification in resected pN0 non-small-cell lung cancer. PLoS One, 2014, 9 (10): e111494.

[357] Tang H, Ma H, Peng F, et al. Preognostic performance of inflammation-based prognostic indices in locally advanced non-small-lung cancer treated with endostar and concurrent chemoradiotherapy. Mol Clin Oncol, 2016, 4(5): 801-806.

[358] Giuliani M, Sampson LR, Wong O, et al. Prognostic value of

pretreatment circulating neutrophils, monocytes, and lymphocytes on outcomes in lung stereotactic body radiotherapy. Curr Oncol, 2016, 23(4): e362-e368.

[359] Lin GN, Peng JW, Liu PP, et al. Elevated neutrophil-to-lymphocyte ratio predicts poor outcome in patients with advanced non-small-cell lung cancer receiving first-line gefitinib or erlotinib treatment. Asia Pac J Clin Oncol, 2017, 13(5): e189-e194.

[360] Kos FT, Hocazade C, Kos M, et al. Assessment of prognostic value of "neutrophil to lymphocyte ratio" and "prognostic nutritional index" as a systemic inflammatory marker in non-small cell lung cancer. Asian Pac J Cancer Prev, 2015, 16(9): 3997-4002.

[361] Dempsey DT, Buzby GP, Mullen JL. Nutritional assessment in the seriously ill patient. J Am Coll Nutr, 1983, 2: 15-22.

[362] Zhang H, Xia H, Zhang L, et al. Clinical significance of preoperative neutrophil-lymphocyte vs platelet-lymphocyte ratio in primary operable patients with non-small cell lung cancer. Am J Surg, 2015, 210(3): 526-535.

[363] Takahashi Y, Horio H, Hato T, et al. Prognostic significance of preoperative neutrophil-lymphocyte ratios in patients with stage I non-small cell lung cancer after complete resection. Ann Surg Oncol, 2015, 17(10): 810-818.

[364] Xie D, Marks R, Zhang M, et al. Normograms predict overall survival for patients with small-cell lung cancer incorporating pretreatment peripheral blood markers. J Thorac Oncol, 2015, 10(8): 1213-1220.

[365] Berardi R, Rinaldi S, Santoni M, et al. Prognostic models to predict survival in patients with advanced non-small cell lung cancer treated with first-line chemo- or targeted therapy. Oncotarget, 2016, 7(18): 26916-26924.

[366] Sim SH, Beom SH, Ahn YO, et al. Pretreatment neutrophil-lymphocyte ratio is not a significant prognostic factor in epidermal growth factor receptor-mutant non-small cell lung cancer patients treated with tyrosine kinase inhibitors. Thorac Cancer, 2016, 7(2): 161-166.

[367] Gu XB, Tian T, Tian XJ, et al. Prognostic significance of

neutrophil-to-lymphocyte ratio in non-small cell lung cancer: a meta-analysis. Sci Rep, 2015, 5: 12493.

[368] Yin Y, Wang J, Wang X, et al. Prognostic value of the neutrophil to lymphocyte ratio in lung cancer: a meta-analysis. Clinics (Sao Paulo), 2015, 70(7): 524-530.

[369] Shao N, Cai Q. High pretreatment neutrophil-lymphocyte ratio predicts recurrence and poor prognosis for combined small cell lung cancer. Clin Transl Oncol, 2015, 17(10): 772-778.

[370] Shaverdian N, Veruttipong D, Wang J, et al. Pretreatment immune parameters predict for overall survival and toxicity in early-stage non-small-cell lung cancer patients treated with stereotactic body radiation therapy. Clin Lung Cancer, 2016, 17(1): 39-46.

[371] Tong YS, Tan J, Zhou XL, et al. Systemic immune-inflammation index predicting chemoradiation resistance and poort outcome in patients with stage III non-small cell lung cancer. J Transl Med, 2017, 15(1): 221.

[372] Gao Y, Zhang H, Li Y, et al. Preoperative pulmonary function correlates with systemic inflammatory response and prognosis in patients with non-small cell lung cancer: results of a single-institution retrospective study. Oncotarget, 2017, 8(16): 27489-27501.

[373] Koh YW, Choi JH, Ahn MS, et al. Baseline neutrophil-lymphocyte ratio is associated with baseline and subsequent presence of brain metastases in advanced non-small-cell lung cancer. Sci Rep, 2016, 6:38585. DOI:10.1038/srep38585.

[374] Yu Y, Qian L, Cui J. Value of neutrophil-to-lymphocyte ratio for predicting lung cancer prognosis: a metaanalysis of 7219 patients. Mol Clin Oncol, 2017, 7(3): 498-506.

[375] Choi JE, Villarreal J, Lasala J, et al. Perioperative neutrophil: lymphocyte ratio and postoperative NSAID use as predictors of survival after lung cancer surgery: a retrospective study. Cancer Med, 2015, 4 (6): 825-833.

[376] Dirican N, Karakaya YA, Günes S, et al. Association of intratumoral tumor infiltrating lymphocytes and neutrophil-to-lymphocyte ratio are an independent prognostic factor in non-small cell lung cancer. Clin

Respir J, 2017, 11(6): 789-796.

[377] Cata JP, Jones J, Sepesi B, et al. Lack of association between dexamethasone and long-term survival after non-small cell lung cancer surgery. J Cardiothorac Vasc Anesth, 2016, 30(4): 930-935.

[378] Cata JP, Gutierrez C, Mehran RJ, et al. Preoperative anemia, blood transfusion, and neutrophil-to-lymphocyte ratio in patients with stage I non-small cell lung cancer. Cancer Cell Microenviron, 2016, 3(1): e1116. DOI: 10.14800/ccm.1116.

[379] Miyazaki T, Yamasaki N, Tsuchiya T, et al. Inflammation-based scoring is a useful prognostic predictor of pulmonary resection for elderly patients with clinical stage I non-smallcell lung cancer. Eur J Cardiothorac Surg, 2015, 47(4): e140-e145.

[380] Yuan ZY, Gao SG, Mu JW, et al. Prognostic value of preoperative neutrophil-lymphocyte ratio is superior to platelet-lymphocyte ratio for survival of patients who underwent complete resection of thymic carcinoma. J Thorac Dis, 2016, 8(7): 1487-1496.

[381] Song JG1, Shin JW, Lee EH, et al. Incidence of post-thoracotomy pain: a comparison between total intravenous anaesthesia and inhalation anaesthesia. Eur J Cardiothorac Surg, 2012, 41(5): 1078-1082.

[382] Schuller HM. Impact of neuro-psychological factors on smoking-associated lung cancer. Cancers (Basel), 2014, 6(1): 580-594.

[383] Jang HJ, Boo HJ, Lee HJ, et al. Chronic stress facilitates lung tumorigenesis by promoting exocytosis of IGF2 in lung epithelial cells. Cancer Res, 2016, 76(22): 6607-6619.

[384] Lin CS, Lin WS, Lin CL, et al. Carvedilol use in associated with reduced cancer risk: a nationwide populationbased cohort study. Int J Cardiol, 2015, 184: 9-13.

[385] Yazawa T, Kaira K, Shimizu K, et al. Prognostic significance of β2-adrenergic receptor expression in non-small cell lung cancer. Am J Transl Res, 2016, 8(11): 5059-5070.

[386] Zingone A, Brown D, Bowman ED, et al. Relationship between anti-depressant use and lung cancer survival. Cancer Treat Res Commun, 2017, 10: 33-39.

[387] Numbere B, Fleming KM, Walker A, et al. Adrenergic blockers and the risk for common solid cancers: a case-control study. Eur J Cancer Prev, 2017, 26(1): 86-93.

[388] Yang P, Deng W, Han Y, et al. Analysis of the correlation among hypertension, the intake of β-blockers, and overall survival outcome in patients undergoing chemoradiotherapy with inoperable stage Ⅲ non-small cell lung cance. Am J Cancer Res, 2017, 7(4): 946-954.

[389] Weberpals J, Jansen L, Haefeli WE, et al. Pre- and post-diagnostic β-blocker use and lung cancer survival: a population-based cohort study. Sci Rep, 2017, 7(1): 2911. DOI: 10.1038/s41598-017-02913-8.

[390] Lip S, Carlin C, McCallum L, et al. LB01. 03: Incidence and prognosis of cancer associated with digoxin and common antihypertensive drugs. J Hypertens, 2015, 33(Suppl 1): e45.

[391] Anker MS, Ebner N, Hildebrandt B, et al. Resting heart rate is an independent predictor of death in patients with colorectal, pancreatic, and nonsmall-cell lung cancer: results of a prospective cardiovascular long-term study. Eur J Heart Fail, 2016, 18(12): 1524-1534.

[392] Lee SH, Kim N, Lee CY, et al. Effects of dexmedetominide on oxygenation and lung mechanics in patients with moderate chronic obstructive pulmonary disease undergoing lung cancer surgery: a prospective randomised double-Blinded trial. Eur J Anesthesiol, 2016, 33(4): 275-282.

[393] Lee SH, Lee CY, Lee JG, et al. Intraoperative dexmedetomidine improves the quality of recovery and postoperative pulmonary function in patients undergoing video-assisted thoracoscopic surgery: a CONSORT-prospective, randomized, controlled trial. Medicine (Baltimore), 2016, 95 (7): 2854.

[394] Bulow NM, Colpo E, Pereira RP, et al. Dexmedetomidine decreases the inflammatory response to myocardial surgery under mini-cardiopulmonary bypass. Braz J Med Biol Res, 2016, 49(4): e4646. DOI: 10.1590/1414-431X20154646.

[395] Li XQ, Tan WF, Wang J, et al. The effects of thoracic epidural analgesia on oxygenation and pulmonary shunt fraction during one-lung ventilation: a meta-analysis. BMC Anesthesiol, 2015, 15: 166.

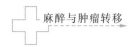

［396］Cho YJ，Kim TK，Hong DM，et al. Effect of desflurane-remifentanil vs. propofolremifentanil anesthesia on arterial oxygenation during one-lung ventilation for thoracoscopic surgery: a prospective randomized trial. BMC Anesthesiol，2017，17(1): 9. DOI: 10.1186/s12871-017-0302-x.

［397］Liu J，Dong W，Wang T，et al. Effects of etomidate and propofol on immune function in patients with lung adenocarcinoma. Am J Transl Res，2016，8(12): 5748-5755.

［398］Zhao X，Cui L，Wang W，et al. Influence of psychological intervention on pain and immune functions of patients receiving lung cancer surgery. Pak J Med Sci，2016，21(1): 155-159.

［399］Robinson C，Alfonso H，Woo S，et al. Effect of NSAIDS and COX-2 inhibitors on the incidence and severity of asbestos-induced mesothelioma: evidence from an animal model and a human cohort. Lung Cancer，2014，86(1): 29-34.

［400］Linton A，Pavlakis N，O'Connell R，et al. Factors associated with survival in a large series of patients with malignant pleural mesothelioma in New South Wales. Br J Cancer，2014，111(9): 1860-1869.

［401］Chen N，Liu S，Huang L，et al. Prognostic significance of neutrophil-tolymphocyte ratio in patients with malignant pleural mesothelioma: a meta-analysis. Oncotarget，2017，8(34): 57460-57469.

［402］Yamagishi T，Fujimoto N，Nishi H，et al. Prognostic significance of the lymphocyte-to-monocyte ratio in patients with malignant pleural mesothelioma. Lung Cancer，2015，2015，90(1): 111-117.

［403］Baum M，Demicheli R，Hrushesky W，et al. Does surgery unfavourably perturb "the natural history" of early breast cancer by accelerating the appearance of distant metastases? Eur J Cancer，2005，41: 508-515.

［404］Bischofs E，Lubs D. In vitro blockade of adhesion of breast cancer cells to endothelial cells using antiinflammatory drugs. Anticancer Res，2012，32(3): 767-771.

［405］Gómez-Hernández J，Orozcoalatorre A L，Dominguezcontreras M，et al. Preoperative dexamethasone reduces postoperative pain，nausea and vomiting following mastectomy for breast cancer. BMC Cancer, 2010, 10: 692-692.

[406] Li Z, Dong J, Zou T, et al. Dexamethasone induces docetaxel and cisplatin resistance partially through up-regulating Krüppel-like factor 5 in triple-negative breast cancer. Oncotarget, 2017, 8(7): 11555-11565.

[407] Bowers LW, Maximo IX, Brenner AJ, et al. NSAID use reduces breast cancer recurrence in overweight and obese women: role of the prostaglandinaromatase interactions. Cancer Res, 2014, 74(16): 4446-4457.

[408] Generali D, Buffa FM, Deb S, et al. COX-2 expression is predictive for early relapse and aromatase inhibitor resistance in patients with ductal carcinoma in situ of the breast, and is a target for treatment. Br J Cancer, 2014, 111(1): 46-54.

[409] Simonsson M, Björner S, Markkula A, et al. The prognostic impact of COX-2 expression in breast cancer depends on oral contraceptive history, preoperative NSAID use, and tumor size. Int J Cancer, 2017, 140 (1): 163-175.

[410] Serra KP, Peres RM, Sarian LO, et al. Cyclooxygenase-2 (COX) and p53 protein expression are interdependent in breast cancer but no associated with clinicopathological surrogate subtypes, tumor aggressiveness and patient survival. Acta Histochem, 2016, 118(2): 176-182.

[411] Cheuk IW, Shin VY, Siu MT, et al. Association of EP2 receptor and SLC19A3 in regulating breast cancer metastasis. Am J Cancer Res, 2015, 5(11): 3389-3399.

[412] De Pedro M, Baeza S, Escudero MT, et al. Effect of COX-2 inhibitors and other non-steroidal inflammatory drugs on breast cancer risk: a meta-analysis. Breast Cancer Res Treat, 2015, 149(2): 525-536.

[413] Kim S, Shore DL, Wilson LE, et al. Lifetime use of nonsteroidal antiinflammatory drugs and breast cancer risk: results from a prospective study of women with a sister with breast cancer. BMC Cancer, 2015, 15(1): 960-960.

[414] Vaughan LE, Prizment A, Blair CK, et al. Aspirin use and the incidence of breast, colon, ovarian, and pancreatic cancers in elderly women in the Iowa Women's Health Study. Cancer Causes Control, 2016, 27(11):

1395-1402.

[415] Allen JE, Patel AS, Prabhu VV, et al. COX-2 drives metastatic breast cells from brain lesions into the cerebrospinal fluid and systemic circulation. Cancer Res, 2014, 74(9): 2385-2390.

[416] Thill M, Reichert K, Woeste A, et al. Combined treatment of breast cancer cell lines with vitamin D and COX-2 inhibitors. Anticancer Res, 2015, 35(2): 1189-1195.

[417] Cho JS, Lee MH, Kim SI, et al. The effects of perioperative anaesthesia and analgesia on immune function in patients undergoing breast cancer resection: a prospective randomized study. Int J Med Sci, 2017, 14 (10): 970-976.

[418] Yang HF, Yu M, Jin HD, et al. Fentanyl promotes breast cancer cell stemness and epithelial-mesenchymal transition by upregulating α1, 6-fucosylation via Wnt/β-catenin signalling pathway. Front Physiol, 2017, 8: 510-510.

[419] Goyal S, Gupta KK, Mahajan V. A comparative evaluation of intravenous dexmedetomidine and fentanyl in breast cancer surgery: a prospective, randomized, and controlled trial. Anesth Essays Res, 2017, 11 (3): 611-666.

[420] Hugo HJ, Saunders C, Ramsay RG, et al. New insights on COX-2 in chronic inflammation driving breast cancer growth and metastasis. J Mammary Gland Biol Neoplasia, 2015, 2015: 109-119.

[421] Li H, Yang B, Huang J, et al. Cyclooxygenase-2 in tumorassociated macrophages promotes breast cancer cell survival by triggering a positive-feedback loop between macrophages and cancer cells. Oncotarget, 2015, 6(30): 29637-29650.

[422] Ghosh N, Chaki R, Mandal V, et al. COX-2 as a target for cancer chemotherapy. Pharmacol Rep, 2010, 62: 233-244.

[423] Kan Z, Khan N, Tiwari RP, et al. Biology of COX-2, an application in cancer therapeutics. Curr Drug Targets, 2011, 12: 1082-1093.

[424] Medrek C, Ponten F, Jirstrom K, et al. The presence of tumor associated macrophages in tumor stroma as a prognostic marker for breast cancer patients. BMC Cancer, 2012, 12(1): 306-306.

［425］ Vosooghi M, Amini M. The discovery and development of cyclooxygenase-2 inhibitors as potential anticancer therapies. Expert Opin Drug Discov, 2014, 9: 255-267.

［426］ Maity G, De A, Das A, et al. Aspirin blocks growth of breast tumor cells and tumorinitiating cells and induces reprogramming factors of mesenchymal to epithelial transition. Lab Invest, 2015, 95(7): 702-717.

［427］ Sutton ML, McGlone ME, Lambert MK. Do postoperative NSAIDs improve breast cancer outcomes? Int J Surg, 2016: 173-178.

［428］ Dierssen-Sotos T, Gomez-Acebo I, de Pedro M, et al. Use of non-steroidal anti-inflammatory drugs and risk of breast cancer: The Spanish Multi-Case-control (MCC) study. BMC Cancer Aug, 20, 16(1): 660-660.

［429］ Van Helmond N, Steegers MA, Filippini-de Moor GP, et al. Hyperalgesia and persistent pain after breast cancer surgery: a prospective randomized controlled trial with perioperative COX-2 inhibition. PLoS One, 2016, 11(12): e0166601.

［430］ Lee SK, Choi MY, Bae SY, et al. Immediate postoperative inflammation is an important prognostic factor in breast cancer. Oncology, 2015, 88(6): 337-344.

［431］ Krenn-Pilko S, Langsenlehner U, Stojakovic T, et al. The elevated preoperative derived neutrophil-to-lymphocyte ratio predicts poor clinical outcome in breast cancer patients. Tumour Biol, 2016, 37 (1): 361-368.

［432］ Li Y, Zhou L, Li X, et al. Parecoxib suppresses the increase of neutrophil-tolymphocyte ratio after the modified radical mastectomy. Zhnog Nan Da Xue Xue Bao Yi Xue Ban, 2017, 42 (9): 1048-1052. Article in Chinese.

［433］ Koh YW, Lee HJ, Ahn JH, et al. Prognostic significance of the ratio of absolute neutrophil to lymphocyte counts for breast cancer patients with ER/PR-positivity and HER2-negativity in neoadjuvant setting. Tumour Biol, 2014, 35(10): 9823-9830.

［434］ Orditura M, Galizia G, Diana A, et al. Neutrophil to lymphocyte ratio (NLR) for prediction of distant metastasis-free survival (DMFS) in early breast cancer: a propensity score-matched analysis. ESMO Open, 2016,

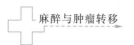

1(2): e000038.

[435] Ulas A，Avci N，Kos T，et al. Are neutrophil/lymphocyte ratio and platelet/lymphocyte ratio associated with prognosis in patients with HER2-positive early breast cancer receiving adjuvant trastuzumab? J BUON，2015，20(3): 714-722.

[436] Liu C，Huang Z，Wang Q，et al. Usefulness of neutrophil-to-lymphocyte ratio and platelet-to-lymphocyte ratio in hormone-receptor-negative breast cancer. Onco Targets Ther，2016，9: 4653-4660.

[437] Chen Y，Chen K，Xiao X，et al. Pretreatment neutrophil-to-lymphocyte ratio is correlated with response to neoadjuvant chemotherapy as an independent prognostic indicator in breast cancer patients: a retrospective study. BMC Cancer，2016，16: 320-320.

[438] Xu J，Ni C，Ma C，et al. Association of neutrophil/lymphocyte ratio and platelet/lymphocyte ratio with ER and PR in breast cancer patients and their changes after neoadjuvant chemotherapy. Clin Transl Oncol，2017，19(8): 989-996.

[439] Dirican A，Kucukzeybek BB，Alacacioglu A，et al. Do the derived neutrophil to lymphocyte ratio and the neutrophil to lymphocyte ratio predict prognosis in breast cancer? Int J Clin Oncol，2015，20(1): 70-81.

[440] Pistelli M，De Lisa M，Ballatore Z，et al. Pre-treatment neutrophil to lymphocyte ratio may be a useful tool in predicting survival in early triple negative breast cancer patients. BMC Cancer，2015，15 (1): 195-195.

[441] Iwase T，Sangai T，Sakakibara M，et al. An increased neutrophil-to-lymphocyte ratio predicts poorer survival following recurrence for patients with breast cancer. Mol Clin Oncol，2017，6(2): 266-270.

[442] Yao M，Liu Y，Jin H，et al. Prognostic value of preoperative inflammatory markers in Chinese patients with breast cancer. Onco Targets Ther，2104，7: 1743-1752.

[443] Ozyalvacli G，Yesil C，Kargi E，et al. Diagnostic and prognostic importance of the neutrophil lymphocyte ratio in breast cancer. Asian Pac J Cancer Prev，2014，15(23): 10363-10366.

[444] Okuturlar Y，Gunaldi M，Tiken EE，et al. Utility of peripheral

blood parameters in predicting breast cancer risk. Asaian Pac J Cancer Prev, 2015, 16(6): 2409-2412.

[445] Rimando J, Campbell J, Kim JH, et al. The pretreatment neutrophil/lymphocyte ratio is associated with all-cause mortality in Black and White patients with non-metastatic breast cancer. Front Oncol, 2016, 6: 81-81.

[446] Chen J, Deng Q, Pan Y, et al. Prognostic value of neutrophil-to-lymphocyte ratio in beast cancer. FEBS Open Bio, 2105, 5: 502-507.

[447] Ethier JL, Desautels D, Templeton A, et al. Prognostic role of neutrophil-to-lymphocyte ratio in breast cancer: a systematic review and meta-analysis. Breast Cancer Res, 2017, 19(1): 2.

[448] Yersal Ö, Cetinkünar S, Aktimur R, et al. Neutrophil/lymphocyte and platelet/lymphocyte ratios are not different among breast cancer subtypes. Asaian Pac J Cancer Prev, 2017, 18(8): 2227-2231.

[449] Cihan YB, Arslan A, Cetindag MF, et al. Lack of prognostic value of blood parameters in patients receiving adjuvant radiotherapy for breast cancer. Asian Pac J Cancer Prev, 2014, 15(10): 4225-4231.

[450] Benevides L, da Fonseca DM, Donate PB, et al. IL-17 promotes mammary tumor progression by changing the behaviour of tumor cells and eliciting tumorigenic neutrophils recruitment. Cancer Res, 2015, 75(18): 3788-3799.

[451] Li J, Jiang Y, Hu YF, et al. Interleukin17-producing neutrophils link inflammatory stimuli to disease progression by promoting angiogenesis in gastric cancer. Clin Cancer Res, 2017, 23(6): 1575-1585.

[452] Barron TI, Flahavan EM, Sharp L, et al. Recent prediagnostic aspirin use, lymph node involvement, and 5-year mortality in women with stage i-iII breast cancer: a nationwide population-based cohort study. Cancer Res, 2014, 74(15): 4065-4077.

[453] Allott EH, Tse CK, Olshan AF, et al. Non-steroidal anti-inflammatory drug use, hormone receptor status, and breast cancer-specific mortality in the Carolina Breast Cancer Study. Breast Cancer Res Treat, 2014, 147(2): 415-421.

[454] Deb J, Majumder J, Bhattacharyya S, et al. A novel naproxen

derivative capable of displaying anti-cancer and anti-migratory properties against human breast cancer cells. BMC Cancer, 2014, 14(1): 567-567.

[455] Mohammadinejad P, Arya P, Esfandbod M, et al. Celecoxib versus diclofenac in mild to moderate depression management among breast cancer patients: a double-Blind, placebo-controled randomized trial. Ann Pharmacother, 2015, 49(9): 953-961.

[456] Cui Y, Deming-Halverson SL, Shrubsole MJ, et al. Use of nonsteroidal anti-inflammatory drugs and reduced breast cancer risk among overweight women. Breast Cancer Res Treat, 2014, 146(2): 439-446.

[457] Huang XZ, Gao P, Sun JX, et al. Aspirin and nonsteroidal anti-inflammatory drugs after but no before diagnosis are associated with improved breast cancer survival: a meta-analysis. Cancer Causes Control, 2015, 2015, 26(4): 589-600.

[458] Niu DG, Peng F, Zhang W, et al. Morphine promotes cancer stem cell properties, contributing to chemoresiatnce in breast cancer. Oncotarget, 2015, 6(6): 3963-3976.

[459] Doornebal CW, Vrijland K, Hau CS, et al. Morphine does not facilitate breast cancer progression in two preclinical mouse models for human invasive lobular and HER2+breast cancer. Pain, 2015, 156(8): 1424-1432.

[460] Cronin-Fenton DP, Heide-Jørgensen U, Ahern TP, et al. Opioids and breast cancer recurrence: a Danish population-based cohort study. Cancer, 2015, 121(19): 3507-3514.

[461] Hozumi J, Egi M, Sugita S, et al. Dose of intraoperative remifentanil administration is independently associated with increase in the risk of postoperative nausea and vomiting in elective mastectomy under general anesthesia. J Clin Anesth, 2016, 34: 227-231.

[462] Hetta DF, Mohamed MA, Mohammad MF. Analgesic efficacy of pregabalin in acute postmastectomy pain: placebo controlled dose range study. J Clin Anesth, 2016, 34: 303-309.

[463] Satomoto M, Adachi YU, Makita K. A low dose of droperidol decreases the desflurane concentration needed during breast cancer surgery: a randomized double-Blinded study. Korean J Anesthesiol, 2017, 70 (1): 27-32.

[464] Forget P, Vandenhende J, Berliere M, et al. Do intraoperative analgesics influence breast cancer recurrence after mastectomy? A retrospective analysis. Anesth Analg, 2010, 110(6): 1630-1635.

[465] Legeby M, Sandelin K, Wickman M, et al. Analgesic efficacy of diclofenac in combination with morphine and paracetamol after mastectomy and immediate breast reconstruction. Acta Anaesthesiol Scand, 2005, 49(9): 1360-1366.

[466] Wen Y, Wang M, Yang J, et al. A comparison of Fentanyl and Flurbiprofen Axetil on Serum VEGF-C, TNF-α, and IL-1β Concentrations in Women Undergoing Surgery for Breast Cancer. Pain Pract, 2015, 15(6): 530-537.

[467] Shirakami G, Teratani Y, Segawa H, et al. Omission of fentanyl during sevoflurane anesthesia decreases the incidences of postoperative nausea and vomiting and accelerates postanesthesia recovery in major breast cancer surgery. J Anesth, 2006, 20(3): 188-195.

[468] Boughey JC, Goravanchi F, Parris RN, et al. Improved postoperative pain control using thoracic paravertebral block for breast operations. BREAST J, 2009, 15(5): 483-488.

[469] Kairaluoma PM, Bachmann MS, Korpinen AK, et al. Single-injection paravertebral block before general anesthesia enhances analgesia after breast cancer surgery with and without associated lymph node biopsy. Anesth Analg, 2004, 99(6): 1837-1843.

[470] Yeager MP, Rosenkranz KM. Cancer recurrence after surgery: a role for regional anesthesia? Reg Anesth Pain Med, 2010, 35(6): 483-484.

[471] Yilmaz O, Saracoglu A, Bezen O, et al. Effects of thoracic paravertebral block on postoperative analgesia in patients undergoing modified radical mastectomy. Agri, 2014, 26(4): 179-183.

[472] Abdallah FW, Morgan PJ, Cil T, et al. Ultrasound-guided multilevel paravertebral blocks and total intravenous anesthesia improve the quality of recovery after ambulatory breast tumor resection. Anesthesiology, 2014, 120(3): 703-713.

[473] Albi-Feldzer A, Mouret-Fourme EE, Hamouda S, et al. A double-Blind randomized trial of wound and intercostal space infiltration with

ropivacaine during breast cancer surgery: effects on chronic postoperative pain. Anesthesiology, 2013, 118(2): 318-326.

[474] Oriain S C, Buggy D J, Kerin M J, et al. Inhibition of the stress response to breast cancer surgery by regional anesthesia and analgesia does not affect vascular endothelial growth factor and prostaglandin E_2. Anesth Analg, 2005, 100(1): 244-249.

[475] Looney M, Doran P, Buggy DJ. Effect of anesthetic technique on serum vascular endothelial growth factor C and transforming growth factor β in women undergoing anesthesia and surgery for breast cancer. Anesthesiology, 2010, 113(5): 1118-1125.

[476] Perez Herrero MA, Lopez Alvarez S, Fadrique Fuentes A, et al. Quality of postoperative recovery after breast surgery. General anaesthesia combined with paravertebral versus serratus-intercostal block. Rev Esp Anesthesiol Reanim, 2016, 63(10): 564-571.

[477] Tam KW, Chen SY, Huang TW, et al. Effect of wound infiltration with ropivacaine or bupivacaine analgesia in breast cancer surgery: a meta-analysis of randomized controlled trials. Int J Surg, 2015: 79-85.

[478] Abdelsattar JM, Boughey JC, Fahy AS, et al. Comparative study of liposomal bupivacaine versus paravertebral block for pain control following mastectomy with immediate tissue expander reconstruction. Ann Surg Oncol, 2016, 23(2): 465-470.

[479] Rice D, Heil JW, Biernat L. Pharmacokinetic profile and tolerability of liposomal bupivacaine following a repeated dose via local subcutaneous infiltration in volunteers. Clin Drug Investig, 2017, 37(3): 249-257.

[480] Wolf O, Clemens MW, Purugganan RV, et al. A prospective, randomized, controlled trial of paravertebral block versus general anesthesia alone for prosthetic breast reconstruction. Plast Reconstr Surg, 2016, 137 (4): 660e-666e.

[481] Fahy AS, Jakub JW, By BM, et al. Paravertebral blocks in patients undergoing mastectomy with or without immediate reconstruction provides improved pain control and decreased postoperative nausea and vomiting. Ann Surg Oncol, 2014, 21(10): 3284-3289.

［482］ Parikh RP, Sharma K, Guffey R, et al. Preoperative paravertebral block improves postoperative pain control and reduces hospital length of stay in patients undergoing autologous breast reconstruction after mastectomy for breast cancer. Ann Surg Oncol, 2016, 23(13): 4262-4269.

［483］ Župic M, Graf Župic S, Duzel V, et al. A combination of levobupivacaine and lidocaine for paravertebral block in breast cancer patients undergoing quadrantectomy causes greater hemodynamic oscillations than levobupivacaine alone. Croat Med J, 2017, 58(4): 270-280.

［484］ Mayur N, Das A, Biswas H, et al. Effect of clonidine as adjuvant in thoracic paravertebral block for patients undergoing breast cancer surgery: a prospective, randomized, placebo-controlled, double-Blind study. Anesth Essays Res, 2017, 11(4): 864-870.

［485］ Jin LJ, Wen LY, Zhang YL, et al. Thoracic paravertebral regional anesthesia for pain relief in patients with breast cancer surgery. Medicine (Baltimore), 2017, 96(39): e8107.

［486］ Sultan SS. Paravertebral block can attenuate cytokine response when it replaces general anesthesia for cancer breast surgeries. Saudi J Anaesth, 2013, 7(4): 373-377.

［487］ Cata JP, Chavez-MacGregor M, Valero V, et al. The impact of paravertebral block analgesia on breast cancer survival after surgery. Reg Anesth Pain Med, 2016, 41(6): 696-703.

［488］ Finn DM, Ilfeld BM, Unkart JT, et al. Post-mastectomy cancer recurrence with and without a continouos paravertebral block in the immediate postoperative period: a prospective multi-year follow-up pilot study of a randomized, triple-masked, placebo-controlled investigation. J Anesth, 2017, 31(3): 374-379.

［489］ Karmakar MK, samy W, Lee A, et al. Survival analysis of patients with breats cancer undergoing a modified radical mastectomy with or without a thoracic paravertebral block: a 5-year followup of a randomized controlled trial. Anticancer Res, 2017, 37(10): 5813-5820.

［490］ Perez-Gonzalez O, Cuellar-Guzman LF, Soliz J, et al. Impact of regional anesthesia on recurrence, metastasis, and immune response in breast cancer surgery: a systematic review of the literature. Reg Anesth pain Med,

2017, 42(6): 751-756.

[491] Syal K, Chandel A. Comparison of the post-operative analgesic effect of paravertebral block, pectoral nerve block and local infiltrations in patients undergoing modified radical mastectomy: a randomised double-Blind trial. Indian J Anaesth, 2017, 61(8): 643-648.

[492] Compagnone C, Schiappa E, Bellantonio D, et al. Paravertebral block for patients older than 80 years in one day surgery elective mastectomy. Acta Biomed, 2014, 84(3): 234-236.

[493] Cali Cassi L, Biffoli F, Francesconi D, et al. Anesthesia and analgesia in breast surgery: the benefits of peripheral nerve block. Eur Rev Med Pharmacol Sci, 2017, 21(6): 1341-1345.

[494] Albi-Feldzer A, Duceau B, Nguessom W, et al. A severe complication after ultrasound-guided thoracic paravertebral block for breast cancer surgery: total spinal anaesthesia: a case report. Eur J Anaesthesiol, 2016, 33(12): 949-951.

[495] Tsigonis AM, Al-Hamadani M, Linebarger JH, et al. Are cure rates for breast cancer improved by local and regional anesthesia? Reg Anesth Pain Med, 2016, 41(3): 339-347.

[496] Kairaluoma P, Mattson J, Heikkilä P, et al. Perioperative paravertebral regional anaesthesia and breast cancer recurrence. Anticancer Res, 2016, 36(1): 415-418.

[497] Agarwal RR, Wallace AM, Madison SJ, et al. Single-injection thoracic paravertebral block and postoperative analgesia after mastectomy: a retrospective cohort study. J Clin Anesth, 2015, 27(5): 371-374.

[498] Glissmeyer C, Johnson W, Sherman B, et al. Effect of paravertebral nerve blocks on narcotic use after mastectomy with reconstruction. Am J Surg, 2015, 209(5): 881-883.

[499] Pei L, Zhou Y, Tan G, et al. Outcomes Research Consortium. Ultrasound-assisted thoracic paravertebral block reduces intraoperative opioid requirement and improves analgesia after breast cancer surgery: a randomized, controlled, single-center trial. PLoS One, 2015, 10(11): e142249.

[500] Sahu A, Kumar R, Hussain M, et al. Comparisons of single-

injection thoracic paravertebral block with ropivacaine and bupivacaine in breast cancer surgery: a prospective, randomized, double-Blinded study. Anesth Essays Res, 2016, 10(3): 655-660.

[501] Amaya F, Hosokawa T, Okamoto A, et al. Can acute pain treatment reduce postsurgical comorbidity after breast cancer surgery? A literature review. Biomed Res Int, 2015: 641508-641508.

[502] Pace MM, Sharma B, Anderson-Dam J, et al. Utrasound-guided thoracic paravertebral blockade: a retrospective study of the incidence of complications. Anesth Analg, 2016, 122(4): 1186-1191.

[503] Andreae MH, Andreae DA. Regional anaesthesia to prevent chronic pain after surgery: a Cochrane systematic review and meta-analysis. Br J Anaesth, 2013, 111(5): 711-720.

[504] Ibarra MM, S-Carralero GC, Vicente GU, et al. Chronic postoperaitive pain after general anesthesia with or without a single-dose preincisional paravertebral nerve blockin radical breast cancer surgery. Rev Esp Anestesiol Reanim, 2011, 58(5): 290-294.

[505] Fuzier R, Puel F, Izard P, et al. Prospective cohort study assessing chronic pain in patients following minor surgery for breast cancer. J Anesth, 2017, 31(2): 246-254.

[506] Shin S W, Cho A R, Lee H J, et al. Maintenance anaesthetics during remifentanil-based anaesthesia might affect postoperative pain control after breast cancer surgery. Br J Anaesth, 2010, 105(5): 661-667.

[507] Cho AR, Kwon JY, Kim KH, et al. The effects of anesthetics on chronic pain after breast cancer surgery. Anesth Analg, 2013, 116(3): 685-693.

[508] Steyaert A, Forget P, Dubois V, et al. Does the perioperative analgesic/anesthetic regimen influence the prevalence of long-term chronic pain after mastectomy? J Clin Anesth, 2016, 33: 20-25.

[509] Lee JH, Kang SH, Kim Y, et al. Effects of propofol-based total intravenous anesthesia on recurrence and overall survival in patients after modified radical mastectomy: a retrospective study. Korean J Anesthesiol, 2016, 69(2): 126-132.

[510] Aufforth R, Jain J, Morreale J, et al. Paravertebral blocks in

breast cancer surgery: is there a difference in postoperative pain, nausea and vomiting? Ann Surg Oncol, 2012, 19(2): 548-552.

[511] Exadaktylos A K, Buggy D J, Moriarty D C, et al. Can anesthetic technique for breast cancer surgery affect recurrence or metastasis? Anesthesiology, 2008, 109: 180-187.

[512] Deegan C A, Murray D W, Doran P, et al. Effect of anaesthetic technique on oestrogen receptor-negative breast cancer cell function in vitro. Br J Anaesth, 2009, 103(5): 685-689.

[513] Buckley A, McQuaid S, Johnson P, et al. Effect of anaesthetic technique on the natural killer cell antitumour activity of serum from women undergoing breast cancer surgery: a pilot study. Br J Anaesth, 2014, 113 (Suppl 1): i56-i62.

[514] Desmond F, McCormack J, Mulligan N, et al. Effect of anaesthetic technique on immune cell infiltration in breast cancer: a follow-up pilot study analysis of a prospective, randomised, investigator-masked study. Anticancer Res, 2015, 35(3): 1311-1319.

[515] Woo JH, Baik HJ, Kim CH, et al. Effect of propofol and desflurane on immune cell populations in breast cancer patients: a randomized trial. J Korean Med Sci, 2015, 30(10): 1503-1508.

[516] Kim R, Kawai A, Wakisaka M, et al. Differences in immune response to anesthetics used for day surgery versus hospitalization surgery for breast cancer patients. Clin Transl Med, 2017, 6(1): 34-34.

[517] Ramirez MF, Ai D, Bauer M, et al. Innate immune function after breast, lung, and colorectal cancer surgery. J Surg Res, 2015, 194 (1): 185-193.

[518] Naja ZM, Ziade FM, El-Rajab MA, et al. Guided paravertebral blocks with versus without clonidine for women undergoing breast surgery: a prospective double-Blinded randomized study. Anesth Analg, 2013, 117(1): 252-258.

[519] Mohamed SA, Fares KM, Mohamed AA, et al. Dexmedetomidine as an adjunctive analgesic with bupivacaine in paravertebral analgesia for breast cancer surgery. Pain Physician, 2014, 17(5): E589-E598.

[520] Mohta M, Kalra B, Sethi AK, et al. Efficacy of dexmedetomidine

as an adjuvant in paravertebral block in breast cancer surgery. J Anesth, 2016, 30(2): 252-260.

[521] Fan W, Xue H, Sun Y, et al. Dexmedetomidine improves postoperative patient-controlled analgesia following radical mastectomy. Front Pharmacol, 2017, 8: 250-250.

[522] Goravanchi F, Kee SS, Kowalski AM, et al. A case series of thoracic paravertebral blocks using a combination of ropivacaine, clonidine, epinephrine, and dexamethasone. J Clin Anesth, 2012, 24(8): 664-667.

[523] Coopey SB, Specht MC, Warren L, et al. Use of preoperative paravertebral block decreases length of stay in patients undergoing mastectomy plus immediate reconstruction. Ann Surg Oncol, 2013, 20(4): 1282-1286.

[524] Arunakul P, Ruksa A. General anesthesia with thoracic paravertebral block for modified radical mastectomy. J Med Assoc Thai, 2010, 93(Suppl 7): S149-S153.

[525] Fallatah S, Mousa WF. Multiple levels paravertebral block versus morphine patient-controlled analgesia for postoperative analgesia following breast cancer surgery with unilateral lumpectomy, and axillary lymph node dissection. Saudi J Anaesth, 2016, 10(1): 13-17.

[526] Wu J, Buggy D, Fleischmann E, et al. Thoracic paravertebral regional anesthesia improves analgesia after breast cancer surgery: a randomized controlled multicentre clinical trial. Can J Anaesth, 2015, 62(3): 241-251.

[527] Karmakar MK, Samy W, Li JW, et al. Thoracic paravertebral block and its effects on chronic pain and health-related quality of life after modified radical mastectomy. Reg Anesth Pain Med, 2014, 39(4): 289-298.

[528] Ilfeld BM, Madison SJ, Suresh PJ, et al. Persistent postmastectomy pain and pain-related physical and emotional functioning with and without a continuous paravertebral block: a prospective 1-year follow-up assessment of a randomized, triple-masked, placebo-controlled study. Ann Surg Oncol, 2015, 22(6): 2017-2025.

[529] Bouman EAC, Theunissen M, Kessels AGH, et al. Continuous paravertebral block for postoperative pain compared to general anaesthesia

and wound infiltration for major oncological breast surgery. Springerplus, 2014, 3: 517.

[530] Chiu M, Bryson GL, Lui A, et al. Reducing persistent postoperative pain and disability 1 year after breast cancer surgery: a randomized, controlled trial comparing thoracic paravertebral block to local anesthetic infiltration. Ann Surg Oncol, 2014, 21(3): 795-801.

[531] Chen X, Lu P, Chen L, et al. Perioperative propofol-paravertebral anesthesia decreases the metastasis and progression of breast cancer. Tumour Biol, 2015, 36(11): 8259-8266.

[532] Zhong T, Ojha M, Bagher S, et al. Transversus abdominis plane block reduces morhine consumption in the early postoperative period following microsurgical abdominal tissue breast reconstruction: a double-Blind, placebo-controlled, randomized trial. Plast Reconstr Surg, 2014, 134 (5): 870-878.

[533] Faria SS, Gomez RS. Clinical application of thoracic paravertebral anesthetic block in breast surgeries. Braz J Anesthesiol, 2015, 65 (2): 147-154.

[534] Koonce SL, McLaughlin SA, Eck DL, et al. Breast cancer recurrence in patients receiving epidural and paravertebral anesthesia: a retrospective, case-control study. Middle East J Anaesthesiol, 2014, 22(6): 567-571.

[535] Siddiqui R A, Zerouga M, Wu M, et al. Anticancer properties of propofol-docosahexaenoate and propofoleicosapentaenoate on breast cancer cells. Breast Cancer Res, 2005, 7: 645-654.

[536] Hards M, Harada A, Neville I, et al. The effect of serratus plane block performed under direct vision on postoperative pain in breast surgery. J Clin Anesth, 2016, 34: 427-431.

[537] Jüttner T, Werdehausen R, Hermanns H, et al. The paravertebral lamina technique: a new regional anesthesia approach for breast surgery. J Clin Anesth, 2011, 23(6): 443-450.

[538] Hetta DF, Rezk KM. Pectoralis-serratus interfascial plane block vs thoracic paravertebral block for unilateral radical mastectomy with axillary evacuation. J Clin Anesth, 2016, 34: 91-97.

［539］Abdallah FW, MacLean D, Madjdpour C, et al. Pectoralis and serratus fascial plane blocks each provide early analgesic benefits following ambulatory breast cancer surgery: a retrospective propensitymatched cohort study. Anesth Analg, 2017, 125(1): 294-302.

［540］Bashandy GM, Abbas DN. Pectoral nerves I and II blocks in multimodal analgesia for breast cancer surgery: a randomized clinical trial. Reg Anesth Pain Med, 2015, 40(1): 68-74.

［541］Kulhari S, Bharti N, Bala I, et al. Efficacy of pectoral nerve block versus thoracic paravertebral block for postoperative analgesia after radical mastectomy: a randomized controlled trial. Br J Anaesth, 2016, 117(3): 382-386.

［542］Neethu M, Pandey RK, Sharma A, et al. Pectoral nerve blocks to improve analgesia after breast cancer surger: a prospective, randomized and controlled trial. J Clin Anesth, 2017, 45: 12-17.

［543］Rice DC, Cata JP, Mena GE, et al. Posterior intercostal nerve block with liposomal bupivacaine: an alternative to thoracic epidural analgesia. Ann Thorac Surg, 2015, 99(6): 1953-1960.

［544］Chahar P, Cummings III KC. Liposomal bupivacaine: a review of a new bupivacaine formulation. J Pain Res, 2012, 5: 257-264.

［545］Versyck B, van Geffen GJ, van Houwe PA. Prospective double blind randomized placebo-controlled clinical trial of the pectoral nerves (Pecs) block type II. J Clin Anesth, 2017, 40: 46-50.

［546］Kamiya A, Hasegawa M, Yoshida T, et al. Impact of pectoral nerve block on postoperative pain and quality of recovery in patients undergoing breast cancer surgery: a randomised controlled trial. Eur J Anaesthesiol, 2018, 35(3): 215-223.

［547］Chakraborty A, Khemka R, Datta T, et al. COMBIPECS, the single-injection technique of pectoral nerve blocks 1 and 2: a case series. J Clin Anesth, 2016, 35: 365-368.

［548］Othman AH, El-Rahman AM, El Sherif F. Efficacy and safety of ketamine added to local anesthetic in modified pectoral block for management of postoperative pain in patients undergoing modified radical mastectomy. Pain Physician, 2016, 19(7): 485-494.

[549] Takahashi H，Suzuki T．Complete antethoracic block for analgesia after modified radical mastectomy：a case report．A A Case Rep，2017，8 (10)：250-253．

[550] Li NL，Yu BL，Hung CF．Paravertebral block plus thoracic wall block versus paravertebral block alone for analgesia of modified radical mastectomy：a retrospective cohort study．PLoS One，2016，11 (11)：e0166227．

[551] Veiga M，Costa D，Brazao I．Erector spinae plane block for radical mastectomy：a new indication? Rev Esp Anestesiol Reanim，2017，65(2)：112-115．

[552] Bonvicini D，Tagliapietra L，Giacomazzi A，et al．Bilateral ultrasound-guided erector spinae plane blocks in breast cancer and reconstruction surgery．J Clin Anesth，2018，44：3-4．

[553] Forero M，Rajarathinam M，Adhikary S，et al．Erector spinae plane (ESP) block in the management of post thoracotomy pain syndrome：a case series．Scand J Pain，2017，17(1)：325-329．

[554] Kulkarni K，Namazi IJ，Deshpande S，et al．Cervical epidural anaesthesia with ropivacaine for modified radical mastectomy．Kathmandu Univ Med J (KUMJ)，2013，11(42)：126-131．

[555] Channabasappa SM，Venkatarao GH，Girish S，et al．Comparative evaluation of dexemedetomidine and clonidine with low dose ropivacaine in cervical epidural anesthesia for modified radical mastectomy：a prospective randomized，double-Blind study．Anesth Essays Res，2016，10 (1)：77-81．

[556] Lou F，Sun Z，Huang N，et al．Epidural combined with general anesthesia versus general anesthesia alone in patients undergoing free flap breast reconstruction．Plast Reconstr Surg，2016，137(3)：502e-509e．

[557] Claroni C，Torregiani G，Covotta M，et al．Protective effect of sevoflurane preconditioning on ischemia-reperfusion injury in patients undergoing reconstructive plastic surgery with microsurgical flap，a randomized controlled trial．BMC Anesthesiol，2016，16(1)：66-66．

[558] Kronowitz SJ，Mandujano CC，Liu J，et al．Lipofilling of the breast does not increase the risk of recurrence of breast cancer：a matched

controlled study. Plast Reconstr Surg, 2016, 137(2): 385-393.

[559] Bharti N, Bala I, Narayan V, et al. Effect of gabapentin pretreatment on propofol consumption, hemodynamic variables, and postoperative pain relief in breast cancer surgery. Acta Anaesthesiol Taiwan, 2013, 51(1): 10-13.

[560] Rai AS, Khan JS, Dhaliwal J, et al. Preoperative pregabalin or gabapentin for acute and chronic postoperative pain among patients undergoing breast cancer surgery: a systematic review and meta-analysis of randomized controlled trials. J Plast Reconstr Aesthet Surg, 2017, 70(10): 1317-1328.

[561] Grigoras A, Lee P, Sattar F, et al. Perioperative intravenous lidocaine decreases the incidence of persistent pain after breast surgery. Clin J Pain, 2012, 28(7): 567-572.

[562] Kim MH, Lee KY, Park S, et al. Effects of systemic lidocaine versus magnesium administration on postoperative functional recovery and chronic pain in patients undergoing breast cancer surgery: a prospective, randomized, double-Blind, comparative clinical trial. PLoS One, 2017, 12 (3): e0173026.

[563] Kendall MC, McCarthy RJ, Panaro S, et al. The effect of intraoperative systemic lidocaine on postoperative persistent pain using initiative on methods, measurement, and pain assessment in clinical trials criteria assessment following breast cancer surgery: a randomized, double-Blind, placebo-controlled trial. Pain Pract, 2018, 18(3): 350-359.

[564] Christie BM, Kapur S, Kempton SJ, et al. A prospective randomized trial comparing the effects of lidocaine in breast reduction surgery. Plast Reconstr Surg, 2017, 139(5): 1074e-1079e.

[565] Cheng GS, Ilfeld BM. A review of postoperative analgesia for breast cancer surgery. Pain Manag, 2016, 6(6): 603-618.

[566] Cheng GS, Ilfeld BM. An evidence-Based review of the efficacy of perioperative analgesic techniques for breast cancer-related surgery. Pain Med, 2016, 18(7): 1344-1365.

[567] Zhou L, Li Y, Li X, et al. Propranolol attenuates surgical stress-induced elevation of the regularory T cell response in patients undergoing

radical mastectomy. J Immunol, 2016, 196(8): 3460-3469.

［568］Shaashua L, Shabat-Simon M, Haldar R, et al. Perioperative COX-2 and β-adrenergic blockade improves metastatic biomarkers in breast cancer patients in a Phase-II randomized trial. Clin Cancer Res, 2017, 23 (16): 4651-4661.

［569］Childers WK, Hollenbeak CS, Cheriyath P. β-Blockers reduce breast cancer recurrence and breast cancer death: a meta-analysis. Clin Breast Cancer, 2015, 15(6): 426-431.

［570］Wang T, Li Y, Lu HL, et al. B-adrenergic receptors: new target in breast cancer. Asian Pac J Cancer Prev, 2015, 16(18): 8031-8039.

［571］Zhao Y, Wang Q, Zhao X, et al. Effect of antihypertensive drugs on breast cancer risk in female hypertensive patients: evidence from observational studies. Clin Exp Hypertens, 2017, 8: 1-6.

［572］Ni H, Rui Q, Zhu X, et al. Antihypertensive drug use and breast cancer ris: a meta-analysis of observational studies. Oncotarget, 2017, 8 (37): 62545-62560.

［573］Spera G, Fresco R, Fung H, et al. Beta blockers and improved progression free survival in patients with advanced HER2 negative breast cancer: a retrospective analysis of the ROSE/TRIO-012 study. Ann Oncol, 2017, 28(8): 1836-1841.

［574］Parada-Huerta E, Alvarez-Dominguez T, Uribe-Escamilla R, et al. Metastasis risk reduction related with beta-blocker treatment in Mexican women with breast cancer. Asian Pac J Cancer Prev, 2016, 17 (6): 2953-2957.

［575］Kim HY, Jung YJ, Lee SH, et al. Is beta-blocker use beneficial in breast cancer? A meta-analysis. Oncology, 2017, 92(5): 264-268.

［576］Wilson JM, Lorimer E, Tyburski MD, et al. β-adrenergic receptors suppress Rap1B prenylation and promote the metastatic phenotype in breast cancer cells. Cancer Biol Ther, 2015, 16(9): 1364-1374.

［577］Pon CK, Lane JR, Sloan EK, et al. The β_2-adrenoreceptor activates a positive cAMP-calcium feedforward loop to drive breast cancer cell invasion. FASEB J, 2016, 30(3): 1144-1154.

［578］Iseri OD, Sahin FI, Terzi YK, et al. Beta-adrenoreceptor antagonists reduce cancer cell proliferation, invasion, and migration. Pharm Biol, 2014, 52(11): 1374-1381.

[579] Mahdian D, Shafiee-nick R, Mousavi SH. Different effects of adenylyl cyclase activators and phosphodiesterases inhibitors on cervical cancer (HeLa) and breast cancer (MCF-7) cells proliferation. Toxicol Mech Methods, 2014, 24(4): 307-314.

[580] Kim TH, Gill NK, Nyberg KD, et al. Cancer cells become less deformable and more invasive with activation of β-adrenergic signalling. J Cell Sci, 2016, 129(24): 4563-4575.

[581] Montoya A, Amaya CN, Belmont A, et al. Use of non-selective β-blockers is associated with decreased tumour proliferative indices in early stage breast cancer. Oncotarget, 2017, 8(4): 6446-6460.

[582] Cardwell CR, Coleman HG, Murray LJ, et al. β-Blocker usage and breast cancer survival: a nested case-control study within a UK clinical practice research datalink cohort. Int J Epidemiol, 2013, 42(6): 1852-1861.

[583] Sakellakis M, Kostaki A, Starakis I, et al. β-Blocker use and risk of recurrence in patients with early breast cancer. Chemotherapy, 2015, 60 (5): 288-289.

[584] Melhem-Bertrandt A, Chavez-MacGregor M, Lei X, et al. Beta-blocker use is associated with improved relapse-free survival in patients with triple-negative breast cancer. J Clin Oncol, 2011, 29(19): 2645-2652.

[585] Choy C, Raytis JL, Smith DD, et al. Inhibition of β_2-adrenergic receptor reduces triple-negative breast cancer brain metastases: the potential benefit of perioperative β-blockade. Oncol Rep, 2016, 35(6): 3135-3142.

[586] Powe DG, Voss MJ, Zänker KS, et al. β-Blocker therapy reduces secondary cancer formation in breast cancer and improves cancer specific survival. Oncotarget, 2010, 1(7): 628-638.

[587] Zhong S, Yu D, Zhang X, et al. β-Blocker use and mortality in cancer patients: systematic review and meta-analysis of observational studies. Eur J Cancer Prev, 2016, 25(5): 440-448.

[588] Gargiulo L, Copsel S, Rivero EM, et al. Differential β2 adrenergic receptor expression defines the phenotype of non-tumorigenic and malignant human breast cell lines. Oncotarget, 2014, 5(20): 10058-10069.

[589] Gargiulo L, May M, Rivero EM, et al. A novel effect of β-adrenergic receptor on mammary branching morphogenesis and its possible implications in breast cancer. J Mammary Gland Biol Neoplasia, 2017, 22 (1): 43-57.

[590] Goldvaser H, Rizel S, Hendler D, et al. The association between angiotensin receptor blocker usage and breast cancer characteristics. Oncology, 2016, 91(4): 217-223.

[591] Raimondi S, Botteri E, Munzone E, et al. Use of beta-blockers, angiotensin-converting enzyme inhibitors and angiotensin receptor blockers and breast cancer survival: systematic review and meta-analysis. Int J Cancer, 2016, 139(1): 212-219.

[592] Lamkin DM, Sung HY, Yang GS, et al. α_2-Adrenergic blockade mimics the enhancing effect of chronic stress on breast cancer progression. Psychoneuroendocrinology, 2014, 51C: 262-270.

[593] Obeid EI, Conzen SD. The role of adrenergic signaling in breast cancer biology. Cancer Biomark, 2013, 13(3): 161-169.

[594] Søgaard M, Farkas DK, Ehrenstein V, et al. Hypothyroidism and hyperthyroidism and breast cancer risk: a nationwide cohort study. Eur J Endocrinol, 2016, 174(4): 409-414.

[595] Bachman ES, Hampron TG, Dhillin H, et al. The metabolic and cardiovascular effects of hyperthyroidism are largely independent of beta-adrenergic stimulation. Endocrinology, 2004, 145(6): 2767-2774.

[596] Akbari ME, Kashani FL, Ahangari G, et al. The effects of spiritual intervention and changes in dopamine receptor gene expression in breast cancer patients. Breast Cancer, 2016, 23(6): 893-900.

[597] Chen H, Liu D, Guo L, et al. Chronic psychological stress promotes lung metastatic colonization of circulating breast cancer cells by decorating a pre-metastatic niche through activating β-adrenergic signalling. J Pathol, 2018, 244(1): 49-60.

[598] Terkawi AS, Durieux ME, Gottschalk A, et al. Effect of intravenous lidocaine on postoperative recovery of patients undergoing mastectomy: a double-Blind, placebo-controlled randomized trial. Reg Anesth Pain Med, 2014, 39(6): 472-477.

［599］Terkawi AS, Sharma S, Durieux ME, et al. Perioperative lidocaine infusion reduces the incidence of post-mastectomy chronic pain: a double-Blind, placebo-controlled randomized trial. Pain Physician, 2015, 18(2): E139-E146.

［600］Couceiro TC, Lima LC, Burle LM, et al. Intravenous lidocaine for postoperative pain treatment: randomized, blind, placebo controlled clinical trial. Braz J Anesthesiol, 2015, 65(3): 207-212.

［601］Lefebvre-Kuntz D, Dualé C, Albi-Feldzer A, et al. General anaesthetic agents do not influence persistent pain after breast cancer surgery: a prospective nationwide cohort study. Eur J Anaesthesiolo, 2015, 32(10): 697-704.

［602］Li K, Yang Y, Han X. Lidocaine sensitizes the cytotoxicity of cisplatin in breast cancer cells via up-regulation of RARβ_2 and RASSF1A demethylation. Int J Mol Sci, 2014, 15(12): 23519-23536.

［603］Liu J, Xi H, Jiang Y, et al. Association of CYP450 single nucleotide polymorphisms with the efficacy of epidural ropivacaine during mastectomy. Acta Anaesthesiol Scand, 2015, 59(5): 640-647.

［604］Mahalingaiah PK, Ponnusamy L, Singh KP. Chronic oxidative stress causes estrogen-independent aggressive phenotype, and epigenetic inactivation of estrogen receptor alpha in MCF-7 breast cancer cells. Breast Cancer Res Treat, 2015, 153(1): 41-56.

［605］Rivero EM, Pinero CP, Gargiulo L, et al. The β_2-adrenergic agonist salbutamol inhibits migration, invasion and metastasis of the human breast cancer MDA-MB-231 cell line. Curr Cancer Drug Targets, 2017, 17(8): 756-766.

［606］Oh TK, Jeon JH, Lee JM, et al. Association of high-dose postoperative opioids with recurrence risk in esophageal squamous cell carcinoma: reinterpreting ERAS protocols for long-term oncologic surgery outcomes. Dis Esophagus, 2017, 30(10): 1-8.

［607］Michelet P, D'Journo XB, Roch A, et al. Perioperative risk factors for anastomotic leakage after esophagectomy: influence of thoracic epidural analgesia. Chest, 2005, 128(5): 3461-3466.

［608］Lai R, Lu Y, Li Q, et al. Risk factors for anastomotic leakage following anterior resection for colorectal cancer: the effect of epidural analgesia on occurrence. Int J Colorectal Dis, 2013, 28(4): 485-492.

[609] Andreou A, Biebl M, Dadras M, et al. Anastomotic leak predicts diminished long-term survival after resection for gastric and esophageal cancer. Surgery, 2016, 160(1): 191-203.

[610] Fumagalli U, Melis A, Balazova J, et al. Intra operative hypotensive episodes may be associated with post-operative esophageal anastomotic leak. Updates Surg, 2016, 68(2): 185-190.

[611] Baker EH, Hill JS, Reames MK, et al. Drain amylase aids detection of anastomotic leak after esophagectomy. J Gastrointest Oncol, 2016, 7(2): 181-188.

[612] Xu YB, Du QH, Zhang MY, et al. Propofol suppresses proliferation, invasion and angiogenesis by down-regulating ERK-VEGF/ MMP-9 signaling in Eca-109 esophageal squamous cell carcinoma cells. Eur Rev Med Pharmacol Sci, 2013, 17(18): 2486-2494.

[613] Hiller JG, Hacking MB, Link EK, et al. Perioperative epidural analgesia reduces cancer recurrence after gastro-oesophageal surgery. Acta Anaesthesiol Scand, 2014, 58(3): 281-290.

[614] Heinrich S, Janitz K, Merkel S, et al. Short- and long term effects of epidural analgesia on morbidity of esophageal cancer surgery. Langenbecks Arch Surg, 2015, 400(1): 19-26.

[615] Feltracco P, Bortolato A, Barbieri S, et al. Perioperative benefit and outcome of thoracic epidural in esophageal surgery: a clinical review. Dis Esophagus, 2018, 31(5). DOI: 10.1093/dote/dox135.

[616] Visser E, Marsman M, van Rossum PSN, et al. Postoperative pain management after esophagectomy: a systematic review and meta-analysis. Dis Esophagus, 2017, 30(10): 1-11.

[617] Hughes M, Yim I, Deans DAC, et al. Systemic review and meta-analysis of epidural analgesia versus different analgesic regimes following oesophagogastric resection. Worl J Surg, 2018, 42(1): 204-210.

[618] Fares KM, Muhamed SA, Hamza HM, et al. Effect of thoracic epidural analgesia on proinflammatory cytokines in patients subjected to protected lung ventilation during Ivor Lewis esophagectomy. Pain Physician,

2014，17(4)：305-315.

[619] Li W，Li Y，Huang Q，et al. Short and long-term outcomes of epidural on intravenous analgesia after esophagectomy：a propensity-matched cohort study. PLoS One，2016，11(4)：e0154380.

[620] Gu CY，Zhang J，Qian YN，et al. Effects of epidural anesthesia and postoperative epidural analgesia on immune function in esophageal carcinoma patients undergoing thoracic surgery. Mol Clin Oncol，2015，3(1)：190-196.

[621] Han C，Ding W，Jiang W，et al. A comparison of the effects of midazolam，propofol and dexmedetomidine on the antioxidant system：a randomized trial. Exp Ther Med，2015，9(6)：2293-2298.

[622] Jun IJ，Jo JY，Kim JI，et al. Impact of anesthetic agents on overall and recurrence-free survival in patients indergoing esophageal cancer surgery：a retrospective observational study. Sci Rep，2017，7 (1)：14020-14020.

[623] Zhang GH，Wang W. Effects of sevoflurane and propofol on the development of pneumonia after esophagectomy：a retrospective cohort study. BMC Anesthesiol，2017，17(1)：164-164.

[624] Zhang W，Fang C，Li J，et al. Single-dose，bilateral paravertebral block plus intravenous sufentanil analgesia in patients with esophageal cancer undergoing combined thoracoscopic-laparoscopic esophagectomy：a safe and effective alternative. J Cardiothorac Vasc Anesth，2014，28(4)：978-984.

[625] Ma M，Jiang H，Gong L，et al. Comparative study between thoracoscopic and open esophagectomy on perioperative complications and stress response. Zhounghua Wei Chang Wai Ke Za Zhi，2016，19 (4)：401-405.

[626] Thrift AP，Anderson LA，Murray LJ，et al. Nonsteroidal anti-inflammatory drug use is not associated with reduced risk of Barrett's esophagus. Am J Gastroenterol，2016，111(11)：1528-1535.

[627] Hu D，Zhang M，Wang S，et al. High expression of cyclooxygenase 2 is an indicator of prognosis for patients with esophageal squamous cell carcinoma after Ivor Lewis esophagectomy. Thorac Cancer，2016，7(3)：310-315.

[628] Van Staalduinen J, Frouws M, Reimers M, et al. The effect of aspirin and nonsteroidal anti-inflammatory drug use after diagnosis of oesophageal cancer patients. Br J Cancer, 2016, 114(9): 1053-1059.

[629] Yuan D, Zhu K, Li K, et al. The preoperative neutrophil-lymphocyte ratio predicts recurrence and survival among patients undergoing R_0 resections of adenocarcinomas of the esophagogastric junction. J Surg Oncol, 2104, 110(3): 333-340.

[630] Xiao Q, Zhang B, Deng X, et al. The preoperative neutrophil-to-lymphocyte ratio is a novel immune parameter for the prognosis of esephageal basaloid squamous cell carcinoma. PLoS One, 2016, 11(12): e0168299.

[631] Grenader T, Plotkin Y, Mohammadi B, et al. Predictive value of the neutrophil/lymphocyte ratio in peritoneal and/or metastatic disease at staging laparoscopy for gastric and esophageal cancer. J Gastrointest Cancer, 2015, 2015, 46(3): 267-271.

[632] Yoo EJ, Park JC, Kim EH, et al. Prognostic value of neutrophil-to-lymphocyte ratio in patients treated with concurrent chemoradiotherapy for locally advanced oesophageal cancer. Dig Liver Dis, 2014, 46(9): 846-853.

[633] Ji WH, Jiang YH, Ji YL, et al. Prechemotherapy neutrophil: lymphocyte ratio is superior to the platelet: lymphocyte ratio as a prognostic indicator for locally advanced esophageal squamous cell cancer treated with neoadjuvant chemotherapy. Dis Esophagus, 2016, 29(5): 403-411.

[634] Sürücü E, Demir Y, Sengöz T. The correlation between the metabolic tumor volume and haematological parameters in patients with esophageal cancer. Ann Nucl Med, 2015, 29(10): 906-910.

[635] Yutong H, Xiaoli X, Shumei L, et al. Increased neutrophil-lymphocyte ratio is a poor prognostic factor in patients with esophageal cancer in a high incidence area in China. Arch Med Res, 2015, 46(7): 557-563.

[636] He YF, Luo HQ, Wang W, et al. Preoperative NLR and PLR in the middle or lower ESCC patients with radical operation. Eur J Cancer Care (Engl), 2017, 26(2). DOI: 10. 1111/ecc. 12445.

[637] Hirahara N, Matsubara T, Kawahara D, et al. Prognostic significance of preoperative inflammatory response biomarkers in patients undergoing curative thoracoscopic esophagectomy for osephageal squamous

cell carcinoma. Eur J Surg Oncol, 2017, 43(2): 493-501.

[638] Feng JF, Huang Y, Chen QX. A new inflammation index is useful for patients with esophageal squamous cell carcinoma. Onco Targets Ther, 2014, 7: 1811-1815.

[639] Xie X, Luo KJ, Hu Y, et al. Prognostic value of preoperative platelet-lymphocyte and neutrophillymphocyte ratio in patients undergoing surgery for esophageal squamous cell cancer. Dis Esophagus, 2016, 29(1): 79-85.

[640] Yodying H, Matsuda A, Miyashita M, et al. Prognostic significance of neutrophil-to-lymphocyte ratio and platelet-to-lymphocyte ratio in oncologic outcomes of esophageal cancer: a systematic review and meta-analysis. Ann Surg Oncol, 2016, 23(2): 646-654.

[641] Jung J, Park SY, Park SJ, et al. Prognostic value of the neutrophil-to-lymphocyte ratio for overall and diseasefree survival in patients with surgically treated esophageal squamous cell carcinoma. Tumour Biol, 2016, 37(6): 7149-7154.

[642] Hyder J, Boggs DH, Hanna A, et al. Changes in neutrophil-to-lymphocyte and platelet-to-lymphocyte ratios during chemoradiation predict for survival and pathologic complete response in trimodality esophageal cancer patients. J Gastrointest Oncol, 2016, 7(2): 189-195.

[643] Kijima T, Arigami T, Uchikado Y, et al. Combined fibrinogen and neutrophil-lymphocyte ratio as a prognostic marker of advanced esophageal squamous cell carcinoma. Cancer Sci, 2017, 108(2): 193-199.

[644] Matsuda S, Takeuchi H, Kawakubo H, et al. Correlation between intense postoperative inflammatory response and survival of esophageal cancer patients who underwent thransthoracic esophagectomy. Ann Surg Oncol, 2015, 22(13): 4453-4460.

[645] Horikoshi Y, Goyagi T, Kudo R, et al. The suppressive effects of landiolol administration on the occurrence of postoperative atrial fibrillation and sinus tachycardia, and plasma IL-6 elevation in patients undergoing esophageal surgery: a randomized controlled clinical trial. J Clin Anesth, 2017, 38: 111-116.

[646] Bameshki A, Peivandi Yazdi A, Sheybani S, et al. The

assessment of addition of either intravenous paracetamol or diclofenac suppositories to patient-controlled morphine analgesia for postgastrectomy pain control. Anesth Pain Med, 2015, 5(5): e29688.

[647] Shen JC, Sun HL, Zhang MQ, et al. Fluriprofen improves dysfunction of T-lymphocyte subsets and natural killer cells in cancer patients receiving post-operative morphine analgesia. Int J Clin Pharmacol Ther, 2014, 52(8): 669-675.

[648] Sun HL, Dong YC, Wang CQ, et al. Effects of postoperative analgesia with the combination of tramadol and lornoxicam on serum inflammatory cytokines in patients with gastric cancer. Int J Clin Pharmacol Ther, 2014, 52(12): 1023-1029.

[649] Jiang A, Chen LJ, Wang YX, et al. The effects of different methods of anaesthesia for laparoscopic radical gastrectomy with monitoring of entropy. Anticancer Res, 2016, 36(3): 1305-1308.

[650] Yon JH, Choi GJ, Kang H, et al. Intraoperative systemic lidocaine for pre-emptive analgesics in subtotal gastrectomy: a prospective, randomized, double-Blind, placebo-controlled study. Can J Surg, 2014, 57 (3): 175-182.

[651] Kang JG, Kim MH, Kim EH, et al. Intraoperative intravenous lidocaine reduces hospital length of stay following open gastrectomy for stomach cancer in men. J Clin Anesth, 2012, 24(6): 465-470.

[652] Kim TH, Kang H, Choi YS, et al. Pre- and intraoperative lidocaine injection for preemptive analgesics in laparoscopic gastrectomy: a prospective, randomized, double-Blind, placebo-controlled study. J Laparoendosc Adv Surg Tech A, 2013, 23(8): 663-668.

[653] Kim JE, Choi JB, Koo BN, et al. Efficacy of intravenous lidocaine during endoscopic submucosal dissection for gastric neoplasm: a randomized, double-Blind, controlled study. Medicine (Baltimore), 2016, 95(18): e3593.

[654] Khan JS, Yousuf M, Victor JC, et al. An estimation for an appropriate end time for an intraoperative intravenous lidocaine infusion in bowel surgery: a comparative meta-analysis. J Clin Anesth, 2016, 28(28): 95-104.

[655] Xing W, Chen DT, Pan JH, et al. Lidocaine induces apoptosis

and suppresses tumor growth in human hepatocellular carcinoma cells in vitro and in a xenograft model in vivo. Anesthesiology,2017, 126(5): 868-881.

[656] Jurj A, Tomuleasa C, Tat TT, et al. Antiproliferative and apoptotic effects of lidocaine on human hepatocarcinoma cells. A preliminary study. J Gastrointest Liver Dis, 2017, 26(1): 45-50.

[657] Ortiz MP, Godoy MC, Schlosser RS, et al. Effect of endovenous lidocaine on analgesia and serum cytokines: double-Blinded and randomized trial. J Clin Anesth, 2016, 35: 70-77.

[658] Dale GJ, Phillips S, Falk GL. The analgesic efficacy of intravenous lidocaine infusion after laparoscopic fundoplication: a prospective, randomized double-Blind, placebo-controlled trial. Local Reg Anesth, 2016, 9: 87-93.

[659] Kranke P, Jokinen J, Pace NL, et al. Continuous intravenous perioperative lidocaine infusion for postoperative pain and recovery. Cochrane Database Syst Rev, 2015, (7): CD009642.

[660] Li YC, Wang Y, Li DD, et al. Procaine is a specific DNA methylation inhibitor with antitumor effect for human gastric cancer. J Cell Biochem, 2018, 119(2): 2440-2449.

[661] Kuo CP, Jao SW, Chen KM, et al. Comparison of the effects of thoracic epidural analgesia and i. v. infusion with lidocaine on cytokine response, postoperative pain and bowel function in patients undergoing colonic surgery. Br J Anaesth, 2006, 97(5): 640-646.

[662] Li Y, Wang B, Zhang LL, et al. Dexmedetonidine combined with general anesthesia provides similar intraoperative stress response reduction when compared with a combined general and epidural anesthetic technique. Anesth Analg, 2016, 122(4): 1202-1210.

[663] Dong W, Chen MH, Yang YH, et al. The effect of dexmedetomidine on expressions of inflammatory factors in patients with radical resection of gastric cancer. Eur Rev Med Pharmacol Sci, 2017, 21 (15): 3510-3515.

[664] Kim NY, Kwon TD, Bai SJ, et al. Effects of dexmedetomidine in combination with fentanyl-based intravenous patient-controlled analgesia on pain attenuation after open gastrectomy in comparison with conventional

thoracic epidural and fentanyl-based intravenous patient-controlled analgesia. Int J Med Sci, 2017, 14(10): 951-960.

[665] Yanagimoto Y, Takiguchi S, Miyazaki J, et al. Comparison of pain management after laparoscopic distal gastrectomy with and without epidural analgesia. Surg Today, 2016, 46(2): 229-234.

[666] Zhang L, Chen C, Wang L, et al. Awakening from anesthesia using propofol or sevoflurane with epidural block in radical surgery for senile gastric cancer. Int J Clin Exp Med, 2015, 8(10): 19412-19417.

[667] Wang Y, Wang L, Chen H, et al. The effets of intra- and postoperative anaesthesia and analgesia choice on outcome after gastric cancer resection: a retrospective study. Oncotarget, 2017, 8(37): 62658-62665.

[668] Shin S, Kim HI, Kim NY, et al. Effect of postoperative analgesia technique on the prognosis of gastric cancer: a retrospective analysis. Oncotarget, 2017, 8(61): 104594-104604.

[669] Long AJ, Burton PR, De Veer MJ, et al. Radical gastric cancer surgery results in widespread upregulation of pro-tumourigenic intraperitoneal cytokines. ANZ J Surg, 2018, 88(5): E370-E376.

[670] Ganapathi S, Roberts G, Mogford S, et al. Epidural analgesia provides effective pain relief in patiets undergoing open liver surgery. Br J Pain, 2015, 9(2): 78-85.

[671] Zhu J, Zhang XR, Yang H. Effects of combined epidural and general anesthesia on intraoperative hemodynamic response, postoperative cellular immunity, and prognosis in patients with gallbladder cancer: a randomized controlled trial. Medicine (Baltimore), 2017, 96(10): e6137.

[672] Aloia TA, Kim BJ, Segraves-Chun YS, et al. A randomized controlled trial of postoperative thoracic epidural analgesia versus intravenous patient-controlled analgesia after major hepatopancreatobiliary surgery. Ann Surg, 2017, 266(3): 545-554.

[673] Joy R, Pujari VS, Chadalawada MV, et al. Epidural ropivacaine with dexmedetomidine reduces propofol requirement based on bispectral index in patients undergoing lower extremity and abdominal surgeries. Anesth Essays Res, 2016, 10(1): 45-49.

[674] Misquith JC, Rao R, Ribeiro KS. Serial peak expiratory flow rates

in patients undergoing upper abdominal surgeries under general anaesthesia and thoracic epidural analgesia. J Clin Diagn Res, 2016, 10 (2): UC01- UC04.

[675] Schreiber KL, Chelly JE, Lang RS, et al. Epidural versus paravertebral nerve block for postoperative analgesia in patients undergoing open liver resection: a randomized clinical trial. Reg Anesth pain Med, 2016, 41(4): 460-468.

[676] Xu Y, Sun Y, Chen H, et al. Effects of two different anesthetic methods on cellular immunity of patients after liver cancer resection. J Biol Regul Homeost Agents, 2016, 30(4): 1099-1106.

[677] Allen S, DeRoche A, Adams L, et al. Effect of epidural compared to patientcontrolled intravenous analgesia on outcomes for patients undergoing liver resection for neoplastic disease. J Surg Oncol, 2017, 115 (4): 402-406.

[678] Wang J, Guo W, Wu Q, et al. Impact of combination epidural and general anesthesia on the long-term survival of gastric cancer patients: a retrospective study. Med Sci Monit, 2016, 22: 2379-2385.

[679] Wang Y, Wang L, Chen H, et al. The effects of intra- and postoperative anaesthesia and analgesia choice on outcome after gastric cancer resection: a retrospective study. Oncotarget, 2017, 8(37): 62658-62665.

[680] Amini N, Kim Y, Hyder O, et al. A nationwide analysis of the use and outcomes of perioperative epidural analgesia in patients undergoing hepatic and pancreatic surgery. Am J Surg, 2015, 210(3): 483-491.

[681] Sugimoto M, Nesbit L, Barton JG, et al. Epidural anesthesia dysfunction is associated with postoperative complications after pancreatectomy. J Hepatobilliary Pancreat Sci, 2016, 23(2): 102-109.

[682] Pan PH, Bogard TD, Owen MD. Incidence and characteristics of failures in obstetric neuraxial analgesia and anesthesia: a retrospective analysis of 19, 259 deliveries. Int J Obstet Anesth, 2004, 13: 227-233.

[683] Hermanides J, Hollmann MW, Stevens MF, et al. Failed epidural: causes and management. Br J Anaesth, 2012, 109(2): 144-154.

[684] Sadowski SM, Andres A, Morel P, et al. Epidural anesthesia improves pancreatic perfusion and decreases the severity of acute pancreatitis.

World J Gastroenterol，2015，21(43)：12448-12456.

[685] Jabaudon M，Belhadj-Tahar N，Rimmelé T，et al. Azurea Network. Thoracic epidural analgesia and mortality in acute pancreatitis：a multicentre propensity analysis. Crit Care Med，2018，46(3)：e198-e205.

[686] Kun L，Tang L，Wang J，et al. Effect of combined general/epidural anesthesia on postoperative NK cell activity and cytokine response in gastric cancer patients undergoing radical resection. Hepatogastroenterology，2014，61(132)：1142-1147.

[687] Zhao J，Mo H. The impact of different anesthesia methods on stress reaction and immune function of the patients with gastric cancer during peri-operative period. J Med Assoc Thai，2015，98(6)：568-573.

[688] Kasai M，Van Damme N，Berardi G，et al. The inflammatory response to stress and angiogenesis in liver resection for colorectal liver metastases：a randomized controlled trial comparing open versus laparoscopic approach. Acta Chir Belg，2018，118(3)：172-180.

[689] Okholm C，Goetze JP，Svendsen LB，et al. Inflammatory response in laparoscopic vs. open surgery for gastric cancer. Scand J Gastroenterol，2014，49(9)：1027-1034.

[690] Bartin MK，Kemik Ö，Caparlar MA，et al. Evaluation of the open and laparoscopic appendectomy operations with respect to their effect on serum IL-6 levels. Ulus Travma Acil Cerrahi Derg，2016，22(5)：466-470.

[691] Schietroma M，Piccione F，Carlei F，et al. Peritonitis from perforated appendicitis：stress response after laparoscopic or open treatment. Am Surg，2012，78(5)：582-590.

[692] Freise H，Lauer S，Konietzny E，et al. Hepatic effects of thoracic epidural analgesia in experimental severe acute pancreatitis. Anesthesiology，2009，111(6)：1249-1256.

[693] Freise H，Daudel F，Grosserichter C，et al. Thoracic epidural anesthesia reverses sepsis-induced hepatic hyperperfusion and reduces leukocyte adhesion in septic rats. Crit Care 2009，13(4)：R116.

[694] Barlass U，Dutta R，Cheema H，et al. Morphine worsens the severity and prevents pancreatic regeneration in mouse models of acute pancreatitis. Gut，2018，67(4)：600-602.

［695］Sidiropoulou I，Tsaousi GG，Pourzitaki C，et al. Impact of anesthetic technique on the stress response elicited by laparoscopic cholecystectomy：a randomized study. J Anesth，2016，30(3)：522-555.

［696］Ozcan S，Ozer AB，Yasar MA，et al. Effects of combined general anesthesia and thoracic epidural analgesia on cytokine response in patients undergoing laparoscopic cholecystectomy. Niger J Clin Pract，2016，19(4)：436-442.

［697］Gottschalk A，Poepping DM. Epidural analgesia in combination with general anesthesia. Anasthesiol Intensivmed Notfallmed Schmerzther，2015，50(7-08)：484-495.

［698］Aspinen S，Harju J，Juvonen P，et al. The plasme 8-OHdG and oxidative stress following cholecystectomy：a randomised multicentre study of patients with minilaparotomy cholecystectomy versus laparoscopic cholecystectomy. Scand J Gastroenterol，2016，19：1-5.

［699］Sen O，Umutoglu T，Aydin N，et al. Effects of pressure-controlled and volumecontrolled ventilation on respiratory mechanics and systemic stress response during laparoscopic cholecystectomy. Springerplus，2016，5：298.

［700］Kadam VR，Howell S，Kadam V. Evaluation of postoperative pain scores following ultrasound guided transversus abdominis plane block versus local infiltration following day surgery laparoscopic cholecystectomy-retrospective study. J Anaesthesiol Clin Pharmacol，2016，32(1)：80-83.

［701］Sinha S，Palta S，Saroa R，et al. Comparison of ultrasound-guided transversus abdominis plane block with bupivacaine and ropivacaine as adjuncts for postoperative analgesia in laparoscopic cholecystectomies. Indian J Anaesth，2016，60(4)：264-269.

［702］Al-Refaey K，Usama EM，Al-Hefnawey E. Adding magnesium sulfate to bupivacaine in transversus abdominis plane block for laparoscopic cholecystectomy：a single blinded randomized controlled trial. Saudi J Anaesth，2016，10(2)：187-191.

［703］Kim YS，Kang SH，Song KY，et al. The immunomodulatory role of esmolol in patients undergoing laparoscopic gastrectomy due to gastric cancer. Anaesthesia，2013，68(9)：924-930.

[704] Liao X, Che X, Zhao W, et al. The β-receptor antagonist, propranolol, induces human gastric cancer cell apoptosis and cell cycle arrest via inhibiting nuclear factor kB signaling. Oncol Rep, 2010, 24 (6): 1669-1676.

[705] Takahashi K, Kaira K, Shimizu A, et al. Clinical significance of β2-adrenergic receptor expression in patients with surgically resected gastricadenocarcinoma. Tuour Biol, 2016, 37(10): 13885-13892.

[706] Pu J, Zhang X, Luo H, et al. Adrenaline promotes epithelial-to-mesenchymal transition via HuR-TGFβ regularory axis in pancreatic cancer cells and the implication in cancer prognosis. Biochem Biophys Res Commun, 2017, 493(3): 1273-1279.

[707] Meng C, Lu Z, Fang M, et al. Effect of celecoxib combined with chemotherapy drug on malignant biological behaviors of gastric cancer. Int J Clin Exp Pathol, 2014, 7(11): 7622-7632.

[708] Yagi K, Kawasaki Y, Nakamura H, et al. Differential combined effect of COX inhibitors on cell survival suppressed by sorafenib in the HepG2 cell line. Biol Pharm Bull, 2014, 37(7): 1234-1240.

[709] Hang J, Hu H, Huang J, et al. Sp1 and COX2 expression is positively correlated with a poor prognosis in pancreatic ductal adenocarcinoma. Oncotarget, 2016, 7(19): 28207-28217.

[710] Khalaf N, Yuan C, Hamada T, et al. Regular use of aspirin or non-aspirin nonsteroidal anti-inflammatory drugs is not associated with risk of incident pancreatic cancer in two large cohort studies. Gastroenterology, 2018, 154(5): 1380-1390. e5.

[711] Bombardo M, Malagola E, Chen R, et al. Ibuprofen and diclofenac treatments reduce proliferation of pancreatic acinar cells upon inflammatory injury and mitogenic stimulation. Br J Pharmacol, 2018, 175 (2): 335-347.

[712] Kho PF, Fawcett J, Fritschi L, et al. Nonsteroidal anti-inflammatory drugs, statins, and pancreatic cancer risk: a population-based case-control study. Cancer Causes Control, 2016, 27(12): 1457-1464.

[713] Petrick JL, Sahasrabuddhe VV, Chan AT, et al. NSAID use and risk of hepatocellular carcinoma and intrahepatic cholangiocarcinoma: the

Liver Cancer Pooling Project. Cancer Prev Res（Phila），2015，8（12）：1156-1162.

［714］Boas FE，Ziv E，Yarmohammadi H，et al. Adjuvant medications that improve survival after locoregional therapy. J Vasc Interv Radiol，2017，28(7)：971-977.

［715］Hagberg KW，Sahasrabuddhe VV，McGlynn KA，et al. Does angiotensin-converting enzyme inhibitor and βblocker use reduce the risk of primary liver cancer? A case-control study using the UK Clinical Practice Research Datalink. Pharmacotherapy，2016，36(2)：187-195.

［716］Li J，Yang XM，Wang YH，et al. Monoamine oxidase A suppresses hepatocellular carcinoma metastasis by inhibiting the adrenergic system and its transactivation of EGFR signaling. J Hepatol，2014，60(6)：1225-1234.

［717］Huan HB，Wen XD，Chen XJ，et al. Sympathetic nervous system promotes hepatocarcinogenesis by modulating inflammation through activation of alpha1adrenergic receptors of Kupffer cells. Brain Behav Immun，2017，59：118-134.

［718］Kim-Fuchs C，Le CP，Pimentel MA，et al. Chronic stress accelerates pancreatic cancer growth and invasion：a critical role for beta-adrenergic signaling in the pancreatic microenvironment. Brain Behav Immun，2014，40：40-47.

［719］Beg MS，Gupta A，Sher D，et al. Impact of concurrent medication use on pancreatic cancer survival-SEER-Medicare analysis. Am J Clin Oncol，2017，41(8)：766-771.

［720］Partecke LI，Speerforck S，Käding A，et al. Chronic stress increases experimental pancreatic cancer growth，reduces survival and can be antagonised by betaadrenergic receptor blockade. Pancreatology，2016，16(3)：423-433.

［721］Udumyan R，Montgomery S，Fang F，et al. Beta-blocker drug use and survival among patients with pancreatic adenocarcinoma. Cancer Res，2017，77(13)：3700-3707.

［722］Hefner J，Csef H，Kunzmann V. Stress and pancreatic carcinoma—β-adrenergic signaling and tumor biology. Dtsch Med

Wochenschr, 2014, 139(7): 334-338.

[723] Chisholm KM, Chang KW, Truong MT, et al. B-Adrenergic receptor expression in vascular tumors. Mod Pathol, 2012, 25 (11): 1446-1451.

[724] Takahashi K, Kaira K, Shimizu A, et al. Clinical significance of β_2-adrenergic receptor expression in patients with surgically resected gastric adenocarcinoma. Tumour Biol, 2016, 37(10): 13885-13892.

[725] Shan T, Cui X, Li W, et al. Novel regulatory program for norepinephrine-induced epithelial-mesenchymal transition in gastric adenocarcinoma cell lines. Cancer Sci, 2014, 105(7): 847-856.

[726] Lee JH, Park JH, Kil HK, et al. Efficacy of Intrathecal Morphine Combined with Intravenous Analgesia versus Thoracic Epidural Analgesia after Gastrectomy. Yonsei Med J, 2014, 55(4): 1106-1114.

[727] Cao L, Chang Y, Lin W, et al. Long-term survival after resection of hepatocellular carcinoma: a potential risk associated with the choice of postoperative analgesia. Anesth Analg, 2014, 118(6): 1309-1316.

[728] Tiouririne M. Epidural analgesia and cancer recurrence: timing matters. Anesthesiology, 2011, 114: 717-718, author reply 718.

[729] Wang XT, Lv M, Guo HY. Effects of epidural block combined with general anesthesia on antitumor characteristics of T helper cells in hepatocellular carcinoma. J Biol Regul Homeost Agents, 2016, 30 (1): 67-77.

[730] Song W, Wang K, Zhang RJ, et al. The enhanced recovery after surgery (ERAS) program in liver surgery: a meta-analysis of randomized controlled trials. Springerplus, 2016, 5: 207.

[731] Bell R, Pandanaboyana S, Prasad KR. Epidural versus local anaesthetic infiltration via wound catheters in open liver resection: a meta-analysis. ANZ J Surg, 2015, 85(1-2): 16-21.

[732] Dalmau A, Fustran N, Camprubi I, et al. Analgesia with continuous wound infusion of loacal anesthetic verus saline: double-Blind randomized, controlled trial in hepatectomy. Am J Surg, 2018, 215(1): 138-143.

[733] Mungroop TH, Veelo DP, Busch OR, et al. Continuous wound

infiltration versus epidural analgesia after hepato-pencreato-biliary surgery (POP-UP): a randomised controlled, open-label, non-inferiority trial. Lancet Gastroenterol Hepatol, 2016, 1(2): 105-113.

[734] Cummings KC 3rd, Patel M, Htoo PT, et al. A comparison of the effects of epidural analgesia versus traditional pain management on outcomes after gastric cancer resection: a populationbased study. Reg Anesth Pain Med, 214, 39(3): 200-207.

[735] Zimmitti G, Soliz J, Aloia TA, et al. Positive impact of epidural analgesia on oncologic outcomes in patients undergoing resection of colorectal liver metastases. Ann Surg Oncol, 2016, 23(3): 1003-1011.

[736] Bouman EA, Theunissen M, Bons SA, et al. Reduced incidence of chronic postsurgical pain after epidural analgesia for abdominal surgery. Pain Pract, 2014, 14(2): E76-E84.

[737] Lee HW, Lee H, Chung H, et al. The efficacy of single-dose postoperative intravenous dexamethasone for pain relief after endoscopic submucosal dissection for gastric neoplasm. Surg Endosc, 2014, 28(8): 2334-2341.

[738] Ruiz-Tovar J, Munoz JL, Gonzalez J, et al. Postoperative pain after laparoscopic sleeve gastrectomy: comparison of three analgesic schemes (isolated intravenous analgesia, epidural analgesia associated with intravenous analgesia and port-sites infiltration with bupivacaine associated with intravenous analgesia). Surg Endosc, 2016, 2017, 31(1): 231-236.

[739] Mohamed AA, Fares KM, Mohamed SA. Efficacy of intrathecally administered dexmedetomidine versus dexmedetomidine with fentanyl in patients undergoing major abdominal surgery. Pain Physician, 2012, 15(4): 339-348.

[740] Wu HH, Wang HT, Jin JJ, et al. Does dexmedetomidine as a neuraxial adjuvant facilitate better anesthesia and analgesia? A systematic review and meta-analysis. PLoS One, 2014, 9(3): e93114.

[741] Moro ET, Feitosa IMPSS, de Oliveira RG, et al. Ketamine does not enhance the quality of recovery following laparoscopic cholecystectomy: a randomized controlled trial. Acta Anaesthesiol Scand, 2017, 61(7): 740-748.

[742] Bakan M, Umutoglu T, Topuz U, et al. Opioid-free total

intravenous anesthesia with propofol, dexmedetomidine and lidocaine infusions for laparoscopic cholecystectomy: a prospective, randomized, double-Blinded study. Braz J Anesthesiol, 2015, 65(3): 191-199.

[743] Song X, Sun Y, Zhang X, et al. Effect of perioperative intravenous lidocaine infusion on postoperative recovery following laparoscopic cholecystectomy-a randomized controlled trial. Int J Surg, 2017, 45: 8-13.

[744] Das NT, Deshpande C. Effects of intraperitoneal local anesthetics bupivacaine and ropivacaine versus placebo on postoperative pain after laparoscopic cholecystectomy: a randomised double blind study. J Clin Diagn Res, 2017, 11(7): UC08-UC12.

[745] Chen Q, Yang LX, Li XD, et al. The elevated preoperative neutrophil-to-lymphocyte ratio predicts poor prognosis in intrahepatic cholangiocarcinoma patients undergoing hepatectomy. Tumour Biol, 2015, 2015, 36(7): 5283-5289.

[746] Min GT, Li YM, Yao N, et al. The pretreatment neutrophil-lymphocyte ratio may predict prognosis of patients with liver cancer: a systematic review and meta-analysis. Clin Transplant, 2018, 32(1). DOI: 10.1111/ctr.13151.

[747] Dumitrascu T, Brasoveanu V, Stroescu C, et al. Major hepatectomies for perihilar cholangiocarcinoma: predictors for clinically relevant postoperative complications using the International Study Group of Liver Surgery definitions. Asian J Surg, 2016, 39(2): 81-89.

[748] Haruki K, Shiba H, Horiuchi T, et al. Neutrophil to lymphocyte ratio predicts therapeutic outcome after pancreaticoduodenectomy for carcinoma of the ampulla of Vater. Anticancer Res, 2016, 36(1): 403-408.

[749] Lee BS, Lee SH, Son JH, et al. Neutrophil-lymphocyte ratio predicts survival in patients with advanced cholangiocarcinoma on chemotherapy. Cancer Immunol Immunother, 2016, 65(2): 141-150.

[750] Cho KM, Park H, OH DY, et al. Neutrophil-to-lymphocyte ratio, platelet-to-lymphocyte ratio, and their dynamic changes during chemotherapy is useful to predict a more accurate prognosis of advanced biliary tract cancer. Oncotarget, 2017, 8(2): 2329-2341.

［751］Sagib R，Pathak S，Smart N，et al. Prognostic significance of pre-operative inflammatory markers in resected gallbladder cancer：a systematic review. ANZ J Surg，2018，88(6)：554-559.

［752］Zhou LH，Luo XF. Platelet to lymphocyte ratio in biliary tract cancer：review and meta-analysis. Clin Chim Acta，2017，2017：102-107.

［753］Mao ZJ，Zhu GQ，Xiong M，et al. Prognostic value of neutrophil distribution in cholangiocarcinoma. World J Gastroenterol，2015，21(16)：4961-4968.

［754］Jiang N，Deng JY，Liu Y，et al. The role of preoperative neutrophil-lymphocyte and plateletlymphocyte ratio in patients after radical resection for gastric cancer. Biomarkers，2014，19(6)：444-451.

［755］Musri FY，Mutlu H，Eryilmaz MK，et al. The neutrophil to lymphocyte ratio is an independent prognostic factor in patients with metastatic gastric cancer. Asian Pac J Cancer Prev，2016，17(3)：1309-1312.

［756］Kim JH，Han DS，Bang HY，et al. Preoperative neutrophil-to-lymphocyte ratio is a prognostic factor for overall survival in patients with gastric cancer. Ann Surg Treat Res，2015，89(2)：81-86.

［757］El Aziz LM. Blood neutrophil-lymphocyte ratio predicts survival in locally advanced stomach cancer treated with neoadjuvant chemotherapy FOLFOX 4. Med Oncol，2014，31(12)：311-311.

［758］Tanaka H，Muguruma K，Toyokawa T，et al. Differential impact of the Neutrophil-lymphocyte ratio on the survival of patients with stage IV gastric cancer. Dig Surg，2014，31(4-5)：327-333.

［759］Dogan M，Eren T，Ozdemir N，et al. The relationship between platelet-lymphocyte ratio，neutrophil-lymphocyte ratio，and survival in metastatic gastric cancer on firstline modified docetaxel and cisplatinum plus 5 fluorourasil regimen：a single institute experience. Saudi J Gastroenterol，2015，21(5)：320-324.

［760］Ock CY，Nam AR，Lee J，et al. Prognostic implication of antitumor immunity measured by the neutrophil-lymphocyte ratio and serum cytokines and angiogenic factors in gastric cancer. Gastric Cancer，2017，20(2)：254-262.

［761］Li Y，Wang C，Xu M，et al. Preoperative NLR for predicting survival rate after radical resection combined with adjuvant immunotherapy with CIK and postoperative chemotherapy in gastric cancer. J Cancer Res Clin Oncol, 2017, 143(5): 861-871.

[762] Migita K, Matsumoto S, Wakatsuki K, et al. The prognostic significance of inflammation-based markers in patients with recurrent gastric cancer. Surg Today, 2018, 48(3): 282-291.

[763] Min KW, Kwon MJ, Kim DH, et al. Persistent elevation of postoperative neutrophil-to-lymphocyte ratio: a better predictor of survival in gastric cancer than elevated preoperative neutrophil-to-lymphocyte ratio. Sci Rep, 2017, 7(1): 13967.

[764] Aldemir MN, Turkeli M, Simsek M, et al. Prognostic value of baseline neutrophil-lymphocyte and platelet-lymphocyte ratios in local and advanced gastric cancer patients. Asian Pac J Cancer Prev, 2015, 16(14): 5933-5937.

[765] Wang F, Liu ZY, Xia YY, et al. Changes in neutrophil/ lymphocyte and platelet/lymphocyte ratios after chemotherapy correlate with chemotherapy response and prediction of prognosis in patients with unresectable gastric cancer. Onco Lett, 2015, 10(6): 3411-3418.

[766] Chen J, Hong D, Zhai Y, et al. Meta-analysis of associations between neutrophil-to-lymphocyte ratio and prognosis of gastric cancer. World J Surg Oncol, 2015, 13(1): 122.

[767] Kim EY, Lee JW, Yoo HM, et al. The platelet-to-lymphocyte ratio versus neutrophil-tolymphocyte ratio: which is better as a prognostic factor in gastric cancer? Ann Surg Oncol, 2015, 22(13): 4363-4370.

[768] Deng Q, He B, Liu X, et al. Prognostic value of pre-operative inflammatory response biomarkers in gastric cancer patients and the construction of a predictive model. J Transl Med, 2015, 13: 409.

[769] Gunaldi M, Goksu S, Erdem D, et al. Prognostic impact of platelet/lymphocyte and neutrophil/lymphocyte ratios in patients with gastric cancer: a multicenter study. Int J Clin Exp Med, 2015, 8(4): 5937-5942.

[770] Sun X, Wang J, Liu J, et al. Albumin concentrations plus neutrophil lymphocyte ratios for predicting oveall survival after curative resection for gastric cancer. Onco Targets Ther, 2016, 9: 4661-4669.

［771］Mohri Y，Tanaka K，Toiyama Y，et al. Impact of preoperative neutrophil to lymphocyte ratio and postoperative infectious complications on survival after curative gastrectomy for gastric cancer：a single institutional cohort study. Medicine (Baltimore)，2016，95(11)：e3125.

［772］Jiang Y，Xu H，Jiang H，et al. Pretreatment neutrophil-lymphocyte count ratio may associate with gastric cancer presence. Cancer Biomark，2016，16(4)：523-528.

［773］Lou N，Zhang L，Chen XD，et al. A novel scoring system associating with preoperative platelet/lymphocyte and clinicopathologic features to predict lymph node metastasis in early gastric cancer. J Surg Res，2017，209：153-161. DOI：10.1016/j.jss.2016.10.011.

［774］Arigami T，Uenosono Y，Matsushita D，et al. Combined fibrinogen concentration and neutrophil-lymphocyte ratio as a prognostic marker of gastric cancer. Oncol Lett，2016，11(2)：1537-1544.

［775］Pan QX，Su ZJ，Zhang JH，et al. A comparison of the prognostic value of preoperative inflammationbased scores and TNM stage in patients with gastric cancer. Onco Targets Ther，2015，8：1375-1385.

［776］Sun J，Chen X，Gao P，et al. Can the neutrophil to lymphocyte ratio be used to determine gastric cancer treatment outcomes? A systematic review and meta-analysis. Dis Markers，2016：7862469-7862469.

［777］Tokumoto M，Tanaka H，Ohira M，et al. A positive correlation between neutrophils in regional lymph nodes and progression of gastric cancer. Anticancer Res，2014，34(12)：7129-7136.

［778］Lian L，Xia YY，Zhou C，et al. Application of platelet/lymphocyte and neutrophil/lymphocyte ratios in early diagnosis and prognostic prediction in patients with resectable gastric cancer. Cancer Biomark，2015，15(6)：899-907.

［779］Chen Z，Chen W，Wang J，et al. Pretreated baseline neutrophil count and chemotherapy-induced neutropenia may be conveniently available as prognostic biomarkers in advanced gastric cancer. Intern Med J，2015，45(8)：854-859.

［780］Atila K，Arslan NC，Derici S，et al. Neutrophil-to-lymphocyte ratio：could it be used in the clinic as prognostic marker for gastrointestinal stroma tumor? Hepatogastroenterology, 2014, 61(134): 1649-1653.

[781] Kargin S, Çakır M, Gündeş E, et al. Relationship of preoperative neutrophil lymphocyte ratio with prognosis in gastrointestinal stromal tumors. Ulus Cerrahi Derg, 2015, 31(2): 61-64.

[782] Jiang C, Hu WM, Liao FX, et al. Elevated preoperative neutrophil-to-lymphocyte ratio is associated with poor prognosis in gastrointestinal stromal tumor patients. Onco Targets Ther, 2016, 9: 877-883.

[783] Stotz M, Liegl-Atzwanger B, Posch F, et al. Blood based biomarkers are associated with disease recurrence and survival in gastrointestinal stroma tumor patients after surgical resection. PLoS One, 2016, 11(7): e0159448.

[784] Xiao WK, Chen D, Li SQ, et al. Prognostic significance of neutrophil-lymphocyte ratio in hepatocellular carcinoma: a meta-analysis. BMC Cancer, 2104, 14: 117.

[785] Gomez D, Farid S, Malik HZ, et al. Preoperative neutrophil-tolymphocyte ratio as a prognostic predictor after curative resections for hepatocellular carcinoma. World J Surg, 2008, 32: 1757-1762.

[786] Yamamura K, Sugimoto H, Kanda M, et al. Comparison of inflammation-based prognostic scores as predictors in tumor recurrence in patients with hepatocellular carcinoma after curative resection. J Hepatobiliary Pancreat Sci, 2014, 21(9): 682-688.

[787] Okamura Y, Sugiura T, Ito T, et al. Neutrophil to lymphocyte ratio as an indicator of the malignant behaviour of hepatocellular carcinoma. Br J Surg, 2016, 103(7): 891-898.

[788] Yang T, Zhu J, Zhao L, et al. Lymphocyte to monocyte ratio and neutrophil to lymphocyte ratio are superior inflammation-based predictors of recurrence in patients with hepatocellular carcinoma after hepatic resection. J Surg Oncol, 2017, 115(6): 718-728.

[789] Lin G, Liu Y, Li S, et al. Elevated neutrophil-to-lymphocyte ratio is an independent poor prognostic factor in patients with intrahepatic cholangiocarcinoma. Oncotarget, 2016, 7(32): 50963-50971.

[790] Heindryckx F, Gerwins P. Targeting the tumor stroma in

hepatocellular carcinoma. World J Hepatol, 2015, 7(2): 165-176.

[791] Neofytou K, Smyth EC, Giakoustidis A, et al. Elevated platelet to lymphocyte ratio predicts poor prognosis after hepatectomy for liver-only colorectal metastases, and it is superior to neutrophil to lymphocyte ratio as adverse prognostic factor. Med Oncol, 2014, 31(10): 239-239.

[792] Ahmad J, Grimes N, Farid S, et al. Inflammatory response related scoring systems in assessing the prognosis of patients with pancreatic ductal adenocarcinoma: a systematic review. Hepatobiliary Pancreat Dis Int, 2014, 13(5): 474-481.

[793] Arima K, Okabe H, Hashimoto D, et al. The neutrophil-to-lymphocyte ratio predicts malignant potential in intraductal papillary mucinous neoplasms. J Gastrointest Surg, 2015, 19(12): 2171-2177.

[794] Goh BK, Tan DM, Chan CY, et al. Are preoperative blood neutrophil-to-lymphocyte and platelet-to-lymphocyte ratios useful in predicting malignancy in surgically-treated mucin-producing pancreatic cystic neoplasms? J Surg Oncol, 2015, 112(4): 366-371.

[795] Arima K, Okabe H, Hashimoto D, et al. The diagnostic role of the neutrophil-to-lymphocyte ratio in predicting pancreatic ductal adenocarcinoma in patients with pancreatic diseases. Int J Clin Oncol, 2016, 21(5): 940-945.

[796] Qi Q, Geng Y, Sun M, et al. Clinical implications of systemic inflammatory response markers as independent prognostic factors for advanced pancreatic cancer. Pancreatology, 2015, 15(2): 145-150.

[797] Asari S, Matsumoto I, Toyama H, et al. Preoperative independent prognostic factors in patients with borderline resectable pancreatic ductal adenocarcinoma following curative resection: the neutrophil-lymphocyte and platelet-lymphocyte ratios. Surg Today, 2016, 46(5): 583-592.

[798] Gemenetzis G, Bagante F, Griffin JF, et al. Neutrophil-tolymphocyte ratio is a predictive marker for invasive malignancy in intraductal papillary mucinous neoplasms of the pancreas. Ann Surg, 2017, 266(2): 339-345.

[799] Lee JM, Lee HS, Hyun JJ, et al. Prognostic value of

inflammation-based markers in patients with pancreatic cancer administered gemcitabine and erlotinib. World J Gastrointest Oncol, 2016, 8(7): 555-562.

[800] Alagappan M, Pollom EL, von Eyben R, et al. Albumin and neutrophil-to-lymphocyte ratio (NLR) predict survival in patients with pancreaticadenocarcinoma treated with SBRT. Am J Clin Oncol, 2016, 41(3): 242-247.

[801] Chawla A, Huang TL, Ibrahim AM, et al. Pretherapy neutrophil to lymphocyte ratio and platelet to lymphocyte ratio do not predict survival in resectable pancreatic cancer. HPB (Oxford), 2018, 20(5): 398-404.

[802] Li X, Chen ZH, Ma XK, et al. Neutrophil-to-lymphocyte ratio acts as a prognostic factor for patients with advanced hepatocellular carcinoma. Tumour Biol, 2014, 35(11): 11057-11063.

[803] da Fonseca LG, Barroso-Sousa R, Bento Ada S, et al. Pretreatment neutrophil-to-lymphocyte ratio affects survival in patients with advanced hepatocellular carcinoma treated with sorafenib. Med Oncol, 2014, 31(11): 264.

[804] Terashima T, Yamashita T, Iida N, et al. Blood neutrophil to lymphocyte ratio as a predictor in patients with advanced hepatocellular carcinoma treated with hepatic arterial infusion chemotherapy. Hepatol Res, 2015, 45(9): 949-959.

[805] Sukato D, Tohme S, Chalhoub D, et al. The prognostic role of Neutrophil-to-lymphocyte ratio in patients with unresectable hepatocellular carcinoma treated with radioembolization. J Vasc Interv Radiol, 2015, 26(6): 816-824.

[806] Demmic N, Engelman A, Molitoris J, et al. Prognostic significance of neutrophil-lymphocyte ratio and platelet-lymphocyte ratio in patients treated with selective internal radiation. J Gastrointest Oncol, 2016, 7(2): 269-277.

[807] Hu B, Yang XR, Xu Y, et al. Systemic immuneinflammation index (SII) predicts prognosis of patients after resection for hepatocellular carcinoma. Clin Cancer Res, 2014, 20(23): 6212-6222.

[808] Luo G, Guo M, Liu Z, et al. Blood Neutrophil-lymphocyte ratio predicts survival in patients with advanced pancreatic cancer treated with

chemotherapy. Ann Surg Oncol. 2015, 22(2): 670-676.

[809] Ben Q, An W, Wang L, et al. Validation of the pretreatment Neutrophil-lymphocyte Ratio as a predictor of overall survival in a cohort of patients with pancreatic ductal adenocarcinoma. Pancreas, 2014, 44(3): 1.

[810] Inoue D, Ozaka M, Matsuyama M, et al. Prognostic value of neutrophillymphocyte ratio and level of C-reactive protein in a large cohort of pancreatic cancer patients: a retrospective study in a single institute in Japan. Jpn J Clin Oncol, 2015, 45(1): 61-66.

[811] McNamara MG, Templeton AJ, Maganti M, et al. Neutrophil/lymphocyte ratio as a prognostic factor in biliary tract cancer. Europ J Cancer, 2014, 50(9): 1581-1589.

[812] Graziosi L, Marino E, De Angelis V, et al. Prognostic value of preoperative neutrophils to lymphocytes ratio in patients resected for gastric cancer. A J Surg, 2014, 209(2): 333-337.

[813] Ishizuka M, Oyama Y, Abe A, et al. Combination of platelet count and neutrophil to lymphocyte ratio is a useful predictor of postoperative survival in patients undergoing surgery for gastric cancer. J Surg Oncol, 2014, 110(8): 935-941.

[814] Li S, Xu X, Liang D, et al. Prognostic value of blood neutrophil-to-lymphocyte ratio (NLR) and platelet-to-lymphocyte ratio (PLR) in patients with gastric cancer. Zhonghua Zhong Liu Za Zhi, 2014, 36(12): 910-915.

[815] Teo M, Mohd Sharial MS, McDonnell F, et al. Prognostic role of neutrophilto-lymphocyte ratio in advanced pancreatic ductal adenocarcinoma: impact of baseline fluctuation and changes during chemotherapy. Tumori, 2013, 99(4): 516-522.

[816] Jin HL, Zhang GE, Liu XS, et al. Blood neutrophil-lymphocyte ratio predicts the survival of neoadjuvant chemotherapy in gastric cancer. Transl Gastrointest Cancer, 2013, 2(S1): AB62.

[817] Xue P, Kanai M, Mori Y, et al. Neutrophil-to-lymphocyte ratio for predicting palliative chemotherapy outcomes in advanced pancreatic cancer patients. Cancer Med, 2014, 3(2): 406-415.

[818] Nakayama Y, Gotohda N, Shibasaki H, et al. Usefulness of the

neutrophil/lymphocyte ratio measured preoperatively as a predictor of peritoneal metastasis in patients with advanced gastric cancer. Surg Today, 2014, 44(11): 2146-2152.

[819] Mohri Y, Tanaka K, Ohi M, et al. Identification of prognostic factors and surgical indications for metastatic gastric cancer. BMC Cancer, 2014, 14: 409.

[820] Xu AM, Huang L, Zhu L, et al. Significance of peripheral neutrophil-lymphocyte ratio among gastric cancer patients and construction of a treatment-predictive model: a study based on 1131 cases. Am J Cancer Res, 2014, 4(2): 189-195.

[821] Call TR, Pace NL, Thorup DB, et al. Factors associated with improved survival after resection of pancreatic adenocarcinoma: a multivariate model. Anesthesiology, 2015, 122(2): 317-324.

[822] Gao F, Li X, Gang M, et al. Pretreatment neutrophil-lymphocyte ratio: an independent predictor of survival in patients with hepatocellular carcinoma. Medicine (Baltimore), 2015, 94(11): e639.

[823] Jaramillo-Reta KY, Velazquez-Dohorn ME, Medina-Franco H. Neutrophil to lymphocyte ratio as predictor of surgical mortality and survival in complex surgery of the upper gastrointestinal tract. Rev Invest Clin, 2015, 67(2): 117-121.

[824] Khan F, Vogel RI, Diep GK, et al. Prognostic factors for survival in advanced appendiceal cancers. Cancer Biomark, 2017, 17(4): 457-462.

[825] Singh PP, Lemanu DP, Taylor MH, et al. Association between preoperative glucocorticoids and long-term survival and cancer recurrence after colectomy: follow-up analysis of a previous randomized controlled trial. Br J Anaesth, 2014, 113 (Suppl 1): i68-i73.

[826] Nan H, Hutter CM, Lin Y, et al. Association of aspirin and NSAID use with risk of colorectal cancer according to genetic variants. JAMA, 2015, 313(11): 1133-1142.

[827] Wakeman C, Keenan J, Eteuati J, et al. Chemoprevention of colorectal neoplasia. ANZ J Surg, 2015, 87(12): E228-E232.

[828] Cao Y, Nishihara R, Qian ZR, et al. Regular aspirin use associates with lower risk of colorectal cancers with low numbers of tumor-

infiltrating lymphocytes. Gastroenterology, 2016, 151(5): 879-892.

[829] Park S, Wilkens L, Kolonel LN, et al. Exploring differences in the Aspirin-Colorectal Cancer Association by sex and race/ethnicity: the multi-ethnic cohort study. Cancer Epidemiol Biomarkers Prev, 2016, 26(2): 162-169.

[830] Veettil SK, Lim KG, Ching SM, et al. Effects of aspirin and non-asprin nonsteroidal anti-inflammatory drugs on the incidence of recurrent colorectal adenomas: a systematic review with meta-analysis and trial sequential analysis of randomized clinical trials. BMC Cancer, 2017, 17 (1): 763.

[831] Shaw E, Warkentin MT, McGregor SE, et al. Intake of high dietary fibre and lifetime non-steroidal anti-inflamatory drug (NSAID) use and the incidence of colorectal polyps in a population screened for colorectal cancer. J Epidemiol Community Health, 2017, 71(10): 961-969.

[832] Rigas B, Tsioulias GJ. The evolving role of NSAIDs in colon cancer prevention: a cause for optimism. J Pharmacol Exp Ther, 2015, 353 (1): 2-8.

[833] Gupta A, Bjornsson A, Fredriksson M, et al. Reduction in mortality after epidural anaesthesia and analgesia in patients undergoing rectal but not colonic cancer surgery: a retrospective analysis of data from 655 patients in central Sweden. Br J Anaesth, 2011, 107(2): 164-170.

[834] Gottschalk A, Ford JG, Regelin CC, et al. Association between epidural analgesia and cancer recurrence after colorectal cancer surgery. Anesthesiology, 2010, 113(1): 27-34.

[835] Sun X, Yang C, Li K, et al. The impact of anesthetic techniques on survival for patients with colorectal cancer: evidence based on six studies. Hepatogastroenterology, 2015, 62(138): 299-302.

[836] Cummings KC, Xu F, Cummings LC, et al. A comparison of epidural analgesia and traditional pain management effects on survival and cancer recurrence: a population-based study. Anesthesiology, 2012, 116(4): 797-806.

[837] Myles PS, Peyton P, Silbert B, et al. Perioperative epidural analgesia for major abdominal surgery for cancer and recurrence free survival:

randomised trial. BMJ，2011，342(7800)：1-7.

[838] Day A，Smith R，Jourdan I，et al. Retrospective analysis of the effect of postoperative analgesia on survival in patients after laparoscopic resection of colorectal cancer. Br J Anaesth，2012，109(2)：185-190.

[839] Binczak M，Tournay E，Billard V，et al. Major abdominal surgery for cancer：does epidural analgesia have a long-term effect on recurrence-free and overall survival? Ann Fr Anesth Reanim，2013，32(5)：e81-e88.

[840] Chen WK，Ren L，Wei Y，et al. General anesthesia combined with epidural anesthesia ameliorates the effect of fast-track surgery by mitigating immunosuppression and facilitating intestinal functional recovery in colon cancer patients. Int J Colorectal Dis，2015，30(4)：475-481.

[841] Taupyk Y，Cao X，Zhao Y，et al. Fast-track laparoscopic surgery：a better option for treating colorectal cancer than conventional laparoscopic surgery. Oncol Lett，2015，10(1)：443-448.

[842] Senagore AJ，Whalley D，Delaney CP，et al. Epidural anesthesia-analgesia shortens length of stay after laparoscopic segmental colectomy for benign pathology. Surgery，2001，129(6)：672-676.

[843] Senagore AJ，Delaney CP，Mekhail N，et al. Randomized clinical trial comparing epidural anaesthesia and patient-controlled analgesia after laparoscopic segmental colectomy. Br J Surg，2003，90(10)：1195-1199.

[844] Zgaia AO，Lisencu CI，Rogobete A，et al. Improvement of recovery parameters using patient-controlled epidural analgesia after oncological surgery. A prospective，randomized single center study. Rom J Anaesth Intensive Care，2017，24(1)：29-36.

[845] Liu H，Hu X，Duan X，et al. Thoracic epidural analgesia (TEA) vs. patient controlled analgesia (PCA) in laparoscopic colectomy：a meta-analysis. Hepatogastroenterology，2014，61(133)：1213-1219.

[846] Barr J，Boulind C，Foster JD，et al. Impact of analgesic modality on stress response following laparoscopic colorectal surgery：a post-hoc analysis of a randomized controlled trial. Tech Coloprotocol，2015，19(4)：231-239.

[847] Song P，Dong T，Zhang J，et al. Effects of different methods of anesthesia and analgesia on immune function and serum tumour marker levels

in critically ill patients. Exp Ther med, 2017, 14(3): 2206-2210.

[848] Gendall KA, Kennedy RR, Watson AJ, et al. The effect of epidural analgesia on postoperative outcome after colorectal surgery. Colorectal Dis, 2007, 9(7): 584-600.

[849] Warschkow R, Steffen T, Lüthi A, et al. Epidural analgesia in open resection of colorectal cancer: is there a clinical benefit? A retrospective study on 1470 patients. J Gastrointest Surg, 2011, 15(8): 1386-1393.

[850] Fotiadis RJ, Badvie S, Weston MD, et al. Epidural analgesia in gastrointestinal surgery. Br J Surg, 2004, 91(7): 828-841.

[851] Shi WZ, Miao YL, Yakoob MY, et al. Recovery of gastrointestinal function with thoracic epidural vs. systemic analgesia following gastrointestinal surgery. Acta Anaesthesiol Scand, 2014, 58(8): 923-932.

[852] An R, Pang QY, Chen B, et al. Effect of anesthesia methods on postoperative major adverse cardiac events and mortality after non-cardiac surgeries: a systematic review and meta-analysis. Minerva Anesthesiol, 2017, 83(7): 749-761.

[853] Eto K, Kondo I, Kosuge M, et al. Enhanced recovery after surgery programs for laparoscopic colorectal resection may not need thoracic epidural analgesia. Anticancer Res, 2017, 37(3): 1359-1364.

[854] Hanna MH, Jafari MD, Jafari F, et al. Randomized clinical trial of epidural compared with convential analgesia after minimally invasive colorectal surgery. J Am Coll Surg, 2017, 225(5): 622-630.

[855] Onoglu R, Narin C, Kiyici A, et al. The potential effect of epidural anesthesia on mesenteric injury after supraceliac aortic clamping in a rabit model. Ann Vasc Surg, 2016, 34: 227-233. DOI: 10.1016/j.avsg.2015.11.013.

[856] Bardia A, Sood A, Mahmood F, et al. Combined epidural-general anesthesia vs general anesthesia alone for elective abdominal aortic aneurysm repair. JAMA Surg, 2016, 151(12): 1116-1123.

[857] Demaree CJ, Soliz JM, Gebhardt R. Cancer seeding risk from an epidural blood patch in patients with leukemia or lymphoma. Pain Med, 2016, 18(4): 786-790.

[858] Roeb MM, Wolf A, Gräber SS, et al. Epidural versus systemic analgesia: an international registry analysis on postoperative pain and related perceptions after abdominal surgery. Clin J Pain, 2017, 33(3):189-197

[859] Guay J, Nishimori M, Kopp S. Epidural local anaesthetics versus opioid-based analgesic regimens for postoperative gastrointestinal paralysis, vomiting and pain after abdominal surgery. Cochrane Database Syst Rev, 2016, 7: CD001893.

[860] Hodgson PS, Liu SS. Epidural lidocaine decreases sevoflurane requirement for adequate depth of anesthesia as measured by the Bispectral Index Monitor. Anesthesiology, 2001, 94(5): 799-803.

[861] Vogelaar FJ, Lips DJ, van Dorsten FR, et al. Impact of anaesthetic technique on survival in colon cancer: a review of the literature. Gastroenterol Rep (Oxf), 2015, 4(1): 30-34.

[862] Hasanin A, Mokhtar A M, Amin S, et al. Preprocedural ultrasound examination versus manual palpation for thoracic epidural catheter insertion. Saudi J Anaesth, 2017, 11(1): 62-66.

[863] Baptista-Hon DT, Robertson FM, Robertson BG, et al. Potent inhibition by ropivacaine of metatstatic colon cancer SW620 cell invasion and NaV1. 5 channel function. Br J Anaesth, 2014, 113 (l): i39-i48.

[864] Herroeder S, Pechser S, Schonherr ME, et al. Systemic lidocaine shortens length of hospital stay after colorectal surgery: a double-Blinded, randomized, placebo-controlled trial. Ann Surg, 2007, 246: 192-200.

[865] Owusu-Agyemang P, Cata JP, Fournier KF, et al. Evaluating the impact of total intravenous anesthesia on the clinical outcomes and perioperative NLE and PLR profiles of patients undergoing cytoreductive surgery with hyperthermic intraperitoneal chemotherapy. Ann Surg Oncol, 2016, 23(8): 2419-2429.

[866] Xu YJ, Chen WK, Zhu Y, et al. Effect of thoracic epidural anaesthesia on serum vascular growth factor C and cytokines in patients undergoing anaesthesia and surgery for colon cancer. Br J Anaesth, 2014, 113(1): i49-i55.

[867] Tylman M, Sarbinowski R, Bengston JP, et al. Inflammatory response in patients undergoing colorectal cancer surgery: the effect of two

different anesthetic techniques. Minerva Anesthesiol, 2011, 77(3): 275-282.

[868] Desgranges FP, Steghens A, Rosay H, et al. Epidural analgesia for surgical treatment of peritoneal carcinomatosis: a risky technique? Ann Fr Anesth Reanim, 2012, 31(1): 53-59.

[869] Piccioni F, Casiraghi C, Fumagalli L, et al. Epidural analgesia for cytoreductive surgery with peritonectomy and heated intraperitoneal chemotherapy. Int J Surg, 2015, 2015: 99-106.

[870] Owusu-Agyemang P, Soliz J, Hayes-Jordan A, et al. Safety of epidural analgesia in the perioperative care of patients undergoing cytoreductive surgery with hyperthermic intraperitoneal chemotherapy. Ann Surg Oncol, 2014, 21(5): 1487-1493.

[871] Kajdi M, BeckSchimmer B, Held U, et al. Anaesthesia in patients undergoing cytoreductive surgery with intraperitoneal chemotherapy: retrospective analysis of a single centre three-year experience. World Journal of Surgical Oncology, 2014, 12(1): 136-136.

[872] Korakianitis O, Daskalou T, Alevizos L, et al. Lack of significant intraoperative coagulopathy in patients undergoing cytoreductive surgery and hyperthermic intraperitoneal chemotherapy (HIPEC) indicates that epidural anaesthesia is a safe option. International Journal of Hyperthermia, 2015, 31 (8): 857-862.

[873] Holler JP, Ahlbrandt J, Gruss M, et al. The effect of peridural analgesia on long-term survival after surgery in patients with colorectal cancer: a systematic meta-analysis. Chirurg, 2015, 86(7): 655-661.

[874] Chen WK, Miao CH. The effect of anesthetic technique on survival in human cancers: a meta-analysis of retrospective and prospective studies. PLoS One, 2013, 8(2): e56540.

[875] He Q, Liu Q, Li Z, et al. Impact of epidural analgesia on quality of life and pain in advanced cancer patients. Pain Manag Nurs, 2015, 16(3): 307-313.

[876] Vogelaar FJ, Abegg R, van der Linden JC, et al. Epidural analgesia associated with better survival in colon cancer. Int J Colorectal Dis, 2015, 30(8): 1103-1107.

[877] Weng M, Chen W, Hou W, et al. The effect of neuraxial

anesthesia on cancer recurrence and survival after cancer surgery: an updated meta-analysis. Oncotarget, 2016, 7(12): 15262-15273.

[878] Xu YJ, Li SY, Cheng Q, et al. Effects of anaesthesia on proliferation, invasion and apotosis of LoVo colon cancer cells in vitro. Anaesthesia, 2015, 71(2): 147-154.

[879] Wu CL, Benson AR, Hobson DB, et al. Initiating an enhanced recovery pathway program: an anesthesiology department's perspective. Jt Comm J Qual Patient Saf, 2015, 41(10): 447-456.

[880] Fujita F, Torashima Y, Takatsuki M, et al. Is the serum level of reactive oxygen metabolites appropriate for evaluating short-term surgical stress of patients undergoing colectomy? Int Surg, 2015, 100(4): 770-772.

[881] Day A, Smith R, Scott MJ, et al. Randomized clinical trial investigating the stress response from two different methods of analgesia after laparoscopic colorectal surgery. Br J Surg, 2015, 102(12): 1473-1479.

[882] Whelan RL, Franklin M, Holubar SD, et al. Postoperative cell mediated immune response is better preserved after laparoscopic vs open colorectal resection in humans. Surg Endosc, 2003, 17(6): 972-978.

[883] Sammour T, Kahokehr A, Chan S, et al. The humoral responses after laparoscopic versus open colorectal surgery: a meta-analysis. J Surg Res, 2010, 164: 28-37.

[884] Veenhof AA, Vlug MS, van der Pas MH, et al. Surgical stress response and postoperative immune after laparoscopy or open surgery with fast track or standard perioperative care, a randomized trial. Ann Surg, 2012, 255: 216-221.

[885] Mari G, Crippa J, Costanzi A, et al. ERAS protocol reduces IL-6 secretion in colorectal laparoscopic surgery: results from a randomized clinical trial. Surg Laparosc Endosc Percutan Tech, 2016, 26(6): 444-448.

[886] Siekmann W, Eintrei C, Magnuson A, et al. Surgical and not analgesic technique affects postoperative inflammation following colorectal cancer surgery: a prospective, randomized trial. Colorectal Dis, 2017, 19(6): 186-195.

[887] Krog AH, Thorsby PM, Sahba M, et al. Perioperative humoral stress response to laparoscopic versus open aortobifemoral bypass surgery.

Scan J Clin Lab Invest，2017，77(2)：83-92.

[888] Behrenbruch C，Shembrey C，Paquet-Fifield S，et al. Surgical stress response and promotion of metastasis in colorectal cancer：a complex and heterogeneous process. Clin Exp Metastasis，2018，35(4)：333-345.

[889] Schietroma M，Pessia B，Carlei F，et al. Gut barrier function and systemic endotoxemia after laparotomy or laparoscopic resection for colon cancer：a prospective randomized study. J Minim Access Surg，2015，12(3)：254-259.

[890] Zaborin A，Krezalek M，Hyoju S，et al. Critical role of microbiota within cecal crypts on the regenerative capacity of the intestinal epithelium following surgical stress. Am J Physiol Gastrointest Liver Physiol，2017，312(2)：G112-G122.

[891] Ekeloef S，Larsen MH，Schou-Pedersen AM，et al. Endothelial dysfunction in the early postoperative period after major colon cancer surgery. Br J Anaesth，2017，118(2)：200-206.

[892] Jeon Y，Park JS，Moon S，et al. Effect of intravenous high dose vitamin C on postoperative pain and morphine use after laparoscopic surgery：a randomized controlled trial. Pain Res Manag，2016，2016：9147279. DOI：10.1155/2016/9147279.

[893] Halabi WJ，Kang CY，Nguyen VQ，et al. Epidural analgesia in laparoscopic colorectal surgery：a nationwide analysis of use and outcomes. JAMA Surg，2014，149(2)：130-136.

[894] Waterland P，Ng J，Jones A，et al. Using CRP to predict anastomotic leakage after open and laparoscopic colorectal surgery：is there a difference? Int J Colorectal Dis，2016，31(4)：861-868.

[895] Facy O，Paquette B，Orry D，et al. Inflammatory markers as early predictors of infection after colorectal surgery：the same cut-off values in laparoscopy and laparotomy? Int J Colorectal Dis，2017，32(6)：857-863.

[896] Juvany M，Guirao X，Oliva JC，et al. Role of combined post-operative venous lactate and 48 hours Creactive protein values on the etiology and predictive capacity of organ-space surgical site infection after elective colorectal operation. Surg Infect (Larchmt)，2017，18(3)：311-318.

[897] Labgaa I，Joliat GR，Kefleyesus A，et al. Is postoperative

decrease of serum albumin an early predictor of complications after major abdominal, surger? A prospective cohort study in a European centre. BMJ Open, 2017, 7(4): e013966.

[898] Han C, Ding Z, Fan J, et al. Comparison of the stress response in patients undergoing gynaecological laparoscopic surgery using carbon dioxide pneumoperitoneum or abdominal wall-lifting methods. J Laparoendosc Adv Surg Tech, 2012, 22(4): 330-335.

[899] Wu HY, Li F, Tang QF. Immunological effects of laparoscopic and open cholecystectomy. J Int Med Res, 2010, 38(6): 2077-2083.

[900] Ahlers O, Nachtigall I, Lenze J, et al. Intraoperative thoracic epidural anaesthesia attenuates stress-induced immunosuppression in patients undergoing major abdominal surgery. Br J Anaesth, 2008, 101(6): 781-787.

[901] Zhou D, Gu FM, Gao Q, et al. Effects of anesthetic methods on preserving anti-tumor Thelper polarization following hepatectomy. World J Gastroenterol, 2012, 18(24): 3089-3098.

[902] Hadimioglu N, Ulugol H, Akbas H, et al. Combination of epidural anesthesia and general anesthesia attenuates stress response to renal transplantation surgery. Transplant Proc, 2012, 44(10): 2949-2954.

[903] Ezhevskaya AA, Mlyavykh SG, Anderson DG. Effects of continuous epidural anesthesia and postoperative epidural analgesia on pain management and stress response in patients undergoing major spinal surgery. Spine (Phila Pa 1976), 2013, 38(15): 1324-1330.

[904] Ezhevskaia AA, Prusakova ZhB, Maksimova LP, et al. Effects of epidural anesthesia on stress-induced immune suppression during major corrective spine surgery. Anesteziol Reanimatol, 2014, 59(6): 4-9. [Article in Russian]

[905] Shoar S, Naderan M, Ebrahimpour H, et al. A prospective doubleblinded randomized controlled trial comparing systemic stress response in laparoscopic cholecystectomy between low-pressure and standard-pressure pneumoperitoneum. Int J Surg, 2016, 28: 28-33. DOI: 10.1016/j.ijsu.2016.02.043.

[906] Borges MC, Takeuti TD, Terra GA, et al. Comparative analysis of immunological profiles in women undergoing conventional and single-port

laparoscopic cholecystectomy. Arq Bras Cir Dig, 2016, 29(3): 164-169.

[907] Zawadzki M, Krystek-Korpacka M, Gamian A, et al. Comparison of inflammatory responses following robotic and open colorectal surgery: a prospective study. Int J Colorectal Dis, 2017, 32(3): 399-407.

[908] Bedirli N, Akyürek N, Kurtipek O, et al. Thoracic epidural bupivacaine attenuates inflammatory response, intestinal lipid peroxidation, oxidative injury, and mucosal apoptosis induced by mesenteric ischemia/reperfusion. Anesth Analg, 2011, 113(5): 1226-1232.

[909] Singh PP, Lemanu DP, Soop M, et al. Perioperative simvastatin therapy in major colorectal surgery: a prospective, double-Blind randomized controlled trial. J Am Coll Surg, 2016, 223(2): 308-320.

[910] Kim SY, Kim NK, Baik SH, et al. Effects of postoperative pain management on immune function after laparoscopic resection of colorectal cancer: a randomized study. Medicine (Baltimore), 2016, 95(19): e3602.

[911] Meyhoff Ch S, Jorgensen LN, Wetterslev J, et al. Increased long-term mortality after a high perioperative inspiratory oxygen fraction during abdominal surgery: follow-up of a randomized clinical trial. Anesth Analg, 2012, 115(4): 849-854.

[912] Schietroma M, Cecilia EM, Sista F, et al. High-concentration supplemental perioperative oxygen and surgical site infection following elective colorectal surgery for rectal cancer: a prospective, randomized, double-Blind, controlled, single-site trial. Am J Surg, 2014, 208 (5): 719-726.

[913] Kurz A, Fleischmann E, Sessler DI, et al. Factorial Trial Investigators. Effects of supplemental oxygen and dexamethasone on surgical site infection: a factorial randomised trial. Br J Anaesth, 2015, 115(3): 434-443.

[914] Bitterman H. Bench-to-bedside review: oxygen as a drug. Crit Care, 2009, 13: 205.

[915] Qadan M, Battista C, Gardner SA, et al. Oxygen and surgical site infection: a study of underlying immunologic mechanisms. Anesthesiology, 2010, 113(2): 369-377.

[916] Staehr AK, Meyhoff CS, Henneberg SW, et al. Influence of

perioperative oxygen fraction on pulmonary function after abdominal surgery: a randomized controlled trial. BMC Res Notes, 2012, 5: 383.

[917] Klein M, Gögenur I, Rosenberg J. Postoperative use of non-steroidal anti-inflammatory drugs in patients with anastomotic leakage requiring reoperation after colorectal resection: cohort study based on prospective data. BMJ, 2012, 345: e6166.

[918] Gorissen KJ, Benning D, Berghmans T, et al. Ris of anastomotic leakage with non-steroidal anti-inflammatory drugs in colorectal surgery. Br J Surg, 2012, 99(5): 721-727.

[919] Mathiesen O, Wetterslev J, Kontinen VK, et al. Scandinavian Postoperative Pain Alliance (ScaPAlli). Acta Anaesthesiol Scand, 2014, 58 (10): 1182-1198.

[920] Van der Vijver RJ, van Laarhoven CJ, Lomme RM, et al. Diclofenac causes more leakage than naproxen in anastomoses in the small intestine of the rat. Int J Colorectal Dis, 2013, 28(9): 1209-1216.

[921] Yauw STK, Goor van H, Hendriks T, et al. Diclofenac veroorzaakt naadlekkage in het ileum en proximale colon, maar niet in het distale colon. Chirurgendagen 2013.

[922] Bakker N, Deelder JD, Richir MC, et al. Risk of anastomotic leakage with nonsteroidal anti-inflammatory drugs within an enhanced recovery program. J Gastrointest Surg, 2016, 20(4): 776-782.

[923] Peng F, Liu S, Hu Y, et al. Influence of perioperative nonsteroidal anti-inflammatory drugs on complications after gastrointestinal surgery: a meta-analysis. Acta Anaesthesiol Taiwan, 2016, 54(4): 121-128.

[924] Leake PA, Plummer JM, Rhoden A, et al. Colorectal anastomotic leakage at the university hospital of the west indies: an analysis of risk factors. Wet Indian Med J, 2013, 62(8): 711-715.

[925] Paulasir S, Kaoutzanis C, Welch KB, et al. Nonsteroidal anti-inflammatory drugs: do they increase the risk of anastomotic leaks following colorectal operations? Dis Colon Rectum, 2015, 58(9): 870-877.

[926] Turrentine FE, Denlinger CE, Simpson VB, et al. Morbidity, mortality, cost, and survival estimates of gastrointestinal anastomotic leaks. J Am Coll Surg, 2015, 220(2): 195-206.

［927］Hakkarainen TW，Steele SR，Bastaworous A，et al. Nonsteroidal anti-inflammatory drugs and the risk for anastomotic failure：a report from Washington State's Surgical Care and Outcomes Assessment Program (SCOAP). JAMA Surg，2015，150(3)：223-228.

［928］Haddad NN，Bruns BR，Enniss TM，et al. Perioperative use of nonsteroidal anti-inflammatory drugs and the risk of anastomotic failure in emergency general surgery. J trauma Acute Care Surg，2017，83（4）：657-661.

［929］Nikolian VC，Kamdar NS，Regenbogen SE，et al. Anastomotic leak after colorectal resection：a population-based study of risk factors and hospital variation. 161(6)：1619-1627.

［930］Burton TP，Mittal A，Soop M. Nonsteroidal anti-inflammatory drugs and anastomotic dehiscence in bowel surgery：systematic review and meta-analysis of randomized，controlled trials. Dis Colon Rectum，2013，56 (1)：126-134.

［931］Tortorelli AP，Alfieri S，Sanchez AM，et al. Anastomotic leakage after anterior resection for rectal cancer with mesorectal excision：incidence，risk factors，and management. Am Surg，2015，81(1)：41-47.

［932］Rutegård M，Westermark S，Kverneng Hultberg D，et al. Non-steroidal antiinflammatory drug use and risk of anastomotic leakage after anterior resection：a protocol-based study. Dig Surg，2016，33(2)：129-135.

［933］Subendran J，Siddiqui N，Victor JC，et al. NSAID use and anastomotic leaks following elective colorectal surgery：a matched case-control study. J Gastrointest Surg，2014，18(8)：1391-1397.

［934］Saleh F，Jackson TD，Ambrosini L，et al. Perioperative nonselective non-steroidal anti-inflammatory drugs are not associated with anastomotic leakage after colorectal surgery. J Gastrointest Surg，2014，18 (8)：1398-1404.

［935］Holte K，Kehlet H. Epidural analgesia and risk of anastomotic leakage. Reg Anesth Pain Med，2001，26(2)：111-117.

［936］Piccioni E，Mariani L，Negri M，et al. Epidural analgesia does not influence anastomotic leakage incidence after open colorectal surgery for cancer：a retrospective study on 1474 patients. J Surg Oncol，2015，112(2)：

225-230.

[937] Ryan P, Schweitzer S, Collopy B, et al. Combined epidural and general anesthesia versus general anesthesia in patients having colon and rectal anastomoses. Acta Chir Scand Suppl, 1989, 550: 146-149.

[938] Rojas-Machado SA, RomeroSimo, Arroyo A, et al. Prediction of anastomotic leak in colorectal cancer surgery based on a new prognostic index PROCOLE (prognostic colorectal leakage) developed from the meta-analysis of observational studies of risk factors. Int J Colorectal Dis, 2016, 31(2): 197-210.

[939] Ortiz H, Biondo S, Codina A, et al. Hospital variation in anastomotic leakage after rectal cancer surgery in the Spanish Association of Surgeons project: the contribution of hospital volume. Cir Esp, 2016, 94(4): 213-220.

[940] Reisinger KW, Schellekens DH, Bosmans JW, et al. Cyclooxygenase-2 is essential for colorectal anastomotic healing. Ann Surg, 2017, 265(3): 547-554.

[941] Daams F, Luyer M, Lange JF. Colorectal anastomotic leakage: aspects of prevention, detection and treatment. World J Gastroenterol, 2013, 19(15): 2293-2297.

[942] Qin C, Ren X, Xu K, et al. Does preoperative radio(chemo) therapy increase anastomotic leakage in rectal cancer surgery? A meta-analysis of randomized controlled trials. Gastroenterol Res Pract, 2014, 2014: 910956. DOI: 10.1155/2014/910956.

[943] Shekarriz H, Eigenwald J, Shekarriz B, et al. Anastomotic leak in colorectal surgery: are 75% preventable? Int J Colorectal Dis, 2015, 30(11): 1525-1531.

[944] Zakrison T, Nascimento BA Jr, Tremblay LN, et al. Perioperative vasopressors are associated with an increased risk of gastrointestinal anastomotic leakage. World J Surg, 2007, 31(8): 1627-1634.

[945] Jestin P, Påhlman L, Gunnarsson U. Risk factors for anastomotic leakage after rectal cancer surgery: a casecontrol study. Colorectal Dis, 2008, 10(7): 715-721.

[946] Lim SB, Yu CS, Kim CW, et al. Late anastomotic leakage after

low anterior resection in rectal cancer patients: clinical characteristics and predisposing factors. Colorectal Dis, 2016, 18(4): O135-140.

[947] Marinello FG, Baguena G, Lucas E, et al. Anastomotic leaks after colon cancer resections: does the individual surgeon matter? Colorectal Dis, 2015, 18(6): 562-569.

[948] Käser SA, Mattiello D, Maurer CA. Distant metastasis in colorectal cancer is a risk factor for anastomotic leakage. Ann Surg Oncol, 2016, 23(3): 888-893.

[949] Rushfeldt C, Agledahl UC, Sveinjørnsson B, et al. Effect of perioperative dexamethasone and different NDAIDs on anastomotic leak risk: a propensity score analysis. World J Surg, 2016, 40(11): 2782-2789.

[950] Slim K, Joris J, Beloeil H, Groupe Francophone de Réhabilitation Améliorée après Chirurgie (GRACE). Colonic anastomoses and non-steroidal anti-inflammatory drugs. J Visc Surg, 2016, 153(4): 269-275.

[951] Duraes LC, Stocchi L, Dietz D, et al. The disproportionate effect of perioperative complications on mortality within 1 year after colorectal cancer resection in octogenerians. Ann Surg Oncol, 2016, 23 (13): 4293-4301.

[952] Shakhsheer B, Versten LA, Luo JN, et al. Morphine promotes colonization of anastomotic tissue with collagenase-producing enterococcus faecalis and causes leak. J Gastrointest Surg, 2016, 20(10): 1744-1751.

[953] Shakhsheer BA, Lec B, Zaborin A, et al. Lack of evidence for tissue hypoxia as a contributing factor in anastomotic leak following colon anastomosis and segmental devascularisation in rats. Int J Colorectal Dis, 2017, 32(4): 539-547.

[954] Hyoju S, Klabbers R, Aaron M, et al. Oral polyphosphate suppresses bacterial collagenase production and prevents anastomotic leak due to Serratia marcescens and Pseudomonas aeruginosa. Ann Surg, 2017, 267 (6): 1112-1118.

[955] Zawadzki M, Czarnecki R, Rzaca M, et al. C-reactive protein and procalcitonin predict anastomotic leaks following colorectal cancer resections-a prospective study. Wideochir Inne Tech Maloinwazyjne, 2016, 10 (4): 567-573.

［956］Sammour T，Singh PP，Zargar-Shoshtari K，et al. Peritoneal cytokine levels can predict anastomotic leak on the first postoperative day. Dis Colon Rectum，2016，59(6)：551-556.

［957］Mik M，Berut M，Dziki L，et al. Does C-reactive protein monitoring after colorectal resection with anastomosis give any practical benefit for patients with intra-abdominal septic complications? Colorectal Dis，2016，18(7)：O252-O259.

［958］Mik M，Dziki L，Berut M，et al. Neutrophil to lymphocyte and C-reactive protein as two predictive tools of anastomotic leak in colorectal cancer open surgery? Dig Surg，2018，35(1)：77-84.

［959］Holl S，Fournel I，Orry D，et al. Should CT scan be performed when CRP is elevated after colorectal surgery? Results from the inflammatory markers after colorectal surgery study. J Visc Surg，2017，154(1)：5-9.

［960］Haskins IN，Fleshman JW，Amdur RL，et al. The impact of bowel preparation on the severity of anastomotic leak in colon cancer patients. J Surg Oncol，2016，114(7)：810-813.

［961］Xu Y，Tan Z，Chen J，et al. Intravenous flurbiprofen axetil accelerates restoration of bowel function after colorectal surgery. Can J Anaesth，2008，55(7)：414-422.

［962］Ghanghas P，Jain S，Rana C，et al. Chemopreventive action of non-steroidal anti-inflammatory drugs on the inflammatory pathways in colon cancer. Biomed Pharmacother，2016，78：239-247.

［963］Paunescu E，McArthur S，Soudani M，et al. Nonsteroidal anti-inflammatory-organometallic anticancer compounds. Inorg Chem，2016，55(4)：1788-1808.

［964］Blouin M，Rhainds M. Use of nonsteroidal anti-inflammatory drugs in colorectal surgery：do the risks cast a shadow on the benefits? Ann Pharmacother，2014，48(12)：1662-1664.

［965］Bhangu A，Singh P，Fitzgerald JE，et al. Postoperative nonsteroidal anti-inflammatory drugs and risk of anastomotic leak：a meta-analysis of clinical and experimental studies. World J Surg，2014，38(9)：2247-2257.

［966］Nessim C，Sidéris L，Turcotte S，et al. The effect of fluid overload in the presence of an epidural on the strength of colonic anastomoses. J Surg Res, 2013, 183(2): 567-573.

[967] Alonso S, Pascual M, Salvan S, et al. Postoperative intra-abdominal infection and colorectal cancer recurrence: a prospective matched cohort study of inflammatory and angiogenic responses as mechanisms involved in this association. Eur J Surg Oncol, 2015, 41(2): 208-214.

[968] Lu ZR, Rajendran N, Lynch AC, et al. Anastomotic leaks after restorative resections for rectal cancer compromise cancer outcomes and survival. Dis Colon Rectum, 2016, 59(3): 236-244.

[969] Govaert JA, Fiocco M, van Dijk WA, et al. Costs of complications after colorectal cancer surgery in the Netherlands: building the business case for hospitals. Eur J Surg Oncol, 2015, 41(8): 1059-1067.

[970] Igarashi T, Suzuki T, Mori K, et al. The effects of epidural anesthesia on growth of Escherichia Coli at pseudosurgical sites: the roles of the lipocalin-2 pathway. Anesth Analg, 2015, 121(1): 81-89.

[971] Flossmann E, Rothwell PM. British Doctors Aspirin Trial and the UK-TIA Aspirin Trial: effect of aspirin on long-term risk of colorectal cancer: consistent evidence from randomised and observational studies. Lancet, 2007, 369: 1603-1613.

[972] Din FV, Theodoratou E, Farrington SM, et al. Effect of aspirin and NSAIDs on risk and survival from colorectal cancer. Gut, 2010, 59: 1670-1679.

[973] Bastiaannet E, Sampieri K, Dekkers OM, et al. Use of aspirin postdiagnosis improves survival for colon cancer patients. Br J Cancer, 2012, 106: 1564-1570.

[974] Johnson CC, Jankowski M, Rolnick S, et al. Influence of NSAID use among colorectal cancer survivors on cancer outcomes. Am J Clin Oncol, 2014, 40(4): 370-374.

[975] Wang X, Peters U, Potter JD, et al. Association of non-steroidal anti-inflammatory drugs with colorectal cancer by subgroups in the VITamins and Lifestyle (VITAL) study. Cancer Epidemiol Biomarkers Prev, 2015, 24(4): 727-735.

[976] Lönnroth C, Andersson M, Asting AG, et al. Preoperative low

dose NSAID treatment influences the genes for stemness, growth, invasion and metastasis in colorectal cancer. Int J Oncol, 2014, 45(6): 2208-2220.

[977] Lundholm K, Gelin J, Hyltander A, et al. Anti-inflammatory treatment may prolong survival in undernourished patients with metastatic solid tumour. Cancer Res, 1994, 54: 5602-5606.

[978] Rana C, Piplani H, Vaish V, et al. Downregulation of telomerase activity by diclofenac and curcumin is associated with cell cycle arrest and induction of apoptosis in colon cancer. Tumour Biol, 2015, 36 (8): 5999-6010.

[979] Shayl JW, Zou Y, Hiyama E, et al. Telomerase and cancer. Hum Mol Gen, 2001, 10(7): 677-685.

[980] Ye XF, Wang J, Shi WT, et al. Relationship between aspirin use after diagnosis of colorectal cancer and patient survival: a meta-analysis of observational studies. Br J Cancer, 2014, 111(11): 2172-2179.

[981] Zhao Ll, Vogt PK. Class I PI3K in oncogenic cellular transformation. Oncogene, 2008, 27(41): 5486-5496.

[982] Friis S, Riis AH, Erichsen R, et al. Low-dose aspirin or nonsteroidal anti-inflammatory drug use and colorectal cancer risk: a population based, case-control study. Ann Intern Med, 2015, 163 (5): 347-355.

[983] Cardwell CR, Kunzmann AT, Cantwell MM, et al. Low-dose aspirin use after diagnosis of colorectal cancer does not increase survival: a case-control analysis of a population-based cohort. Gastroenterology, 2014, 146(3): 700-708.

[984] Burr NE, Hull MA, Subramanian V. Does aspirin or non-aspirin non-steroidal anti-inflammatory drug use prevent colorectal cancer in inflammatory bowel disease? World J Gastroenterol, 2016, 22 (13): 3679-3686.

[985] Dulai PS, Singh S, Marquez E, et al. Chemoprevention of colorectal cancer in individuals with previous colorectal neoplasia: systemic review and network meta-analysis. BMJ, 2016, 355: i6188.

[986] Tougeron D, Sha D, Manthravadi S, et al. Aspirin and colorectal cancer: back to the future. Clin Cancer Res, 2014, 20(5): 1087-1094.

［987］ Özgehan G, Kahramanca S, Kaya IO, et al. Neutrophillymphocyte ratio as a predictive factor for tumor staging in colorectal cancer. Turk J med Sci, 2014, 44(3): 365-368.

［988］ Rashtak S, Ruan X, Druliner BR, et al. Peripheral neutrophil to lymphocyte ratio improves prognostication in colon cancer. Clin Colorectal Cancer, 2017, 16(2): 115-123.

［989］ Kennelly RP, Murphy B, Larkin JO, et al. Activated systemic inflammatory response at diagnosis reduces lymph node count in colonic carcinoma. World J Gastrointest Oncol, 2016, 8(8): 623-628.

［990］ Emir S, Aydin M, Can G, et al. Comparison of colorectal neoplastic polyps and adenocarcinoma with regard to NLR and PLR. Eur Rev Pharmacol Sci, 2015, 19(19): 3613-3618.

［991］ Azab B, Mohammad F, Shah N, et al. The value of the pretreatment neutrophil lymphocyte ratio vs. platelet lymphocyte ratio in predicting the long-term survival in colorectal cancer. Cancer Biomark, 2014, 14(5): 303-312.

［992］ Ying HQ, Deng QW, He BS, et al. The prognostic value of preoperative NLR, d-NLR, PLR and LMR for predicting clinical outcome in surgical colorectal cancer patients. Med Oncol, 2014, 31(12): 305.

［993］ Choi WJ, Cleghorn MC, Jiang H, et al. Preoperative neutrophil-yo-lymphocyte ratio is a better prognostic serum biomarker than platelet-to-lymphocyte ratio in patients undergoing resection for nonmetastatic colorectal cancer. Ann Surg Oncol, 2015, 22 Suppl 3: S603-S613.

［994］ Wu Y, Li C, Zhao J, et al. Neutrophil-to-lymphocyte and platelet-tolymphocyte ratios predict chemotherapy outcomes and prognosis in patients with colorectal cancer and synchronous liver metastasis. World J Surg Oncol, 2016, 14(1): 289. DOI: 10. 1186/s12957-016-1044-9.

［995］ Oh SY, Kim YB, Suh KW. Prognostic significance of systemic inflammatory response in stage II colorectal cancer. J Surg Res, 2017, 208: 158-165.

［996］ Tsai P, Su W, leung W, et al. Neutrophil-lymphocyte ratio and CEA level as prognostic and predictive factors in colorectal cancer: a systematic review and meta-analysis. J Cancer Res Ther, 2016, 12 (2):

582-589.

［997］Sevinc MM，Riza Gunduz UR，Kinaci E，et al. Preoperative neutrophil-to-lymphocyte ratio and platelet-to-lymphocyte ratio as new prognostic factors for patients with colorectal cancer. J BUON，2016，21(5)：1153-1157.

［998］Passardi A，Scarpi E，Cavanna L，et al. Inflammatory indexes as predictors of prognosis and bevacizumab efficacy in patients with metastatic colorectal cancer. Oncotarget，2016，7(22)：33210-33219.

［999］Formica V，Luccchetti J，Cunningham D，et al. Systemic inflammation，as measured by the neutrophil/lymphocyte ratio，may have differential prognostic impact before and during treatment with fluorouracil，irinotecan and bevacizumab in metastatic colorectal cancer patients. Med Oncol，2014，31(9)：166.

［1000］Chua W，Charles KA，Baracos VE，et al. Neutrophil/lymphocyte ratio predicts chemotherapy outcomes in patients with advanced colorectal cancer. Br J Cancer，2011，104(8)：1288-1295.

［1001］Turner N，Tran B，Tran PV，et al. Primary tumor resection in patients with metastatic colorectal cancer is associated with reversal of systemic inflammation and improved survival. Clin Colorectal Cancer，2015，14(3)：185-191.

［1002］Dirican A，Varol U，Kucukzeybek Y，et al. Treatment of metastatic colorectal cancer with or without bevacizumag：can the neutrophil/lympho-cyte ratio predict the efficiency of bevacizumab? Aian Pac J Cancer Prev，2014，15(12)：4781-4786.

［1003］Prete MD，Giampieri R，Loupakis F，et al. Prognostic clinical factors in pretreated colorectal cancer patients receiving regorafenib：implications for clinical management. Oncotarget，2015，6（32）：33982-33992.

［1004］Nagasaki T，Akiyoshi T，Fujimoto Y，et al. Prognostic impact of neutrophil-to-lymphocyte ratio in patients with advanced low rectal cancer treated with preoperative chemoradiotherapy. Dig Surg，2015，32（6）：496-503.

［1005］Lino-Silva LS，Salcedo-Hernandez RA，Ruiz-Garcia EB，et al.

Pre-operative neutrophils/lymphocyte ratio in rectal cancer patients with preoperative chemoradiotherapy. Med Arch, 2016, 7(4): 256-260.

[1006] Galizia G, Lieto E, Zamboli A, et al. Neytrophil to lymphocyte ration is a strong predictor of tumor recurrence in early colon cancers: a propensity score-matched analysis. Surgery, 2015, 158(1): 112-120.

[1007] Peng W, Li C, Wen TF, et al. Neutrophil to lymphocyte ratio changes predict small hepatocellular carcinoma survival. J Surg Res, 2104, 192(2): 402-408.

[1008] Cook EJ, Walsh SR, Farooq N, et al. Post-operative neutrophil-lymphocyte ratio predicts complications following colorectal surgery. Int J Surg, 2007, 5(1): 27-30.

[1009] Miyakita H, Sadahiro S, Saito G, et al. Risk scores as useful predictors of periopartive complications in patients with rectal cancer who received radical surgery. Int J Clin Oncol, 2017, 22(2): 324-331.

[1010] Forget P, Dinant V, De Kock M. Is the Neutrophil-to-Lymphocyte Ratio more correlated than C-reactive protein with postoperative complications after major abdominal surgery? Peer J, 2015, 13, 3: e713.

[1011] Kilincalp S, Coban S, Akinci H, et al. Neutrophil/lymphocyte ratio, platelet/lymphocyte ratio, and mean platelet volume as potential biomarkers for early detection and monitoring of colorectal adenocarcinoma. Eur J Cancer Prev, 2106, 25(1): 1-2.

[1012] Malietzis G, Giacometti M, Kennedy RH, et al. The emerging role of neutrophil to lymphocyte ratio in determining colorectal cancer treatment outcomes: a systematic review and meta-analysis. Ann Surg Oncol, 2014, 21(12): 3938-3946.

[1013] Pine JK, Morris E, Hutchins GG, et al. Systemic neutrophil-to-lymphocyte ratio in colorectal cancer: the relationship to patient survival, tumour biology and local lymphocytic response to tumour. Br J Cancer, 2015, 113(2): 204-211.

[1014] Kim IY, You SH, Kim YW. Neutrophil-lymphocyte ratio predicts pathologic tumor response and survival after preoperative chemoradiation for rectal cancer. BMC Surg, 2014, 14 (1): 94. DOI: 10. 1186/1471-2482-14-94.

[1015] Zou ZY, Liu HL, Ning N, et al. Clinical significance of preoperative neutrophil lymphocyte ratio and platelet lymphocyte ratio as prognostic factors for patients with colorectal cancer. Oncol Lett, 2016, 11 (3): 2241-2248.

[1016] Shen L, Zhang G, Liang L, et al. Baseline neutrophil-lymphocyte ratio (≥2.8) as a prognostic factor for patients with locally advanced rectal cancer undergoing adjuvant chemoradiation. Radiat Oncol, 2014, 9(1): 295. doi: 10.1186/s13014-014-0295-2.

[1017] Toiyama Y, Inoue Y, Kawamura M, et al. Eleveated platelet count as predictor of recurrence in rectal cancer patients undergoing preoperative chemoradiotherapy followed by surgery. Int Surg, 2015, 100 (2): 199-207.

[1018] Ghanim B, Schweiger T, Jedamzik J, et al. Elevated inflammatory parameters and inflammation scores are associated with poor prognosis in patients undergoing pulmonary metastasectomy for colorectal cancer. Interact Cardiovasc Thorac Surg, 2015, 21(5): 616-623.

[1019] Zhou WW, Chu YP, An GY. Significant difference of neutrophil-lymphocyte ratio between colorectal cancer, adenomatous polyp and healthy people. Eur Rev Med Pharmacol Sci, 2017, 21(23): 5386-5391.

[1020] He WZ, Jiang C, Yin CX, et al. Prognostic model built on blood-based biomarkers in patients with metastatic colorectal cancer. Asian Pac J Cancer Prev, 2014, 15(17): 7327-7331.

[1021] Ikeguchi M, Urushibara S, Shimoda R, et al. Inflammation-based prognostic scores and nutritional prognostic index in patients with locally-advanced unresectable colorectal cancer. World J Surg Oncol, 2014, 12(1): 210. DOI: 10.1186/1477-7819-12-210.

[1022] Wuxiao ZJ, Zhou HY, Wang KF, et al. A prognostic model to predict survival in stage III colon cancer patients based on histological grade, preoperative carcinoembryonic antigen level and the neutrophil lymphocyte ratio. Asian Pac J Cancer Prev, 2015, 16(2): 747-751.

[1023] Chen ZY, Raghav K, Lieu CH, et al. Cytokine profile and prognostic significance of high neutrophil-lymphocyte ratio in colorectal cancer. Br J Cancer, 2015, 112(6): 1088-1097.

［1024］Watt DG，Martin JC，Park JH，et al. Neutrophil count is the most important prognostic component of the differential white cell count in patients undergoing elective surgery for colorectal cancer. Am J Surg，2015，210(1)：24-30.

［1025］Shibutani M，Maeda K，Nagahara H，et al. Significance of markers of systemic inflammation for predicting survival and chemotherapeutic outcomes and monitoring tumor progression in patients with unresectable metastatic colorectal cancer. Anticancer Res，2015，35（9）：5037-5046.

［1026］Chen JH，Zhai ET，Yuan YJ，et al. Systemic immune-inflammation index for predicting prognosis of colorectal cancer. World J Gastroenterol，2017，23(34)：6261-6272.

［1027］Chan JC，Chan DL，Diakos CI，et al. The lymphocyte-to-monocyte ratio is a superior predictor of overall survival in comparison to established biomarkers of resectable colorectal cancer. Ann Surg，2017，265（3）：539-546.

［1028］Sun ZQ，Han XN，Wanh HJ，et al. Prognostic significance of preoperative fibrinogen in patients with colon cancer. World J Gatrsoenterol，2014，20(26)：8583-8591.

［1029］Hong T，Shen D，Chen X，et al. Preoperative plasma fibrinogen，but not D-dimer might represent a prognostic factor in non-metastatic colorectal cancer：a prospective cohort study. Cancer Biomark，2017，19(1)：103-111.

［1030］Hollmann MW，Wieczorek KS，Smart M，et al. Epidural anesthesia prevents hypercoagulation in patients undergoing major orthopedic surgery. Reg Anesth Pain Med，2001，26(3)：215-222.

［1031］Falanga Al，Marchetti M，Vignoli A. Coagulation and cancer：biological and clinical aspects. J Thromb Haemost，2013，11(2)：223-233.

［1032］Mariani F，Sena P，Roncucci L. Inflammatory pathways in the early steps of colorectal cancer development. World J Gastroenterol，2014，20（29）：9716-9731.

［1033］Roncucci L，Mora E，Mariani F，et al. Myeloperoxidase-positive cell infiltration in colorectal carcinogenesis as indicator of colorectal cancer risk. Cancer Epidemiol Biomarkers Prev, 2008, 17: 2291-2297.

[1034] Mutoh M, Watanabe K, Kitamura T, et al. Involvement of prostaglandin E receptor subtype EP(4) in colon carcinogenesis. Cancer Res, 2002, 62: 28-32.

[1035] Wasilewicz MP, Koodziej B, Bojuko T, et al. Overexpression of 5-lipoxygenase in sporadic colonic adenomas and a possible new aspect of colon carcinogenesis. Int J Colorectal Dis, 2010, 25: 1079-1085.

[1036] Moussalli MJ, Wu Y, Zuo X, et al. Mechanistic contribution of ubiquitous 15-lipoxygenase-1 expression loss in cancer cells to terminal cell differentiation evasion. Cancer Prev Res (Phila), 2011, 4: 1961-1972.

[1037] Nixon JB, Kim KS, Lamb PW, et al. 15-Lipoxygenase-1 has anti-tumorigenic effects in colorectal cancer. Prostaglandins Leukot Essent Fatty Acids, 2004, 70: 7-15.

[1038] Melstrom LG, Bentrem DJ, Salabat MR, et al. Overexpression of 5-lipoxygenase in colon polyps and cancer and the effect of 5-LOX inhibitors in vitro and in a murine model. Clin Cancer Res, 2008, 14: 6525-6530.

[1039] Zou JM, Qin J, Li YC, et al. IL-35 induces N2 phenotype of neutrophils to promote tumor growth. Oncotarget, 2017, 8 (20): 33501-33514.

[1040] Moore GY, Pidgeon GP. Cross-talk between cancer cells and the tumour microenvironment: the role of the 5lipoxygenase pathway. Int J Mol Sci, 2017, 18(2): E2336.

[1041] Lalmahomed ZS, Mostert B, Onstenk W, et al. Prognostic value of circulating tumour cells for early recurrence after resection of colorectal liver metastases. Br J Cancer, 2015, 112(3): 556-561.

[1042] Seeberg LT, Waage A, Brundborg C, et al. Circulating tumor cells in patients with colorectal liver metastasis predict impaired survival. Ann Surg, 2015, 261(1): 164-171.

[1043] Sagiv JY, Michaeli J, Assi S, et al. Phenotypic diversity and plasticity in circulating neutrophil subpopulations in cancer. Cell Rep, 2015, 10(4): 562-573.

[1044] Granot Z, Jablonska J. Distinct functions of neutrophil in cancer and its regulation. Mediators Inflamm, 2015, 2015: 701067.

[1045] Yan J, Kloecker G, Fleming C, et al. Human polymorphonuclear neutrophils specifically recognize and kill cancerous cells. Oncoimmunology, 2014, 3(7): e950163.

[1046] Tohme S, Yazdani HO, Al-Khafaji AB, et al. Neutrophil extracellular traps promote the development and progression of liver metastases after surgical stress. Cancer Res, 2016, 76(6): 1367-1380.

[1047] Richardson JJR, Hendrickse C, Gao-Smith F, et al. Characterization of systemic neutrophil function in patients undergoing colorectal cancer resection. J Surg Res, 2017, 220: 410-418.

[1048] Gryglewski A, Szczepanik M. The effect of surgical stress on postoperative Tαβ and Tγδ cell distribution. Immunol Invest, 2017, 46(5): 481-489.

[1049] Wikberg ML, Ling A, Li X, et al. Neutrophil infiltration is a favourable prognostic factor in early stages of colon cancer. Hum Pathol, 2017, 193-202.

[1050] Rahat MA, Coffelt SB, Granot Z, et al. Macrophages and neutrophils: regulation of the inflammatory microenvironment in autoimmunity and cancer. Mediators Inflamm, 2016, 5894347. DOI: 10.1155/2016/5894347.

[1051] Yang F, Feng C, Zhang X, et al. The diverse biological functions of neutrophils, beyond the defense against infections. Inflammation, 2016, 40(1): 311-323.

[1052] Tabuchi T, Shimazaki J, Satani T, et al. The perioperative granulocyte/lymphocyte ratio is a clinically relevant marker of surgical stress in patients with colorectal cancer. Cytokine, 2011, 53(2): 243-248.

[1053] Navarro SL, White E, Kantor ED, et al. Randomized trial of glucosamine and chondroitin supplementation on inflammation and oxidative stress biomarkers and plasma proteomics profiles in healthy humans. PLoS One, 2015, 10(2): e0117534.

[1054] Park JS, Choi GS, Kwak KH, et al. Effect of local wound infiltration and transversus abdominis plane block on morphine use after laparoscopic colectomy: a nonrandomized, single-Blind prospective study. J

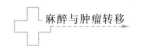
Surg Res, 2015, 195(1): 61-66.

[1055] Pedrazzani C, Menestrina N, Moro M, et al. Local wound infiltration plus transversus abdominis plane (TAP) block versus local wound infiltration in laparoscopic colorectal surgery and ERAS program. Surg Endosc, 2016, 30(11): 5117-5125.

[1056] Tikuisis R, Miliauskas P, Lukoseviciene V, et al. Transversus abdominis plane block for postoperative pain relief after hand-assisted laparoscopic colon surgery: a randomized, placebo-controlled clinical trial. Tech Coloproctol, 2016, 20(12): 835-844.

[1057] Brogi E, Kazan R, Cyr S, et al. Transversus abdominis plane block for postoperative analgesia: a systematic review and meta-analysis of randomized-controlled trials. Can J Anaesth, 2016, 63(10): 1184-1196.

[1058] Arora S, Chhabra A, Subramaniam R, et al. Transversus abdominis plane block for laparoscopic inguinal hernia repair: a randomized trial. J Clin Anesth, 2016, 33: 357-364.

[1059] Kim AJ, Yong RJ, Urman RD. The role of transversus abdominis plane blocks in ERAS pathways for open and laparoscopic colorectal surgery. J Laparoendosc Adv Surg Tech A, 2017, 27(9): 909-914.

[1060] El-Sherif FA, Mohamed SA, Kamal SM. The effect of morphine added to bupivacaine in ultrasound guided transversus abdominis plane (TAP) block for postoperative analgesia following lower abdominal cancer surgery, a randomized controlled study. J Clin Anesth, 2017, 39: 4-9.

[1061] Torup H, Hansen EG, Bgeskov M, et al. Transversus abdominis plane block after laparoscopic colonic resection in cancer patients: a randomised clinical trial. Eur J Anaesthesiol, 2016, 33(10): 725-730.

[1062] Oh TK, Yim J, Kim J, et al. Effects of preoperative ultrasound-guided transversus abdominis plane block on pain after laparoscopic surgery for colorectal cancer: a double-Blind randomized controlled trial. Surg Endosc, 2017, 31(1): 127-134.

[1063] Tupper-Carey D, Fathil SM, Tan YK, et al. A randomized controlled trial investigating the analgesiac efficacy of the transversus abdominis plane block for adult laparoscopic appendectomy. Singapore Med J, 2016, 58(8): 481-487.

［1064］Baeriswyl M, Kirkham KR, Kern C, et al. The analgesic efficacy of ultrasound-guided Transversus Abdominis Plane Block in adult patients: a meta-analysis. Anesth Analg, 2015, 121(6): 1640-1654.

［1065］Jakobsson J, Wickerts L, Forsberg S, et al. Transversus abdominal plane (TAP) block for postoperative pain management: a review. F1000Res. 23(6): 735-735.

［1066］Niraj G, Kelkar A, Hart E, et al. Four quadrant transversus abdominis plane block: a 3year prospective audit in 124 patients. J Clin Anesth, 2015, 27(7): 579-584.

［1067］Qazi N, Bhat WM, Iqbal MZ, et al. Postoperative analgesic efficacy of bilateral Transversus Abdominis Plane Block in patients undergoing midline colorectal surgeries using ropivacaine: a randomized, double-Blind, placebo-controlled trial. Anesth Essays Res, 2017, 11(3): 767-772.

［1068］Shaker TM, Carroll JT, Chung MH, et al. Efficacy and safety of transversus abdominis plane blocks versus thoracic epidural anesthesia in patients undergoing major abdominal resections: a prospective, randomized, controlled trial. Am J Surg, 2017, 215(3): 498-501.

［1069］Park SY, Park JS, Choi GS, et al. Comparison of analgesic efficacy of laparoscope-assisted and ultrasound-guided transversus abdominis plane block after laparoscopic colorectal operation: a randomized, single-Blind, non-inferiority trial. J Am Coll Surg, 2017, 225(3): 403-410.

［1070］Bashandy GM, Elkholy AH. Reducing postoperative opioid consumption by adding an ultrasound-guided rectus sheath block to multimodal analgesia for abdominal cancer surgery with midline incision. Anesth Pain Med, 2014, 4(3): e18263.

［1071］Purdy M, Kokki M, Anttila M, et al. Does the rectus sheath block analgesia reduce the inflammatory response biomarkers' IL-1ra, IL-6, IL-8, IL-10 and IL-1β concentrations following surgery? A randomized clinical trial of patients with cancer and benign disease. Anticancer Res, 2016, 36(6): 3005-3011.

［1072］Godden AR, Marshall MJ, Grice AS, et al. Ultrasonography guided rectus sheath catheters versus epidural analgesia for open colorectal

cancer surgery in a single centre. Ann R Coll Surg Engl, 2013, 95(8):
591-594.

[1073] El-Boghdadly K, Madjdpour C, Chin KJ. Thoracic paravertebral
blockads in abdominal surgery-a systematic review of randomized controlled
trials. Br J Anaesth, 2016, 117(3): 297-308.

[1074] Jansen L, Hoffmeister M, Arndt V, et al. Stage-specific
associations between beta blocker use and prognosis. Cancer, 2014, 120(8):
1178-1186.

[1075] Engineer DR, Burney BO, Hayes TG, et al. Exposure to ACEI/
ARB and β-blockers is associated with improved survival and decreased tumor
progression and hospitalizations in patients with advanced colon cancer.
Transl Oncol, 2013, 6(5): 539-545.

[1076] Giampieri R, Scartozzi M, Del Prete M, et al. Prognostic value
for incidental antihypertensive therapy with β-blockers in metastatic colorectal
cancer. Medicine (Baltimore), 2015, 94(24): e719.

[1077] Hicks BM, Murray LJ, Powe DG, et al. β-Blocker usage and
colorectal cancer mortality: a nested case-control study in the UK Clinical
Practice Research Datalink cohort. Ann Oncol, 2013, 24(12): 3100-3106.

[1078] Jansen L, Weberpals J, Kuiper JG, et al. Pre- and post-
diagnostic beta-blocker use and prognosis after colorectal cancer: results from
a population-based study. Int J Cancer, 2017, 141(1): 62-71.

[1079] Weberpals J, Jansen L, van Herk-Sukel MPP, et al. Immortal
time bias in pharmacoepidemiological studies on cancer survival: empirical
illustration for beta-blocker use in four cancers with different prognosis. Eur
J Epidemiol, 2017, 32(11): 1019-1031.

[1080] Lévesque LE, Hanley JA, Kezouh A, et al. Problem of immortal
time bias in cohort studies: example using statins for preventing progression
of diabetes. BMJ, 2010, 340: b5087.

[1081] Ciurea RN, Rogoveanu I, Pirici D, et al. B$_2$ adrenergic receptors
and morphological changes of the enteric nervous system in colorectal
adenocarcinoma. World J Gastroenterol, 2017, 23(7): 1250-1261.

[1082] Liu J, Deng GH, Zhang J, et al. The effect of chronic stress on
anti-angiogenesis of sunitinib in colorectal cancer models.

Psychoneuroendocrinology, 2014, 52C: 130-142.

[1083] Chin C, Li J, Lee K, et al. Selective β_2-AR blockage suppresses colorectal cancer growth through regulation of EGFR-Akt/ERK1/2 signaling, G1-phase arrest, and apoptosis. J Cell Physiol, 2016, 231 (2): 459-472. 2015,

[1084] Sorski L, Melamed R, Matzner P, et al. Reducing liver metastases of colon cancer in the context of extensive and minor surgeries through β-adrenoceptors blockade and COX2 inhibition. Brain Behav Immun, 2016, 58: 91-98.

[1085] Singh PP, lemanu DP, Soop M, et al. Perioperative simvastatin therapy in major colorectal surgery: a prospective double-Blind randomized trial. J Am oll Surg, 2016, 223(2): 308-320.

[1086] Boland MR, Reynolds I, McCawley N, et al. Liberal perioperative fluid administration is an independent risk factor for morbidity and is associated with longer hospital stay after rectal cancer surgery. Ann R Coll Surgeons, 2017, 99(2): 113-116.

[1087] Volta CA, Trentini A, Farabegoli L, et al. Effects of two different strategies of fluid administration on inflammatory mediators, plasma electrolytes and acid/base disorders in patients undergoing major abdominal surgery: a randomized double blind study. J Inflamm (Lond), 2013, 10(1): 29. DOI: 10.1186/1476-9255-10-29.

[1088] Li Y, He R, Ying X, et al. Ringer's lactate, but not hydroxyethyl starch, prolongs the food intolerance time after major abdominal surgery, an open-labelled clinical trial. BMC Anesthesiol, 2015, 15(1): 72. DOI: 10.1186/s12871-015-0053-5.

[1089] Behman R, Hanna S, Coburn N, et al. Impact of fluid administration on major adverse events following pancreaticoduodenectomy. Am J Surg, 2015, 210(5): 896-903.

[1090] Yu HC, Luo YX, Peng H, et al. Avoiding perioperative dexamethasone may improve the outcome of patients with rectal cancer. Eur J Surg Oncol, 2015, 41(5): 667-673.

[1091] Fares KM, Mohamed SA, Abd El-Rahman AM, et al. Efficacy and safety of intraperitoneal dexmedetomidine with bupivacaine in laparoscopic colorectal cancer surgery, a randomized trial. Pain Med, 2015, 16(6): 1186-1194.

[1092] Chen C, Huang P, Lai L, et al. Dexmedetomidine improves gastrointestinal motility after laparoscopic resection of colorectal cancer: a randomized clinical trial. Medicine (Baltimore), 2016, 95(29): e4295.

[1093] Panchgar V, Shetti AN, Sunitha HB, et al. The effectiveness of intravenous dexmedetomidine on perioperative hemodynamics, analgesic requirement, and side effects profile in patients undergoing laparoscopic surgery under general anesthesia. Anesth Essays Res, 2017, 11(1): 72-77.

[1094] Gao Y, Deng X, Yuan H, et al. Patient-controlled intravenous analgesia with combination of dexmedetomidine and sufentanil on patients after abdominal operation: a prospective, randomized, controlled, blinded, multicentre clinical study. Clin J Pain, 2017, 34(2): 155-161.

[1095] Deng F, Ouyang M, Wang X, et al. Differential role of intravenous anesthetics in colorectal cancer progression: implications for clinical application. Oncotarget, 2016, 7(47): 77087-77095.

[1096] Kahokehr A, Sammour T, Zargar Shoshtari K, et al. Intraperitoneal local anesthestic improves recovery after colon resection: a double-Blinded randomized controlled trial. Ann Surg, 2011, 254(1): 28-38.

[1097] Oh BY, Park YA, Koo HY, et al. Analgesic efficacy of ropivacaine wound infusion after laparoscopic colorectal surgery. Ann Surg Treat Res, 2016, 91(4): 202-206.

[1098] Campana JP, Pellegrini PA, Rossi GL, et al. Right versus left laparoscopic colectomy for colon cancer: does side make any difference? Int J Colorectal Dis, 2017, 32(6): 907-912.

[1099] Cui J, Jiang W, Liao Y, et al. Effects of oxycodone on immune function in patients undergoing radical resection of rectal cancer under general anesthesia. Medicine (Baltimore), 2017, 96(31): e7519.

[1100] Maggiori L, Rullier E, Lefevre JH, et al. Does a combination of laparoscopic approach and full fast track multimodal management decrease postoperative morbidity? A multicentre randomized controlled trial. Ann Surg, 2017, 266(5): 729-737.

[1101] Benzonana LL, Perry NJS, Watts HR, et al. Isoflurane, a commonly used volatile anaesthetic, enhances renal cancer growth and malignant potential via the hypoxia inducible factor cellular signalling pathway in vitro. Anesthesiology, 2013, 119(3): 593-605.

[1102] Kim HC, Hong WP, Lim YJ, et al. The effect of sevoflurane versus desflurane on postoperative catheterrelated bladder discomfort in patients undergoing transurethral excision of a bladder tumor: a randomized controlled trial. Can J Anaesth, 2016, 63(5): 596-602.

[1103] Tekgül ZT, Divrik RT, Turan M, et al. Impact of obturator nerve block on the short-term recurrence of superficial bladder tumors on the lateral wall. Urol J, 2014, 11(1): 1248-1252.

[1104] Mazul-Sunko B, Gilja I, Jelisavac M, et al. Thoracic epidural analgesia for radical cystectomy improves nowel function even in traditional perioperative care: a restrospective study in eighty-five patients. Acta Clin Croat, 2014, 53(3): 319-325.

[1105] Karadeniz MS, Mammadov O, Ciftci HS, et al. Comparing the effects of combined general/epidural anaesthesia and general anaesthesia on serum cytokine levels in radical cystectomy. Turk J Anaesthesiol Reanim, 2017, 45(4): 203-209.

[1106] Weingarten TN, Taccolini AM, Ahle ST, et al. Perioperative management and oncological outcomes following radical cystectomy for bladder cancer: a matched retrospective cohort study. Can J Anaesth, 2016, 63(5): 584-595.

[1107] Jang D, Lim CS, Shin YS, et al. A comparison of regional and general anesthesia effects on 5 year survival and cancer recurrence after transurethral resection of the bladder tumor: a retrospective analysis. BMC Anesthesiol, 2016, 16(1): 16. doi: 10.1186/s12871-016-0181-6.

[1108] Christopher Doiron R, Jaeger M, Booth CM, et al. Is there a measurable association of epidural use at cystectomy and postoperative outcomes? A population-based study. Can Urol Assoc J, 2016, 10(9-10): 321-327.

[1109] Ahiskalioglu A, Ahiskalioglu O, Dostbil A, et al. The effect of epidural levobupivacaine and fentanyl on stress response and pain management in patients undergoing percutaneous nephrolithotomy. West Indain Med

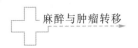
J，2016．

[1110] Forget P，Machiels JP，Coulie PG，et al. Neutrophil：lymphocyte ratio and intraoperative use of ketorolac or diclofenac are prognostic factors in different cohorts of patients undergoing breast，lung，and kidney cancer surgery. Ann Surg Oncol，2013，20(Suppl 3)：S650-S660．

[1111] Kaminska K，Szczylik C，Lian F，et al. The role of prostaglandin E2 in renal cell cancer development：future implications for prognosis and therapy. Future Oncol，2014，10(14)：2177-2187．

[1112] Tabriz HM，Mirzaalizadeh M，Gooran S，et al. COX-2 expression in renal cell carcinoma and correlations with tumor grade，stage and patient prognosis. Asian Pac J Cancer Prev，2016，17(2)：535-538．

[1113] Nayan M，Juurlink DN，Austin PC，et al. Canadian Drug Safety and Effectiveness Research Network (CDSERN). Int J Cancer，2018，142(9)：1776-1785．

[1114] Liu Q，Yuan W，Tong D，et al. Metformin represses bladder cancer progression by inhibiting stem cell repopulation via COX2/PGE2/STAT3 axis. Oncotarget，2016，7(19)：28235-28246．

[1115] Sylvester RJ，van der Meijden AP，Oosterlinck W，et al. Predicting recurrence and progression in individual patients with stage Ta T1 bladder cancer using EORTC risk tables：a combined analysis of 2596 patients from seven EORTC trials. Eur Urol，2006，49(3)：466-477．

[1116] Ozcan C，Telli O，Ozturk E，et al. The prognostic significance of preoperative leukocytosis and neutrophil-to-lymphocyte ratio in patients who underwent radical cystectomy for bladder cancer. Can Urol Assoc J，2015，9(11-12)：E789-E794．

[1117] Bhindi B，Hermanns T，Wei Y，et al. Identification of the best blood count-based predictors for bladder cancer outcomes in patients undergoing radical cystectomy. Br J Cancer，2016，114(2)：207-212．

[1118] Kang M，Jeong CW，Kwak C，et al. The prognostic significance of the early postoperative neutrophilto-lymphocyte ratio in patients with urothelial carcinoma of the bladder undergoing radical cystectomy. Ann Surg Oncol，2016，23(1)：335-342．

[1119] Favilla V，Catelli T，Urzi D，et al. Neutrophil to lymphocyte ratio, a biomarker in non-muscle invasive bladder cancer: a single-institutional study. Int Braz J Urol, 2016, 42(4): 685-693.

［1120］Cimen HI, Halis F, Saglam HS, et al. Can neutrophil to lymphocyte ratio predict lamina propria invasion in patients with non invasive muscle cancer? Int Braz J Urol, 2017, 43(1): 67-72.

［1121］Kang M, Balpukow UJ, Jeong CW, et al. Can the preoperative neutrophil-to-lymphocyte ratio significantly predict the conditional survival probability in muscle-invasive bladder cancer patients undergoing radical cystectomy? Clin Genitourin Cancer, 2017, 15(3): e411-e420.

［1122］Kaynar M, Yildirim ME, Badem H, et al. Bladder cancer invasion predictability based on preoperative neutrophil-lymphocyte ratio. Tumour Biol, 214, 35(7): 6601-6605.

［1123］Ozyalvacli ME, Ozyalvacli G, Kocaaslan R, et al. Neutrophil-lymphocyte ratio as a predictor of recurrence and progression in patients with high-grade pT1 bladder cancer. Can Urol Assoc J, 2015, 9(3-4): E126-E131.

［1124］Hermanns T, Bhindi B, Wei Y, et al. Pre-treatment neutrophil-to-lymphocyte ratio as predictor of adverse outcomes in patients undergoing radical cystectomy for urothelial carcinoma of the bladder. Br J Cancer, 2014, 111(3): 444-451.

［1125］Ku JH, Kang M, Kim HS, et al. The prognostic value of pretreatment of systemic inflammatory responses in patients with urothelial carcinoma undergoing radical cystectomy. Br J Cancer, 2015, 112(3): 461-467.

［1126］Ohtake S, Kawahara T, Kasahara R, et al. Pretreatment neutrophil-to-lymphocyte ratio can predict the prognosis in bladder cancer patients who receive gemcitabine and nedaplatin therapy. Biomed Res Int, 2016, 2016: 9846823. DOI: 10.1155/2016/9846823.

［1127］Morizawa Y, Miyake M, Shimada K, et al. Neutrophil-to-lymphocyte ratio as a detection marker of tumor recurrence in patients with muscle-invasive bladder cancer after radical cystectomy. Urol Oncol, 2016, 34(6): 257. e11-e17.

［1128］De Giorgi U, Santoni M, Crabb SJ, et al. High Neutrophil to lymphocyte ratio persistent during first-line chemotherapy to predict clinical outcome in patients with advanced urothelial cancer. J Clin Oncol, 2015, 22 (4): 1377-1384.

[1129] Rossi L, Santoni M, Crabb SJ, et al. High Neutrophil-to-lymphocyte ratio persistent during first-line chemotherapy predicts poor clinical outcome in patients with advanced urothelial cancer. Ann Surg Oncol. 2015, 22(4): 1377-1384.

[1130] Santoni M, De Giorgi U, Iacovelli R, et al. Pre-treatment neutrophil-to-lymphocyte ratio may be associated with the outcome in patients treated with everolimus for metastatic renal cell carcinoma. Br J Cancer, 2013, 109(7): 1755-1759.

[1131] Huang J, Dahl DM, Dong L, et al. Preoperative neutrophil-to-lymphocyte ratio and neutrophilia are independent predictors of recurrence in patients with localized papillary renal cell carcinoma. Biomed Res Int, 2015, 2015: 891045. DOI: 10.1155/2015/891045.

[1132] Park YH, Ku JH, Kwak C, et al. Post-treatment neutrophil-to-lymphocyte ratio in predicting prognosis in patients with metastatic clear cell renal carcinoma receiving sunitinib as first line therapy. Springerplus, 2014, 3: 243. DOI: 10.1186/2193-1801-3-243.

[1133] Zhang GM, Zhu Y, Gu WJ, et al. Pretreatment neutrophil-to-lymphocyte ratio predicts prognosis in patients with metastatic renal cell carcinoma receiving targeted therapy. Int J Clin Oncol, 2016, 21 (2): 373-378.

[1134] Seah JA, Leibowitz-Amit R, Atenafu EG, et al. Neutrophillymphocyte ratio and pathological response to neoadjuvant chemotherapy in patients with muscle-invasive bladder cancer. Clin Genitourin Cancer, 2015, 13 (4): e229-e233.

[1135] Kang M, jeong CW, Kwak C, et al. Preoperative neutrophil-lymphocyte ratio can significantly predict mortality outcomes in patients with non-muscle invasive bladder cancer undergoing transurethral resection of bladder tumor. Oncotarget, 2017, 8(8): 12891-12901.

[1136] Ma C, Lu B, Diao C, et al. Preoperative neutrophil-lymphocyte ratio and fibrinogen level in patients distinguish between muscle-invasive bladder cancer and non-muscle-invasive bladder cancer. Onco Targets Ther,

2016, 9: 4917-4922.

[1137] Temraz S, Mukherji D, Farhat ZA, et al. Preoperative lymphocyte-to-monocyte ratio predicts clinical outcome in patients undergoing radical cystectomy for transitional cell carcinoma of the bladder: a retrospective analysis. BMC Urol, 2014, 14: 76.

[1138] Dalpiaz O, Ehrlich GC, Mannweiler S, et al. Validation of pretreatment neutrophil-lymphocyte ratio as prognostic factor in a European cohort of patients with upper tract urothelial carcinoma. BJU Int, 2014, 114(3): 334-339.

[1139] Marchioni M, Cindolo L, Autorino R, et al. High neutrophil-tolymphocyte ratio as prognostic factor in patients affected by upper tract urothelial cancer: a systematic review and meta-analysis. Clin Genitourin Cancer, 2017, 15(3): 343-349.

[1140] Sung HH, Jeon HG, Jeong BC, et al. Clinical significance of prognosis of the neutrophil-lymphocyte ratio and erythrocyte sedimentation rate in patients undergoing radical nephroureterectomy for upper urinary tract urothelial carcinoma. BJU Int, 2015, 115(4): 587-594.

[1141] Tanaka N, Kikuchi E, Kanao K, et al. A multi-institutional validation of the prognostic value of the neutrophil-to-lymphocyte ratio for upper tract urothelial carcinoma treated with radical nephroureterectomy. Ann Surg Oncol, 2014, 21(12): 4041-4048.

[1142] Gunduz S, Mutlu H, Uysal M, et al. Prognostic value of hematologic parameters in patients with metastatic renal cell carcinoma using tyrosine kinase inhibitors. Asian Pac J Cancer Prev, 2014, 15(8): 3801-3804.

[1143] Chrom P, Stec R, Bodnar L, et al. Incorporating neutrophil-to-lymphocyte ratio and platelet-to-lymphocyte ratio in place of neutrophil count and platelet count improves prognostic accuracy of the International Metastatic Renal Cell Carcinoma Database Consortium model. Cancer Res Treat, 2017, 50(1): 103-110.

[1144] Auvray M, Elaidi R, Ozguroglu M, et al. Prognostic value of baseline neutrophil-to-lymphocyte ratio in metastatic urothelial carcinoma patients treated with first-line chemotherapy: a large multicentre study. Clin

Genitourin Cancer, 2017, 15(3): e469-e476.

[1145] Hu K, Lou L, Ye J, et al. Prognostic role of the neutrophil-lymphocyte ratio in renal cell carcinoma: a metaanalysis. BMJ Open, 2015, 5(4): e006404.

[1146] Templeton AJ, Knox JJ, Lin X, et al. Change in neutrophil-to-lymphocyte ratio in response to targeted therapy for metastatic renal cell carcinoma as a prognosticator and biomarker of efficacy. Eur Urol, 2016, 70: 358-364.

[1147] Byun SS, Hwang EC, Kang SH, et al. Prognostic significance of preoperative neutrophil-to-lymphocyte ratio in nonmetastatic renal cell carcinoma: a large, multicentre cohort analysis. Biomed Res Int, 2016, 2016: 5634148. DOI: 10.1155/2016/5634148.

[1148] Kuzman JA, Stenehejem DD, Merriman J, et al. Neutrophil-lymphocyte ratio as a predictive biomarker for response to high dose interleukin-2 in patients with renal cell carcinoma. BMC Urol, 2017, 17(1): 1-5.

[1149] Dalpiaz O, Luef T, Seles M, et al. Critical evaluation of the potential prognostic value of the pretreatment-derived neutrophil-lymphocyte ratio under consideration of C-reactive protein levels in clear cell renal cell carcinoma. Br J Cancer, 2017, 116(1): 85-90.

[1150] Yilmaz H, Cakmak M, Inan O, et al. Can neutrophil-lymphocyte ratio be independent risk factor for predicting acute kidney injury in patients with severe sepsis? Ren Fail, 2015, 37(2): 225-229.

[1151] Ishihara H, Kondo T, Yoshida K, et al. Effect of Systemic Inflammation on Survival in Patients With Metastatic Renal Cell Carcinoma Receiving Second-line Molecular-targeted Therapy. Clin Genitourin Cancer, 2017, 15(4): 495-501.

[1152] Boissier R, Campagna J, Branger N, et al. The prognostic value of the neutrophil-lymphocyte ratio in renal oncology: A review. Urologic Oncology-seminars and Original Investigations, 2017, 35(4): 135-141.

[1153] Wuethrich PY, Romero J, Burkhard FC, et al. No benefit from perioperative intravenous lidocaine in laparoscopic renal surgery: a randomised, placebo-controlled study. Eur J Anaesthesiol, 2012, 29(11):

537-543.

[1154] Baik JS, Oh AY, Cho CW, et al. Thoracic paravertebral block for nephrectomy: a randomized, controlled, observer-blinded-study. Pain Med, 2014, 15(5): 850-856.

[1155] Copik M, Bialka S, Daszkiewicz A, et al. Thoracic paravertebral block for postoperative pain management after renal surgery: a randomised controlled trial. Eur J Anaesthesiol, 2017, 34(9): 596-601.

[1156] Karami S, Daughtery S E, Schwartz K, et al. Analgesic use and risk of renal cell carcinoma: A case - control, cohort and meta - analytic assessment. Int J Cancer, 2016, 139(3): 584-592.

[1157] Jin SJ, park JY, Kim DH, et al. Comparison of postoperative pain between laparoscopic and robot-assisted partial nephrectomies for renal tumors: a propensity score matching analysis. Medicine (Baltimore), 2017, 96(29): e7581.

[1158] Khajavi MR, Navardi M, Moharari R S, et al. Combined Ketamine-Tramadol Subcutaneous Wound Infiltration for Multimodal Postoperative Analgesia: A Double-Blinded, Randomized Controlled Trial after Renal Surgery. Anesth Pain Med, 2016, 6(5): e37778.

[1159] Parker W P, Lohse C M, Zaid H B, et al. Evaluation of beta-blockers and survival among hypertensive patients with renal cell carcinoma. Urol Oncol, 2017, 35(1): 36. e1. DOI: 10. 1016/j. urolonc. 2016. 08. 013.

[1160] Siemens D R, Jaeger M, Wei X, et al. Peri-operative allogeneic blood transfusion and outcomes after radical cystectomy: a population-based study. World J Urol, 2017, 35(9): 1435-1442.

[1161] Liang H H, Liu H, Wang H, et al. Dexmedetomidine protects against cisplatin-induced acute kidney injury in mice through regulating apoptosis and inflammation. Inflamm Res, 2017, 66(5): 399-411.

[1162] Kovac E, Firoozbakhsh F, Zargar H, et al. Perioperative epidural analgesia is not associated with increased survival from renac cell cancer, but overall survival may be improved: a retrospective chart review. Can J Anaesth, 2017, 64(7): 754-762.

[1163] Biki B, Mascha E J, Moriarty DC, et al. Anesthetic technique for radical prostatectomy surgery affects cancer recurrence: a retrospective analysis. Anesthesiology, 2008, 109(2): 180-187.

[1164] Forget P, Tombal B, Scholtes J, et al. Do intraoperative analgesics influence oncological outcomes after radical prostatectomy for prostate cancer? Eur J Anaesthesiol, 2011, 28(12): 830-835.

[1165] Lee BM, Ghotra V S, Karam J A, et al. Regional anesthesia/ analgesia and the risk of cancer recurrence and mortality after prostatectomy: a meta-analysis. Pain Manag, 2015, 5(5): 387-395.

[1166] Hong J Y, Yang SC, Yi J, et al. Epidural ropivacaine and sufentanil and the perioperativestressresponse after a radical retropubic prostatectomy. Acta Anaesthesiol Scand, 2011, 55(3): 282-289.

[1167] Pei L, Tan G, Wang L, et al. Comparison of Combined General-Epidural Anesthesia with General Anesthesia Effects on Survival and Cancer Recurrence: A Meta-analysis of Retrospective and Prospective Studies. PLoS One, 2014, 9(12): e114667.

[1168] Scavonetto F, Yeoh T Y, Umbreit E C, et al. Association between neuraxial analgesia, cancer progression, and mortality after radical prostatectomy: a large, retrospective matched cohort study[J]. BJA: Br J Anaesth, 2014.

[1169] Sprung J, Scavonetto F, Yeoh TY, et al. Outcomes after radical prostatectomy for cancer: a comparison between general anaesthesia and epidural anaesthesia with fentanyl analgesia: a matched cohort study. Anesth Analg, 2014, 119(4): 859-866.

[1170] Tsui BC, Rashiq S, Schopflocher D, et al. Epidural anesthesia and cancer recurrence rates after radical prostatectomy. Can J Anaesth, 2010, 57(2): 107-112.

[1171] Wuethrich P Y, Schmitz S H, Kessler T M, et al. Potential influence of the anesthetic technique used during open radical prostatectomy on prostate cancer-related outcome: a retrospective study. Anesthesiology, 2010, 113(3): 570-576.

[1172] Roiss M, Schiffmann J, Tennstedt P, et al. Oncological long-term outcome of 4772 patients with prostate cancer undergoing radical prostatectomy: Does the anaesthetic technique matter?. Eur J Surg Oncol, 2014, 40(12): 1686-1692.

［1173］Ehdaie B, Sjoberg D D, Dalecki P H, et al. Association of anesthesia technique for radical prostatectomy with biochemical recurrence: a retrospective cohort study. Can J Anaesth, 2014, 61(12): 1068-1074.

［1174］Maquoi I, Joris J, Dresse C, et al. Transversus abdominis plane block or intravenous lignocaine in open prostate surgery: a randomized controlled trial. Acta Anaesthesiol Scand, 2016, 60(10): 1453-1460.

［1175］Corsia G, Chatti C, Coriat P, et al. Perioperative analgesia in urology and potential influence of anesthesia on oncologic outcomes of surgery. Prog Urol, 2012, 22(9): 503-509.

［1176］Doat S, Cénée S, Trétarre B, et al. Nonsteroidal anti-inflammatory drugs (NSAIDs) and prostate cancer risk: results from the EPICAP study. Cancer Med, 2017, 6(10): 2461-2470.

［1177］Dell'Atti L. Correlation between prolonged use of aspirin and prognostic risk in prostate cancer. Tumori, 2014, 100(5): 486-490.

［1178］Wang X, Lin YW, Wu J, et al. Meta-analysis of nonsteroidal anti-inflammatory drug intake and prostate cancer risk. World J Surg Oncol, 2014, 9(12). DOI: 10. 1186/1477-7819-12-304.

［1179］Bhindi B, Margel D, Hamilton RJ, et al. The impact of the use of aspirin and other nonsteroidal anti-inflammatory drugs on the risk of prostate cancer detection on biopsy. Urology, 2014, 84(5): 1073-1080.

［1180］Veitonmaki T, Murtola T J, Maattanen L, et al. Use of non-steroidal anti-inflammatory drugs and prostate cancer survival in the finnish prostate cancer screening trial. The Prostate, 2015, 75(13): 1394-1402.

［1181］Skriver C, Dehlendorff C, Borre M, et al. Lowdose aspirin or other nonsteroidal anti-inflammatory drug use and prostate cancer risk: a nationwide study. Cancer causes Control, 2016, 27(9): 1067-1079.

［1182］Kang M, Ku J H, Kwak C, et al. Effects of Aspirin, Nonsteroidal Anti-inflammatory Drugs, Statin, and COX2 Inhibitor on the Developments of Urological Malignancies: A Population-based Study with 10-Year Follow-up Data in Korea. Cancer Res Treat, 2017, 50(3): 984-991.

［1183］Langsenlehner T, Thurner E M, Krennpilko S, et al. Validation of the neutrophil-to-lymphocyte ratio as a prognostic factor in a cohort of European prostate cancer patients. World J Urol, 2015, 33(11): 1661-1667.

［1184］ Minardi D, Scartozzi M, Montesi L, et al. Neutrophil-to-lymphocyte ratio may be associated with outcome in patients with prostate cancer. Springerplus, 2015, 4: 255.

［1185］ Özsoy M, Moschini M, Fajkovic H, et al. Elevated preoperative neutrophil-lymphocyte ratio predicts upgrading at radical prostatectomy. Prostate Cancer Prostatic Dis, 2018, 21(1): 100-105.

［1186］ Gokce MI, Tangal S, Hamidi N, et al. Role of neutrophil-to-lymphocyte ratio in prediction of Gleason score upgrading and disease upstaging in low-risk prostate cancer patients eligible for active surveillance. Can Urol Assoc J, 2016, 10(11-12): E383-E387.

［1187］ Tanik S, Albayrak S, Zengin K, et al. Is the neutrophil-lymphocyte ratio an indicator of progression in patients with benign prostatic hyperplasia. Asian Pac J Cancer Prev, 2014, 15(15): 6375-6379.

［1188］ Maeda Y, Kawahara T, Koizumi M, et al. Lack of an association between Netrophil-to-Lymphocyte Ratio and PSA failure of prostate cancer patients who underwent radical prostatectomy. Biomed Res Int, 2016, 2016: 6197353. DOI: 10. 1155/2016/6197353.

［1189］ Flamiatos JF, Beer TM, Graff JN, et al. Cyclooxygenase-2 (COX-2) inhibition for prostate cancer chemoprevention: double-Blind randomised study of pre-prostatectomy celecoxib or placebo. BJU int, 2017, 119(5): 709-716.

［1190］ Pond GR, Milowsky MI, Kolinsky M, et al. Concurrent chemoradiotherapy for men with locally advanced penile squamous cell carcinoma. Clin Genitourin Cancer, 2014, 12(6): 440-446.

［1191］ Kasuga J, Kawahara T, Takamoto D, et al. Increased neutrophil-to-lymphocyte ratio is associated with disease-specific mortality in patients with penile cancer. BMC Cancer, 2016, 16(1): 396-396.

［1192］ Lorente D, Mateo J, Templeton A J, et al. Baseline neutrophil-lymphocyte ratio (NLR) is associated with survival and response to treatment with second-line chemotherapy for advanced prostate cancer independent of baseline steroid use. Annals of Oncology, 2015, 26(4): 750-755.

［1193］ Van Soest R J, Templeton A J, Verabadillo F, et al. Neutrophil-to-lymphocyte ratio as a prognostic biomarker for men with metastatic castration-resistant prostate cancer receiving first-line chemotherapy: data from two randomized phase III trials. Annals of Oncology, 2015, 26(4): 743-749.

[1194] Uemura K, Kawahara T, Yamashita D, et al. Neutrophil-tolymphocyte ratio predicts prognosis in castration-resistant prostate cancer patients who received Cabazitaxel chemotherapy. Biomed Res Int, 2017, 2017: 1-5.

[1195] Kawahara T, Fukui S, Sakamaki K, et al. Neutrophil-to-lymphocyte ratio predicts prostatic carcinoma in men undergoing needle biopsy. Oncotarget, 2015, 6(31): 32169-32176.

[1196] Huang TB, Mao SY, Lu SM, et al. Predictive value of neutrophil-tolymphocyte ratio in diagnosis of prostate cancer among men who underwent template-guided prostate biopsy: a STROBE compliant study. Medicine (Baltimore), 2016, 95(44): e5307.

[1197] Lee H, Jeong SJ, Hong SK, et al. High preoperative neutrophil-lymphocyte ratio predicts biochemical recurrence in patients with localized prostate cancer after radical prostatectomy. World Journal of Urology, 2016, 34(6): 821-827.

[1198] Luo Y, She DL, Xiong H, et al. Pretreatment neutrophil to lymphocyte ratio as a prognostic predictor of urologic tumors: a systematic review and meta-analysis. Medicine (Baltimore), 2015, 94(40): e1670.

[1199] Bahig H, Taussky D, Delouya G, et al. Neutrophil count is associated with survival in localized prostate cancer. BMC Cancer, 2015, 15 (1): 594.

[1200] Oh JJ, Kwon O, Lee JK, et al. Association of the neutrophil-to-lymphocyte ratio and prostate cancer detection rates in patients via contemporary multi-core prostate biopsy. Asian J Androl, 2016, 18(6): 937-941.

[1201] Gu X, Gao X, Li X, et al. Prognostic significance of neutrophil-to-lymphocyte ratio in prostate cancer: evidence from 16, 266 patients. Sci Rep, 2016, 6(1): 22089. DOI: 10.1038/srep22089.

[1202] Yuksel OH, Verit A, Sahin A, et al. White blood cell counts and neutrophil to lymphocyte ratio in the diagnosis of testicular cancer: a simple secondary tumor marker. Int Braz J Urol, 2016, 42(1): 53-59.

[1203] Grytli HH, Fagerland MW, Fossa SD, et al. Association between use of β-blockers and prostate cancerspecific survival: a cohort study of 3561 prostate cancer patients with high-risk or metastatic disease. Eur Urol, 2014, 65(3): 635-641.

[1204] Lu H, Liu X, Guo F, et al. Impact of beta-blockers on prostate cancer mortality: a meta-analysis of 16, 825 patients. Onco Targets Ther, 2015, 8: 985-990.

[1205] Cardwell CR, Coleman HG, Murray LJ, et al. Beta-blocker usage and prostate cancer survival: a nested case-control study in the UK Clinical Practice Research Datalink cohort. Cancer Epidemiol, 2014, 38(3): 279-285.

[1206] Kao LT, Huang CC, Lin H C, et al. Antiarrhythmic drug usage and prostate cancer: a population-based cohort study. Asian Journal of Andrology, 2018, 20(1): 37-42.

[1207] Krönig M, Haverkamp C, Schulte A, et al. Diabetes and beta-adrenergic blockage are risk factors for metastatic prostate cancer. World J Surg Oncol, 2017, 15(1): 50.

[1208] Kaapu KJ, Murtola TJ, Maattanen L, et al. Prostate cancer risk among users of digoxin and other antiarrhythmic drugs in the Finnish Prostate Cancer Screening Trial. Cancer Causes & Control, 2016, 27(2): 157-164.

[1209] Zahalka AH, Arnal-Estapé A, Maryanovich M, et al. Adrenergic nerves activate an angio-metabolic switch in prostate cancer. Science, 2017, 358(6361): 321-326.

[1210] Braadland P R, Ramberg H, Grytli H H, et al. β-Adrenergic Receptor Signaling in Prostate Cancer. Front Oncol, 2015, 4: 375-375.

[1211] Zerbini L F, Tamura R E, Correa R G, et al. Combinatorial Effect of Non-steroidal Anti-inflammatory Drugs and NF-κB Inhibitors in Ovarian Cancer Therapy. PLoS One, 2011, 6(9): e24285.

[1212] Valle BL, D'Souza T, Becker KG, et al. Non-steroidal antiinflammatory drugs decrease E2F1 expression and inhibit cell growth in ovarian cancer cells. PLoS One, 2013, 8(4): e81836.

[1213] Zerbini LF, Tamura RE, Correa RG, et al. Combinatorial effect of non-steroidal anti-inflammatory drugs and NF-kB inhibitors in ovarian cancer therapy. PLoS One, 2011, 6(9): e24285.

[1214] Hayden MS, West AP, Ghosh S. NF-kappaB and the immune response. Oncogene, 2006, 25(51): 6758-6780.

[1215] Wong JL, Obermajer N, Odunsi K, et al. Syngergistic COX_2 induction by IFN-γ and TNFα self-limits type-1 immunity in the human tumor microenvironment. Cancer Immunol Res, 2016, 4(4): 303-311.

[1216] Baandrup L. Drugs with potential chemopreventive properties in relation to epithelial ovarian cancer-a nationwide case-control study. Dan Med J, 2015, 62(7): B5117.

[1217] Peres LC, Camacho F, Abbott SE, et al. Analgesic medication use and risk of epithelial ovarian cancer in African American women. Br J Cancer, 2016, 114(7): 819-825.

[1218] Melhem A, Yamada SD, Fleming GF, et al. Administration of glucocorticoids to ovarian cancer patients is associated with expression of the anti-apoptotic genes SGK1 and MKP1/DUSP1 in ovarian tissues. Clin Cancer Res, 2009, 15(9): 3196-3204.

[1219] De Oliveira GS Jr, McCarthy R, Turan A, et al. Is dexamethasone associated with recurrence of ovarian cancer? Anesth Analg, 2014, 118(6): 1213-1218.

[1220] Merk BA, Havrilesky L J, Ehrisman J, et al. Impact of postoperative nausea and vomiting prophylaxis with dexamethasone on the risk of recurrence of endometrial cancer. Curr Med Res Opin, 2016, 32(3): 453-458.

[1221] Rivard C, Dickson EL, Vogel RI, et al. The effect of anesthesia choice on post-operative outcomes in women undergoing exploratory laparotomy for a suspected gynecologic malignancy. Gynecol Oncol, 2014, 133(2): 278-282.

[1222] Courtney-Brooks M, Tanner Kurtz KC, Pelkofski EB, et al. Continuous epidural infusion anesthesia and analgesia in gynecologic oncology patients: less pain, more gain? Gynecol Oncol, 2015, 136(1): 77-81.

[1223] Moslemi F, Rasooli S, Baybordi A, et al. A comparison of patient controlled epidural analgesia with intravenous patient controlled analgesia for postoperative pain management after major gynecologic oncologic surgeries: a randomized controlled clinical trial. Anesth Pain Med, 2015, 5

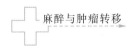

(5): e29540.

[1224] Oh TK, Lim M C, Lee Y, et al. Improved Postoperative Pain Control for Cytoreductive Surgery in Women With Ovarian Cancer Using Patient-Controlled Epidural Analgesia. International Journal of Gynecological Cancer, 2016, 26(3): 588-593.

[1225] Han X, Wen X, Li Y, et al. Effect of different anesthetic methods on cellular immune functioning and the prognosis of patients with ovarian cancer undergoing oophorectomy. Biosci Rep, 2017, 37 (5): BSR20170915.

[1226] Sanguinete MMM, Oliveira PH, Martins-Filho A, et al. Serum IL-6 and IL-8 correlate with prognostic factors in ovarian cancers. Immunol Invest, 2017, 46(7): 677-688.

[1227] Martins Filho A, Jammal MP, Micheli DC, et al. Role of intracystic cytokines and nitric oxide in ovarian neoplasms. Scand J Immunol, 2017, 86(6): 462-470.

[1228] Dong H, ZhangY, Xi H. The effects of epidural anaesthesia and analgesia on natural killer cell cytotoxicity and cytokine response in patients with epithelial ovarian cancer undergoing radical resection. J Int Med Res, 2012, 40(5): 1822-1829.

[1229] Lin L, Liu C, Tan H, et al. Anaesthetic technique may affect prognosis for ovarian serous adenocarcinoma: a retrospective analysis. Br J Anaesth, 2011, 106(6): 814-822.

[1230] De Oliveira GS Jr, Ahmad S, Schink JC, et al. Intraoperative neuraxial anesthesia but not postoperative neuraxial analgesia is associated with increased relapse-free survival in ovarian cancer patients after primary cytoreductive surgery. Reg Anesth Pain Med, 2011, 36(3): 271-277.

[1231] Elias KM, Kang S, Liu X, et al. Anesthetic selection and disease-free survival following optimal primary cytoreductive surgery for stage III epithelial ovarian cancer. Ann Surg Oncol, 2015, 22(4): 1341-1348.

[1232] Iwasaki M, Zhao H, Jaffer T, et al. Volatile anaesthetics enhance the metastasis related cellular signalling including CXCR2 of ovarian cancer cells. Oncotarget, 2016, 3, 7(18): 26042-26056.

[1233] Capmas P, Billard V, Gouy S, et al. Impact of epidural analgesia on survival in patients undergoing complete cytoreductive surgery for ovarian cancer. Anticancer Res，2012，32(4)：1537-1542.

[1234] Lacassie HJ，Cartagena J，Branes J，et al. The relation between neuraxial anesthesia and advanced ovarian cancer-related outcomes in the chilean population. Anesth Analg，2013，117(3)：653-660.

[1235] Xu Q，Zhang H，Zhu YM，et al. Effects of combined general/ epidural anesthesia on hemodynamics，respiratory function，and stress hormone levels in patients with ovarian neoplasm undergoing laparoscopy. Med Sci Monit，2016，22：4238-4246.

[1236] Hotujec BT，Spencer RJ，Donnelly MJ，et al. Transversus abdominis plane block in robotic gynecologic oncology：a randomized， placebo-controlled trial. Gynecol Oncol，2015，136(3)：460-465.

[1237] Yoshida T，Furutani K，Watanabe Y，et al. Analgesic efficacy of bilateral continuous transversus abdominis plane blocks using an oblique subcostal approach in patients undergoing laparotomy for gynaecological cancer：a prospective，randomized，triple-Blind，placebo-controlled study. Br J Anaesth，2016，117(6)：812-820.

[1238] Yoshiyama S，Ueshima H，Sakai R，et al. A posterior TAP block provides more effective analgesia than a lateral TAP block in patients undergoing laparoscopic gynecologic surgery：a retrospective study. Anesthesiol Res Pract，2016，2016：4598583.

[1239] Sousa AM，Rosado GM，Neto Jde S，et al. Magnesium sulfate improves postoperative analgesia in laparoscopic gynecologic surgeries：a double-Blind randomized controlled trial. J Clin Anesth，2016，34：379-384.

[1240] Melnikov AL，Bjoergo S，Kongsgaard UE. Thoracic paravertebral block versus transversus abdominis plane block in major gynaecological surgery：a prospective，randomized，controlled，observer-blinded study. Local Reg Anesth，2012，5：55-61.

[1241] Murouchi T，Iwasaki S，Yamakage M. Chronological changes in ropivacaine concentration and analgesic effects between Transversus Abdominis Plane block and Rectus Sheath block. Reg Anesth Pain Med， 2015，40(5)：568-571.

[1242] Lee JW，Shahzad MM，Lin YG，et al. Surgical stress promotes tumor growth in ovarian carcinoma. Clin Cancer Res, 2009, 15 (8): 2695-2702.

[1243] Watkins JL, Thaker PH, Nick AM, et al. Clinical impact of selective and nonselective beta-blockers on survival in patients with ovarian cancer. Cancer, 2015, 121(19): 3444-3451.

[1244] Hefner J, Csef H. The clinical relevance of beta blockers in ovarian carcinoma: a systematic review. Geburtshilfe Frauenheilkd, 2016, 76 (10): 1050-1056.

[1245] Williams KA, Labidi-Galy SI, Terry KL, et al. Prognostic significance and predictors of the neutrophil-to-lymphocyte ratio in ovarian cancer. Gynecol Oncol, 2104, 132(3): 542-550.

[1246] Cho H, Hur HW, Kim SW, et al. Pre-treatment neutrophil-to-lymphocyte ratio is elevated in epithelial ovarian cancer and predicts survival after treatment. Cancer Immunol Immunother, 2009, 58(1): 15-23.

[1247] Thavaramara T, Phaloprakarn C, Tangjitgamol S, et al. Role of neutrophil to lymphocyte ratio as prognostic indicator for epithelial ovarian cancer. J Med Assoc Thai, 2011, 94(7): 871-877.

[1248] Yesilyurt H, Tokmak A, Guzel AI, et al. Parameters for predicting granulosa cell tumor of the ovary: a single center retrospective comparative study. Asaian Pac J Cancer Prev, 2014, 15(19): 8447-8450.

[1249] Wang Y, Liu P, Xu Y, et al. Pre-operative neutrophil-to-lymphocyte ratio predicts response to first-line platinum-based chemotherapy and prognosis in serous ovarian cancer. Cancer Chemother Pharmacol, 2015, 75(2): 255-262.

[1250] Badora-Rybicka A, Nowara E, Starzyczny-Slota D. Neutrophil-to-lymphocyte ratio and platelet-to-lymphocyte ratio before chemotherapy as potential prognostic factors in patients with newly diagnosed epithelial ovarian cancer. ESMO Open, 2016, 1(2): e000039.

[1251] Ashrafganjoei T, Mohamadianamiri M, Farzaneh F, et al. Investigating preoperative hematologic markers for prediction of ovarian cancer surgical outcome. Asian Pac J Cancer Prev, 2016, 17(3): 1445-1448.

[1252] Yildirim MA, Seckin KD, Togrul C, et al. Roles of neutrophil/lymphocyte and platelet/lymphocyte ratios in the early diagnosis of malignant ovarian masses. Asian Pac J Cancer Prev, 2014, 15(16): 6881-6885.

[1253] Koster RW, Srámek M. [Diagnostische Tests]. Bijblijven, 1991, 2: 18-22.

[1254] Bakacak M, Serin S, Ercan O, et al. Utility of preoperative neutrophil-to-lymphocyte and platelet-to-lymphocyte ratios to distinguish malignant from benign ovarian masses. J Turk Ger Gynecol Assoc, 2016, 17 (1): 21-25.

[1255] Prodromidou A, Andreakos P, Kazakos C, et al. The diagnostic efficacy of platelet-to-lymphocyte ratio and neutrophil-to-lymphocyte ratio in ovarian cancer. Inflamm Res, 2017, 66(6): 467-475.

[1256] Hu D, Lin Y, Liu F, et al. Elevated preoperative platelet to lymphocyte ratio indicates poor survival in patients with resected high-grade serous ovarian carcinoma. Clin Lab, 2016, 62(8): 1443-1449.

[1257] Feng Z, Wen H, Bi R, et al. Preoperative neutrophil-to-lymphocyte ratio as a predictive and prognostic factor fir high-grade serous ovarian cancer. PLoS One, 2016, 11(5): e0156101.

[1258] Yang Z, Gu JH, Guo CS, et al. Preoperative neutrophil-to-lymphocyte ratio is a predictor of survival of epithelial ovarian cancer: a systematic review and meta-analysis of observational studies. Oncotarget, 2017, 8(28): 46414-46424.

[1259] Komura N, Mabuchi S, Yokoi E, et al. Comparison of clinical utility between neutrophil count and neutrophil-lymphocyte ratio in patients with ovarian cancer: a single institutional experience and a literature review. Int J Clin Oncol, 2018, 23(1): 104-113.

[1260] Kemal Y, Demirag G, Ekiz K, et al. Mean platelet volume could be a useful biomarker for monitoring epithelial ovarian cancer. J Obstet Gynaecol, 2014, 34(6): 515-518.

[1261] Zhang WW, Liu KJ, Hu GL, et al. Preoperative platelet/lymphocyte ratio is a superior prognostic factor compared to other systemic inflammatory response markers in ovarian cancer patients. Tumour Biol, 2015, 36(11): 8831-8837.

[1262] Luo Y, Kim H S, Kim M, et al. Elevated plasma fibrinogen levels and prognosis of epithelial ovarian cancer: a cohort study and meta-analysis. J Gynecol Oncol, 2017, 28(3): e36.

[1263] Topcu HO, Guzel AI, Ozer I, et al. Comparison of neutrophil/lymphocyte and platelet/lymphocyte ratios for predicting malignant potential of suspicious ovarian masses in gynecology practice. Asian Pac J Cancer Prev, 2014, 15(15): 6239-6241.

[1264] Sood AK, Bhatty R, Kamat AA, et al. Stress-hormone mediated invasion of ovarian cencer cells. Clin Cancer Res, 2006, 15(12): 369-375.

[1265] Diaz ES, Karlan BY, Li AJ. Impact of beta blockers on epithelial ovarian cancer survival. Gynecol Oncol, 2012, 127(2): 375-378.

[1266] Al-Niaimi A, Dickson EL, Albertin C, et al. The impact of perioperative β-blocker use on patient outcomes after primary cytoreductive surgery in high-grade epithelial ovarian carcima. Gynecol Oncol, 2016, 143 (3): 521-525.

[1267] Desale M G, Tanner E J, Sinno A K, et al. Perioperative fluid status and surgical outcomes in patients undergoing cytoreductive surgery for advanced epithelial ovarian cancer. Gynecol Oncol, 2017, 144(1): 61-64.

[1268] Cai QH, tang Y, Fan SH, et al. In vivo effects of dexmedetomidine on immune function and tumor growth in rats with ovarian cancer through inhibiting the p38MAPK/NF-kB signaling pathway. Biomed Pharmacother, 2017, 95: 1830-1837.

[1269] Ismail H, Ho KM, Narayan K, et al. Effect of neuraxial anaesthesia on tumour progression in cervical cancer patients treated with brachytherapy: a retrospective cohort study. Br J Anaesth, 2010, 105(2): 145-149.

[1270] Hong JY, Lim KT. Effect of preemptive epidural analgesia on cytokine response and postoperative pain in laparoscopic radical hysterectomy for cervical cancer. Reg Anesth Pain Med, 2008, 33(1): 44-51.

[1271] Li JM, Shao JL, Zeng WJ, et al. General/epidural anesthesia in combination preserves NK cell activity and affects cytokine response in cervical carcinoma patients undergoing radical resection: a cohort prospective study. Eur J Gynaecol Oncol, 2015, 36(6): 703-707.

[1272] Raghvendra KP, Thapa D, Mitra S, et al. Postoperative pain relief following hysterectomy: a randomized controlled trial. J Midlife

Health, 2016, 7(2): 65-68.

[1273] Iyer SS, Bavihi H, Mohan CV, et al. Comparison of epidural analgesia with Transversus Abdomnis Plane analgesia for postoperative pain relief in patients undergoing lower abdominal surgery: a prospective randomized study. Anesth Essays Res, 2017, 11(3): 670-675.

[1274] Chen JQ, Wu Z, Wen LY, et al. Preoperative and postoperative analgesic techniques in the treatment of patients undergoing transabdominal hysterectomy: a preliminary randomized trial. BMC Anesthesiol, 2015, 15: 70.

[1275] Amsbaugh AK, Amsbaugh MJ, El-Ghamry MN, et al. Optimal epidural analgesia for patients diagnosed as having gynecologic cancer undergoing interstitial brachytherapy. J Clin Anesth, 2016, 35: 509-515.

[1276] Nigam S, Rastogi S, Tyagi A, et al. A comparative study for the analgesic efficacy and safety profile of fentanyl versus clonidine as an adjuvant to epidural ropivacaine 0. 75% in lower abdominal surgeries. Anesth Essays Res, 2017, 11(3): 692-696.

[1277] Ghisi D, Fanelli A, Vianello F, et al. Transversus abdominis plane block for postoperative analgesia in patients undergoing total laparoscopic hysterectomy: a randomized, controlled, observer-blinded-trial. Anesth Analg, 2016, 123(2): 488-492.

[1278] Rana S, Verma RK, Singh J, et al. Magnesium sulphate as an adjuvant to bupivacaine in ultrasound-guided transversus abdominis plane block in patients scheduled for total abdominal hysterectomy under subarachnoid block. In dian J Anaesth, 2016, 60(3): 174-179.

[1279] Hiller JG, Ismail HM, Hofman MS, et al. Neuraxial anesthesia reduces lymphatic blood flow: proof-of-concept in first in-human study. Anesth Analg, 2016, 123(5): 1325-1327.

[1280] Long Q, Liu X, Guo SW. Surgery accelerates the development of endometriosis in mouse. Am J Obstet Gynecol, 2016, 215 (3): 320. e1-320. e15.

[1281] Bryson GL, Charapov I, Krolczyk G, et al. Intravenous lidocaine does not reduce length of hospital stay following abdominal hysterectomy. Can J Anaesth, 2010, 57(8): 759-766.

[1282] Wang HL, Yan HD, Liu YY, et al. Intraoperative intravenous lidocaine exerts a protective effect on cell-mediated immunity in patients undergoing radical hysterectomy. Mol Med Rep, 2015, 12(5): 7039-7044.

[1283] Grady P, Clark N, Lenahan J, et al. Effect of intraoperative intravenous lidocaine on postoperative pain and return of bowel function after laparoscopic abdominal gynecologic procedures. AANA J, 2012, 80(4): 282-288.

[1284] Samimi S, Taheri A, Davari Tanha F. Comparison between intraperitoneal and intravenous lidocaine for postoperative analgesia after elective abdominal hysterectomy, a double-Blind placebo controlled study. J Family and Reprod Health, 2015, 9(4): 193-198.

[1285] Xu SQ, Li YH, Wang SB, et al. Effects of intravenous lidocaine, dexmedetomidine and their combination on the postoperative pain and recovery of bowel function in patients undergoing abdominal hysterectomy. Minerva Anaesthesiol, 2017, 83(7): 685-694.

[1286] Dewinter GB, Teunkens A, Vermeulen K, et al. Systemic lidocaine fails to improve postoperative pain, but reduces time to discharge readiness in patients undergoing laparoscopic sterilization in day-case surgery: a double-Blind, randomized, placebo-controlled trial. Reg Anesth Pain Med, 2016, 41(3): 362-367.

[1287] Chung D, Lee YJ, Jo MH, et al. The ON-Q pain management system in elective gynecology oncologic surgery: management of postoperative surgical site pain compared to intravenous patient-controlled analgesia. Obstet Gynecol Sci, 2013, 56(2): 93-101.

[1288] Lee B, Kim K, Ahn S, et al. Continuous wound infiltration system for postoperative pain management in gynecologic oncology patients. Arch Gynecol Obstet, 2017, 295(5): 1219-1226.

[1289] Turner TB, Habib AS, Broadwater G, et al. Postoperative pain scores and narcotic use in robotic-assisted versus laparoscopic hysterectomy for endometrial cancer staging. J Minim Invasive Gynecol, 2015, 22(6): 1004-1010.

[1290] Rivard C, Vogel RI, Teoh D. Effect of intraperitoneal bupivacaine on postoperative pain in the gynecologic oncology patient. J Minim Invasive Gynecol, 2015, 22(7): 1260-1265.

［1291］Hutchins J, Delaney D, Vogel RI, et al. Ultrasound guided subcostal transversus abdominis plane (TAP) infiltration with liposomal bupivacaine for patients undergoing robotic assisted hysterectomy: a prospective randomized controlled study. Gynecol Oncol, 2015, 25 (5): 937-941.

［1292］Kim SY, Koo BN, Sjin CS, et al. The effects of single-dose dexamethasone on inflammatory response and pain after uterine artery embolization for symptomatic fibroids or adenomyosis: a randomised controlled study. BJOG, 2016, 123(4): 580-587.

［1293］Brøns N, Baandrup L, Dehlendorff C, et al. Use of nonsteroidal anti-inflammatory drugs and risk of endometrial cancer: a nationwide case-control study. Cancer Causes Control, 2015, 26(7): 973-981.

［1294］Verdoodt F, Friis S, Dehlendorff C, et al. Non-steroidal anti-inflammatory drug use and risk of endometrial cancer: a systematic review and meta-analysis of observational studies. Gynecol Oncol, 2016, 140 (2): 352-358.

［1295］Brasky TM, Felix AS, Cohn DE, et al. Nonsteroidal anti-inflammatory drugs and endometrial carcinoma mortality and recurrence. J Natl Cancer Inst, 2017, 109(3): 1-10.

［1296］Mete Ural U, Sehitoglu I, Bayoglu Tekin Y, et al. Neutrophil-to-lymphocyte and platelet-to-lymphocyte ratios in patients with endometrial hyperplasia and endometrial cancer. J Obstet Gynaecol Res, 2015, 41(3): 445-448.

［1297］Haruma T, Nakamura K, Nishida T, et al. Pre-treatment neutrophil to lymphocyte ratio is a predictor of prognosis in endometrial cancer. Anticancer Res, 2015, 35(1): 337-343.

［1298］Cummings M, Merone L, Keeble C, et al. Preoperative neutrophil: lymphocyte and platelet: lymphocyte ratios predict endometrial cancer survival. Br J Cancer, 2015, 113(2): 311-320.

［1299］Takahashi R, Mabuchi S, Kawano M, et al. Prognostic significance of systemic neutrophil and leukocyte alterations in surgically treated endometrial cancer patients: a monoinstitutional study. Gynecol Oncol, 2015, 137(1): 112-118.

［1300］Cakmak B, Gulucu S, Aliyev N, et al. Neutrophil-lymphocyte and platelet-lymphocyte ratios in endometrial hyperplasia. Obstet Gynecol Sci, 2015, 58(2): 157-161.

［1301］Wang L, Jia J, Lin L, et al. Predictive value of hematological markers of systemic inflammation for managing cervical cancer. Oncotarget, 2017, 8(27): 44824-44832.

［1302］Onar C, Guler OC, Yildirim BA. Prognostic use of pretreatment hematologic parameters in patients receiving definitive chemoradiotherapy for cervical cancer. Int J Gynecol Cancer, 2016, 26(6): 1169-1175.

［1303］Huang QT, Man QQ, Hu J, et al. Prognostic significance of neutrophil-to-lymphocyte ratio in cervical cancer: a systematic review and meta-analysis of observational studies. Oncotarget, 2017, 8 (10): 16755-16764.

［1304］Seebacher V, Polterauer S, Grimm C, et al. The prognostic value of plasma fibrinogen levels in patients with endometrial cancer: a multi-centre trial. Br J Cancer, 2010, 102(6): 952-956.

［1305］Guzel AI, Kokanali MK, Erkilinc S, et al. Predictive role of the neutrophil lymphocyte ratio for invasion with gestational trophoblastic disease. Asian Pac J Cancer Prev, 2014, 15(10): 4203-4206.

［1306］Gungorduk K, Ertas IE, Ozdemir A, et al. Prognostic significance of retroperitoneal lymphadenectomy, preoperative neutrophil lymphocyte ratio and platelet lymphocyte ratio in primary fallopian tube carcinoma: a multicenter study. Cancer Res Treat, 2015, 47(3): 480-488.

［1307］Kim WH, Jin HS, Ko JS, et al. The effect of anesthetic techniques on neutrophil-to-lymphocyte ratio after laparoscopy-assisted vaginal hysterectomy. Acta Anaesthesiol Taiwan, 2011, 49(3): 83-87.

［1308］Corcoran T, Paech M, Law D, et al. Intraoperative dexamethasone alters immune cell populations in patients undergoing elective laparoscopic gynaecological surgery. Br J Anesth, 2017, 119(2): 221-230.

［1309］Ke J, Yang Y, Che Q, et al. Prostaglandin E_2 (PGE$_2$) promotes proliferation and invasion by enhancing SUMO-1 activity via EP4 receptor in endometrial cancer. Tumour Biol, 2016, 37(9): 12203-12211.

［1310］Dickson EL, Stockwell E, Geller MA, et al. Enhanced Recovery

Program and length of stay after laparotomy on a gynecologic oncology service: a randomized controlled trial. Obstet Gynecol, 2017, 129 (2): 355-362.

[1311] Yassin HM, Abd Elmoneim AT, El Moutaz H. The analgesic efficiency of ultrasound-guided rectus sheath analgesia compared with low thoracic epidural analgiesia after elective abdominal surgery with a midline incision: a prospective randomized controlled trial. Anesth Pain Med, 2017, 7 (3): e14244.

[1312] Seagle BL, Miller ES, Strohl AE, et al. Transversus abdominis plane block with liposomal bupivacaine compared to oral opioids alone for acute postoperative pain after laparoscopic hysterectomy for early endometrial cancer: a cost-effectiveness analysis. Gynecol Oncol Res Pract, 2017, 4: 12. DOI: 10. 1186/s40661-017-0048-7.

[1313] Wang YM, Xia M, Shan N, et al. Pregabalin can decrease acute pain and postoperative nausea and vomiting: a meta-analysis. Medicine (Baltimore), 2017, 96(31): e7714.

[1314] Sanni OB, Mc Menamin UC, Cardwell CR, et al. Commonly used medications and endometrial cancer survival: a population-based cohort study. Br J Cancer, 2017, 117(3): 432-438.

[1315] Kollender Y, Bickels J, Stocki D, Maruoani N, et al. Subanaesthetic ketamine spares postoperative morphine and controls pain better than standard morphine does alone in orthopaedic-oncological patients. Eur J Cancer, 2008, 44(7): 954-962.

[1316] Rakhman E, Shmain D, White I, et al. Repeated and escalating preoperative doses of ketamine for postoperative pain control in patients undergoing tumor resection: a randomized, placebo-controlled, double-Blind trial. Clin Ther, 2011, 33(7): 863-873.

[1317] Weinbroum AA. Superiority of postoperative epidural over intravenous patient-controlled analgesia in orthopaedic oncologic patients. Surgery, 2005, 138(5): 869-876.

[1318] Meng Y, Jiang H, Zhang C, et al. A comparison of the postoperative analgesic efficacy between epidural and intravenous analgesia in major spine surgery: a meta-analysis. J Pain Res, 2107, 10: 405-415.

［1319］Bindra TK，Singh R，Gupta R. Comparison of postoperative pain after epidural anesthesia using 0. 5%，0. 75% ropivacaine and 0. 5% bupivacaine in patients undergoing lower limb surgery：a double-Blind study. Anesth Essays Res，2017，11(1)：52-56.

［1320］Van Waesberge J，Stevanovic A，Rossaint R，et al. General vs. neuraxial anaesthesia in hip fractures patients：a systematic review and meta-analysis. BMC Anesthesiol，2017，17(1)：87.

［1321］Smith LM，Cozowicz C，Uda Y，et al. Neuraxial and combined neuraxial/general anesthesia compared to general anesthesia for major truncal and lower limb surgery：a systematic review and meta-analysis. Anesth Analg，2017，125(6)：1931-1945.

［1322］Zorrilla-Vaca A，Grant MC，Mathur V，et al. The impact of neuraxial versus general anesthesia on the incidence of postoperative surgical site infactions following knee or hip arthroplasty：a meta-analysis. Reg Anesth Pain Med，2016，41(5)：555-563.

［1323］Szucs S，Jessop D，Iohom G，et al. Postoperative analgesic effect，of preoperatively administered dexamethasone，after operative fixation of fractured neck of femur：randimised double blinded controlled study. BMC Anesthesiol，2016，16(1)：79.

［1324］Cata JP，Hernandez M，Lewis VO，et al. Can regional anesthesia and analgesia prolong cancer survival after orthopaedic oncologic surgery? Clin Orthop Relat Res，2014，472(5)：1434-1441.

［1325］Gottschalk A，Brodner G，Van Aken HK，et al. Can regional anaesthesia for lymphnode dissection improve prognosis in malignant melanoma? Br J Anaesth，2012，109(2)：253-259.

［1326］Zhang B，Liang X，Ye L，et al. No chemoprotective effect of nonsteroidal anti-inflammatory drugs on nonmelanoma skin cancer：evidence from meta-analysis. PLoS One，2014，9(5)：e96887.

［1327］Muranushi C，Olsen CM，Pandeya N，et al. Aspirin and Non-steroidal Anti-inflammatory drugs can prevent cutaneous squamous cell carcinoma：a systematic review and meta-analysis. J Invest Dermatol，2015，135(4)：975-983.

［1328］Muranushi C，Olsen CM，Green AC，et al. Can oral nonsteroidal anti-inflammatory drugs play a role in the prevention of basal cell carcinoma? A systematic review and meta-analysis. J Am Acad Dermatol, 2016, 74(1): 108-119.

[1329] Brinkhuizen T, Frencken KJ, Nelemans PJ, et al. The effect of topical diclofenac 3% and calcitriol 3 μg/g on superficial basal cell carcinoma (sBCC) and nodular basal cell carcinoma (nBCC): a phase II, randomized controlled trial. J Am Acad Dermatol, 2016, 75(1): 126-134.

[1330] Reinau D, Surber C, Jick SS, et al. Nonsteroidal anti-inflammatory drugs and the risk of nonmelanoma skin cancer. Int J Cancer, 2015, 137(1): 144-153.

[1331] Hua HK, Jin C, Yang LJ, et al. Expression of cyclooxygenase-2 in squamous cell carcinoma and keratoacanthoma and its clinical significance. Cell Biochem Biophys, 2015, 72(2): 475-480.

[1332] Al-Nimer MS, Hameed HG, Mahmood MM. Antiproliferative effects of aspirin and diclofenac against the growth of cancer and fibroblast cells: in vitro comparative study. Saudi Pharm J, 2015, 23(5): 483-486.

[1333] Upadhyay A, Amanullah A, Chhangani D, et al. Ibuprofen induces mitochondriamediated apoptosis through proteasomal dysfunction. Mol Neurobiol, 2016, 53(10): 6968-6981.

[1334] Panza E, De Cicco P, Ercolano G, et al. Differential expression of cyclooxygenase-2 in metastatic melanoma affects progression free survival. Oncotarget, 2016, 7(35): 57077-57085.

[1335] Cananzi FC, Dalgleish A, Mudan S. Surgical management of intraabdominal metastases from melanoma: role of the neutrophil to lymphocyte ratio as a potential prognostic factor. World J Surg, 2014, 38 (6): 1542-1550.

[1336] Di Giacomo AM, Calabro L, Danielli R, et al. Long-term survival and immunological parameters in metastatic melanoma patients who responded to ipilimumab 10 mg/kg within an expanded access programme. Cancer Immunol Immunother, 2013, 62(6): 1021-1028.

[1337] Jensen TO, Schmidt H, Møller HJ, et al. Intratumoral neutrophils and plasmacytoid dendritic cells indicate poor prognosis and are associated with pSTAT3 expression in AJCC stage I/II melanoma. Cancer,

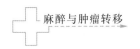
2012，118(9)：2476-2485.

[1338] Szkandera J，Gerger A，Liegl-Atzwanger B，et al. The derived neutrophil/lymphocyte ratio predicts poor clinical outcome in soft tissue sarcoma patients. Am J Surg，2015，210(1)：111-116.

[1339] Jiang L，Jiang S，Situ D，et al. Prognostic value of monocyte and neutrophils to lymphocyte ratio in patients with metastatic soft tissue sarcoma. Oncotarget，2015，6(11)：9542-9550.

[1340] Broecker JS，Ethun CG，Monson DK，et al. The oncologic impact of postoperative complications following resection of truncal and extremity soft tissue sarcomas. Ann Surg Oncol，2017，24(12)：3574-3586.

[1341] Liu T，Fang XC，Ding Z，et al. Pre-operative lymphocyte-to-monocyte ratio as a predictor of overall survival in patients suffering from osteosarcoma. FEBS Open Bio，2015，5：682-687.

[1342] Liu B，Huang Y，Sun Y，et al. Prognostic value of inflammation-based scores in patients with osteosarcoma. Sci Rep，2016，6(1)：39862-39862.

[1343] Xia WK，Liu ZL，Shen D，et al. Prognostic performance of pre-treatment NLR and PLR in patients suffering from osteosarcoma. World J Surg Oncol，2016，14(1)：127.

[1344] Calvani M，Pelon F，Comito G，et al. Norepinephrine promotes tumor microenvironment reactivity through β3adrenoreceptors during melanoma progression. Oncotarget，2015，6(7)：4615-4632.

[1345] Colucci R，Moretti S. The role of stress and beta-adrenergic system in melanoma：current knowledge and possible therapeutic options. J Cancer Res Clin Oncol，2016，142(5)：1021-1029.

[1346] Lemeshow S，Sorensen HT，Phillips G，et al. βBlockers and survival among Danish patients with malignant melanoma：a population-based cohort study. Cancer Epidemiol Biomarkers Prev，2011，20(10)：2273-2279.

[1347] Chang A，Yeung S，Thakkar A，et al. Prevention of skin carcinogenesis by the β-blocker carvedilol. Cancer Prev Res (Phila)，2015，8(1)：27-36

[1348] Zhou C，Chen X，Zeng W，et al. Propranolol induced G0/G1/S phase arrest and apoptosis in melanoma cells via AKT/MAPK pathway.

Oncotarget，2016，7(42)：68314-68327.

[1349] McCourt C, Coleman HG, Murray LJ, et al. Beta-blocker usage after malignant melanoma diagnosis and survival: a population-based nested case-control study. Br J Dermatol, 2014, 170(4): 930-938.

[1350] Wrobel LJ, Le Gal FA. Inhibition of human melanoma growth by a non-cardioselective β-blocker. J Invest Dermatol, 2015, 135(2): 525-531.

[1351] De Giorgi V, Grazzini M, Benemei S, et al. Propranolol for off-label treatment of patients with melanoma: results from a cohort study. JAMA Oncol, 2018, 4(2): e172908.

[1352] Wnorowski A, Sadowska M, Paul RK, et al. Activation of β_2-adrenergic receptor by (R, R')-4'-methoxy-1naphthylfenoterol inhibits proliferation and motility of melanoma cells. Cell Signal, 2015, 27 (5): 997-1007.

[1353] Yang EV, Eubank TD. The impact of adrenergic signaling in skin cancer progression: possible repurposing of βblockers for treatment of skin cancer. Cancer Biomark, 2013, 13(3): 155-160.

[1354] Tang H, Fu S, Zhai S, et al. Use of antihypertensive drugs and risk of malignant melanoma: a metaanalysis of observational studies. Drug Saf, 2018, 41(2): 161-169.

[1355] Fitzgerald PJ. Beta blockers, norepinephrine, and cancer: an epidemiological viewpoint. Clinical Epidemiology, 2014,4:151-156.

[1356] Chloropoulou P, Iatrou C, Vogiatzaki T, et al. Epidural anesthesia followed by epidural analgesia produces less inflammatory response than spinal anesthesia followed by intravenous morphine analgesia in patients with total knee arthroplasty. Med Sci Monit, 2015, 19: 73-80.

[1357] Horvathova L, Padova A, Tillinger A, et al. Sympathectomy reduces tumor weight and affects expression of tumor-related genes in melanoma tissue in the mouse. Stress, 2016, 19(5): 528-534.

[1358] Velasquez JF, Ramirez MF, Ai DI, et al. Impaired immune function in patients undergoing surgery for bone cancer. Anticancer Res, 2015, 35(10): 5461-5466.

[1359] Wei L, Meng QG, Bi ZG. Result of a randomized clinical trial comparing different types of anesthesia on the immune function of patients with osteosarcoma undergoing radical resection. Panminerva Med，2013，55（2）：211-216.

［1360］Saglik Y，Yazicioglu D，Cicekler O，et al. Investigation of effects of epidural anaesthesia combined with general anaesthesia on the stress response in patients undergoing hip and knee arthroplasty. Turk J Anaesthesiol Reanim，2015，43(3)：154-161.

［1361］Celiksular MC，Saracoglu A，Yentur E. The influence of oral carbohydrate solution intake on stress response before total hip replacement surgery during epidural and general anaesthesia. Turk J Anaesthesiol Reanim，2016，44(3)：117-123.

［1362］Janssen SJ，Braun Y，Ready JE，et al. Are allogenic blood transfusions associated with decreased survival after surgery for long-bone metastatic fractures? Clin Orthop Rel Res，2015，473(7)：2343-2351.

［1363］Haughom BD，Schrairer WW，Nwachukwu BU，et al. Does neuraxial anesthesia decrease transfusion rates following total hip arthroplasty? J Arthroplasty，2015，30(9 Suppl)：116-120.

［1364］Liu J，Ma C，Elkassabany N，Fleisher LA，et al. Neuraxial anesthesia decreases postoperative systemic infection risk compared with general anesthesia in knee arthroplasty. Anesth Analg，2013，117（4）：1010-1016.

［1365］Derikx LA，Vierdag WA，Kievit W，et al. Is the prevalence of colonic neuroendocrine tumors increased in patients with inflammatory bowel disease. Int J Cancer，2016，139(3)：535-542.

［1366］Pan YS，Hu YF，Tian FB，et al. Effects of epidural preemptive analgesia on stress reaction in retroperitoneal laparoscopic adrenalectomy surgery：a randomized controlled study. Int J Clin Exp Med，2015，8(6)：9862-9868.

［1367］Salman T，Kazaz SN，Varol U，et al. Prognostic value of the pretreatment neutrophil-to-lymphocyte and platelet-tolymphocyte ratio for patients with neuroendocrine tumors：an Izmir Oncology Group Study. Chemotherapy，2016，61(6)：281-286.

［1368］Shah DR，Green S，Elliot A，et al. Current oncologic applications of radiofrequency ablation therapies. World J Gastrointest Oncol，

2013, 5(4): 71-80.

[1369] Lai R, Peng Z, Wang X, et al. The effects of anesthetic technique on cancer recurrence in percutaneous radiofrequency ablation of small hepatocellular carcinoma. Anesth Analg, 2012, 114(2): 290-296.

[1370] Hoffmann RT, Jakobs TF, Lubienski A, et al. Percutaneous radiofrequency ablation of pulmonary tumors—is there a difference between treatment under general anaesthesia and under conscious sedation? Eur J Radiol, 2006, 59(2): 168-174.

[1371] Schneider T, Sevko A, Heussel CP, et al. Serum inflammatory factors and circulating immunosuppressive cells are predictive markers for efficacy of radiofrequency ablation in non-small cell lung cancer. Clin Exp Immunol, 2015, 180(3): 467-474.

[1372] Piccioni F, Fumagalli L, Garbagnati F, et al. Thoracic paravertebral anesthesia for percutaneous radiofrequency ablation of hepatic tumors. J Clin Anesth, 2014, 26(4): 271-275.

[1373] Gazzera C, Fonio P, Faletti R, et al. Role of paravertebral block anaesthesia during percutaneous transhepatic thermoablation. Radiol Med, 2014, 119(8): 549-557.

[1374] Tohme S, Sukato D, Chalhoub D, et al. Neutrophil-lymphocyte ratio is a simple and novel biomarker for prediction of survival after radioembolization for metastatic colorectal cancer. Ann Surg Oncol, 2015, 22 (5): 1701-1707.

[1375] Dubut ,Kastler B, Delabrousse E, et al. CT-guided paravertebral block for microwave ablation of kidney tumors: a new technique. Abdom Radiol (NY), 2016, 41(6): 1197-1202.

[1376] Fiorentini G, Aliberti C, Benea G, et al. TACE of liver metastases from colorectal cancer adopting irinotecan-Eluting beads: beneficial effect of palliative intra-arterial lidocaine and post-procedure supportive therapy on the control of side effects. Hepato-gastroenterology, 2008, 55(88): 2077-2082.

[1377] Lv N, Kong Y, Mu L, et al. Effect of perioperative parecoxib sodium on postoperative pain control for transcatheter arterial chemoembolization for inoperable hepatocellular carcinoma: a prospective

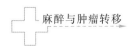
randomized trial. Eur Radiol, 2016, 26(10): 3492-3499.

[1378] Wei K, Wang M, Zhang W, et al. Neutrophil-lymphocyte ratio as a predictor of outcomes for patients with hepatocellular carcinoma undergoing TAE combined with Sorafenib. Med Oncol, 2014, 31(6): 969. DOI: 10.1007/s12032-014-0969-5.

[1379] Huang ZL, Luo J, Chem MS, et al. Blood neutrophil-to-lymphocyte ratio predicts survival in patients with unresectable hepatocellular carcinoma undergoing transarterial chemoembolization. J Vasc Interv Radiol, 2011, 22(5): 702-709.

[1380] Zhou D, Liang J, Xu LI, et al. Derived neutrophil to lymphocyte ratio predicts prognosis for patients with HBV-associated hepatocellular carcinoma following transarterial chemoembolization. Oncol Lett, 2016, 11 (5): 2987-2994.

[1381] Kim DY, Han KH. Transarterial chemoembolization versus transarterial radioembolization in hepatocellular carcinoma: optimization of selecting treatment modality. Hepatol Int, 2016, 10(6): 883-892.

[1382] Deneve JL, Choi J, Gonzalez RJ, et al. Chemosaturation with percutaneous hepatic perfusion for unresectable isolated hepatic metastases from sarcoma. Cardiovasc Intervent Radiol, 2012, 35(6): 1480-1487.

[1383] Uzgare RP, Sheets TP, Johnston DS. Evaluation of melphalan, oxaliplatin, and paclitaxel in colon, liver, and gastric cancer cell lines in a short-term exposure model of chemosaturation therapy by percutaneous hepatic perfusion. Anticancer Res, 2013, 33(5): 1989-2000.

[1384] Miao N, Pingpank JF, Alexander HR, et al. Percutaneous hepatic perfusion in patients with metastatic liver cancer: anesthetic, hemodynamic, and metabolic considerations. Ann Surg Oncol, 2008, 15(3): 815-823.

[1385] Tavare AN, Perry NJ, Benzonana LL, et al. Cancer recurrence after surgery: direct and indirect effects of anesthetic agents. Int J Cancer, 2012, 130(6): 1237-1250.

[1386] Fodale V, D'Arrigo MG, Triolo S, et al. Anesthetic techniques and cancer recurrence after surgery. Scientific World Journal, 2014, 2014: 328513.

［1387］Soltanizadeh S，Degett TH，Gögenur I. Outcomes of cancer surgery after inhalational and intravenous anesthesia：a systematic review. J Clin Anesth，2017，42：19-25.

［1388］Das J，Kumar S，Khanna S，et al. Are we causing the recurrence-impact of perioperative period on long-term cancer prognosis：review of current evidence and practice. J Anaesth Clin Pharmacol，2014，30：153-159.

［1389］Kaye AD，Patel N，Bueno FR，et al. Effect of opiates，anesthetic techniques，and other perioperative factors on surgical cancer patients. Ochsner J，2014，14(2)：216-228.

［1390］Kim R. Effets of surgery and anesthetic choice on immunosuppression and cancer recurrence. J Transl Med，2018，16(1)：8. DOI：10.1186/s12967-018-1389-7.

［1391］Divatia JV，Ambulkar R. Anaesthesia and cancer recurrence：what is the evidence? J Anaesthesiol Clin Pharmacol，2014，30(2)：147-150.

［1392］O' Dwyer MJ，Owen HC，Torrance HD. The perioperative immune response. Curr Opin Crit Care，2015，21(4)：336-342.

［1393］Iwasaki M，Edmondson M，Sakamoto A，et al. Anesthesia，surgical stress，and "long-term" outcomes. Acta Anaesthesiol Taiwan，2015，53(3)：99-104.

［1394］Vaghari BA，Ahmed OI，Wu CL. Regional anesthesia-analgesia：relationship to cancer recurrence and infection. Anesthesiol Clin，2014，32(4)：841-851.

［1395］Kurosawa S. Anesthesia in patients with cancer disorders. Curr Opin Anaesthesiol，2012，25(3)：376-384.

［1396］Hiller JG，Perry NJ，Poulogiannis G，et al. Perioperative events influence cancer recurrence risk after surgery. Nat Rev Clin Oncol，2018，15(4)：205-218.

［1397］Sun Y，Li T，Gan TJ. The effects of perioperative regional anesthesia and analgesia on cancer recurrence and survival after oncology surgery：a systematic review and analysis. Reg Anesth Pain Med，2015，40(5)：589-598.

［1398］Grandhi RK，Lee S，Abd-Elsayed A. The relationship between regional anaesthesia and cancer: a metaanalysis. Orchsner J, 2017, 17(4): 345-361.

[1399] Le-Wendling L, Nin O, Capdevilla X. Cancer recurrence and regional anesthesia: the theories, the data, and the future in outcomes. Pain Med, 2016, 17(4): 756-775.

[1400] Byrne K, Levins KJ, Buggy DJ. Can anesthetic-analgesic technique during primary cancer surgery affect recurrence or metastasis? Can J Anesth, 2016, 63(2): 184-192.

[1401] Green JS, Tsui BC. Impact of anesthesia for cancer surgery: continuing professional development. Can J Anaesth, 2013, 60 (12): 1248-1269.

[1402] Sekandarzad MW, van Zundert AA, Lirk PB, et al. Perioperative anesthesia care and tumor progression. Anesth Analg, 2017, 124(5): 1697-1708.

[1403] Tohme S, Simmons RL, Tsung A. Surgery for cancer: a trigger for metastases. Cancer Res, 2017, 77(7): 1548-1552.

[1404] Heaney A, Buggy DJ. Can anaesthetic and analgesic techniques affect cancer recurrence or metastasis? Br J Anesth, 2016, 63(2): 184-92.

[1405] Xuan W, Hankin J, Zhao H, et al. The potential benefits of the use of regional anesthesia in cancer patients. In J Cancer, 2015, 137(12): 2774-2784.

[1406] Cakmakkaya OS, Kolodzie K, Apfel CC, et al. Anaesthetic techniques for risk of malignant tumour recurrence. Cochrane Database Syst Rev, 2014 (11): CD008877.

[1407] Buggy DJ, Borgeat A, Cata J, et al. Consensus statement from the BJA workshop on Cancer and Anaesthesia. Br J Anaesth. 2015, 114(1): 2-3.

[1408] Jakobsson J, Johnson MZ. Perioperative regional anaesthesia and postoperative longer-term outcomes. F1000Res. 2016 Oct 11, 5. DOI: 10.12688/f1000research.9100.1.

[1409] Ciechanowicz SJ, Ma D. Anaesthesia for oncological surgery-can it really influence cancer recurrence? Anaesthesia. 2016, 71(2): 127-131.

[1410] Bajwa SJ, Anand S, Kaur G. Anesthesia and cancer recurrences: the current knowledge and evidence. J Cancer Res Ther, 2015, 11 (3):

528-534.

［1411］Tedore T. Regional anaesthesia and analgesia: relationship to cancer recurrence and survival. Br J Anaesth, 2015, 115(Suppl2): ii34-ii35.

［1412］Cassinello F, Prieto I, Del Olmo M, et al. Cancer surgery: how may anesthesia influence outcome? J Clin Anesth, 2015, 27(3): 262-272.

［1413］Horowitz M, Neeman E, Sharon E, et al. Exploting the cricital perioperative period to improve longterm cancer outcomes. Nat Rev Clin Oncol, 2015, 12: 213-226.

［1414］Kim R. Anesthetic technique and cancer recurrence in oncologic surgery: unraveling the puzzle. Cancer Metastasis Rev, 2017, 36 (1): 159-177.

［1415］Schnabel A, Middendorf B, Boschin MG, et al. Differences of analgesic efficacy and complication rates between ultrasound and nervestimulator guided peripheral nerve catheters: database analysis on patient-relevant target parameters. Anaesthesist, 2014, 63(11): 825-831.

［1416］Buitelaar D, Huitink J, Oldenburg H, et al. Field Block: an additional technique of potential value for breast surgery under general anaesthesia. Eur J Anaesthesiol, 2008, 25(3): 253-255.

［1417］Mazouz Dorval S, Salleron J, Guenane Y, et al. Role of ropivacaine infiltration analgesia in bilateral reduction mammaplasty. Ann Chir Plast Esthet, 2016, 61(2): 91-94.

［1418］Mcdonnell J G, Odonnell B D, Farrell T, et al. Transversus abdominis plane block: a cadaveric and radiological evaluation. Regional Anesthesia and Pain Medicine, 2007, 32(5): 399-404.

［1419］Brady RR, Ventham NT, Roberts DM, et al. Open transversus abdominis plane block and analgesic requirements in patients following right hemicolectomy. Ann R Coll Surg Engl, 2012, 94(5): 327-330.

［1420］Walter CJ, Maxwell-Armstrong C, Pinkney TD, et al. A randomised controlled trial of the efficacy of ultrasound-guided transversus abdominis plane (TAP) block in laparoscopic colorectal surgery. Surg Endosc, 2013, 27(7): 2366-2372.

［1421］Davis JL, Moutinho V Jr, Panageas KS, et al. A peripheral blood biomarker estimates probability of survival: the neutrophil-lymphocyte ratio in noncancer patients. Biomark Med, 2016, 10(9): 953-957.

[1422] Akilli NB, Yortanli M, Mutlu H, et al. Prognostic importance of neutrophil-lymphocyte ratio in critically ill patients: short- and long-term outcomes. Am J Emerg Med, 2014, 32(12): 1476-1480.

[1423] Yilmaz H, Cakmak M, Inan O, et al. Can neutrophil-lymphocyte ratio be independent risk factor for predicting acute kidney injury in patients with severe sepsis? Ran Fail, 2015, 37(2): 225-229.

[1424] Gurol G, Ciftci IH, Terzi AH, et al. Are there standardized cutoff values for neutrophil-lymphocyte ratios in bacteremia or sepsis? J Microbiol Biotechnol, 2015, 25(4): 521-525.

[1425] Liu X, Shen Y, Wang H, et al. Prognostic significance of neutrophil-to-lymphocyte ratio in patients with sepsis: a prospective observational study. Mediators Inflamm, 2016, 2016: 8191254. DOI: 10. 1155/2016/8191254.

[1426] Riche F, Gayat E, Barthelemy R, et al. Reversal of neutrophil-to-lymphocyte count ratio in early versus late death from septic shock. Critical Care, 2015, 19(1): 439. DOI: 10. 1186/s13054-015-1144-x.

[1427] Han S, Liu Y, Li Q, et al. Pre-treatment neutrophil-to-lymphocyte ratio is associated with neutrophil and T-cell infiltration and predicts clinical outcome in patients with glioblastoma. BMC Cancer, 201515 (1): 617. DOI: 10. 1186/s12885-015-1629-7.

[1428] Sawant AC, Adhikari P, Narra SR, et al. Neutrophil to lymphocyte ratio predicts short- and long-term mortality following revascularization therapy for ST elevation myocardial infarction. Cardiol J, 2014, 21(5): 500-508.

[1429] Soylu K, Gedikli Ö, Dagasan G, et al. Neutrophil-to-lymphocyte ratio predicts coronary artery lesion complexity and mortality after non-sT-segment elevation acute coronary sundrome. Rev Port Cardiol, 2015, 34(7): 465-471.

[1430] Ipek G, Onuk T, Karatas MB, et al. Relationship between neutrophil-to-lymphocyte ratio and left ventricular free wall rupture in acute myocardial infarction. Cardiology, 2015, 132(2): 105-110.

[1431] Yost GL, Joseph CR, Tatooles AJ, et al. Neutrophil to lymphocyte ratio predicts outcomes in patients implanted with left ventricular assist devices. ASAIO J, 2015, 61(6): 664-669.

[1432] Tan TP, Arekapudi A, Metha J, et al. Neutrophil-lymphocyte ratio as predictor of mortality and morbidity in cardiovascular surgery: a systematic review. ANZ J Surg, 2015, 85(6): 414-419.

[1433] Baysal E, Cetin M, Yaylak B, et al. Roles of the red cell distribution width and neutrophil/lymphocyte ratio in predicting thrombolysis failure in patients with an STsegment elevation myocardial infarction. Blood Coagul Fibrinolysis, 2015, 26(3): 274-278.

[1434] Nikoo MH, Taghavian SR, Golmoghaddam H, et al. Increased IL-17A in atrial fibrillation correlates with neutrophil to lymphocyte ratio. Iran J Immunol, 2014, 11(4): 246-258.

[1435] Gökhan S, Ozhasenekler A, Mansur Durgun H, et al. Neutrophil lymphocyte ratios in stroke subtypes and transient ischemic attack. Eur Rev Med Pharmacol Sci, 2013, 17(5): 653-657.

[1436] Proctor MJ, McMillan DC, Horgan PG, et al. Systemic inflammation predicts allcause mortality: a Glasgow Inflammation Outcome Study. PLoS One, 2015, 10(3): e0116206.

[1437] Maestrini I, Strbian D, Gautier S, et al. Higher neutrophil counts before thrombolysis for cerebral ischemia predict worse outcomes. Neurology, 2015, 85(16): 1408-1416.

[1438] Giede-Jeppe A, Bobinger T, Gerner ST, et al. Neutrophil-to-lymphocyte ratio is an independent predictor for in-hospital mortality in spontabneous intracerebral haemorrhage. Cerebrovasc Dis, 2017, 44(1-2): 26-34.

[1439] Ates H, Ates I, Bozkurt B, et al. What is the most reliable marker in the differential diagnosis of pulmonary embolism and community-acquired pneumonia? Blood Coagul Fibrinolysis, 2016, 27(3): 252-258.

[1440] Aydin M, Yildiz A, Yüksel M, et al. Assessment of the neutrophil/lymphocyte ratio in patients with supraventricular tachycardia. Anatol J Cardiol, 2015, 16(1): 29-33.

[1441] Duman D, Aksoy E, Agca MC, et al. The utility of inflammatory markers to predict readmissions and mortality in COPD cases with or without eosinophilia. Int J Chron Obstruct Pulmon Dis, 2015, 10(1):

2469-2478.

[1442] Cataudella E, Giraffa CM, Di Marca S, et al. Neutrophil-to-lymphocyte ratio: an emerging marker predicting prognosis in elderly adults with community-acquired pneumonia. J Am Geriatr Soc, 2017, 65 (8): 1796-1801.

[1443] Nalbant A, Cinemre H, Kaya T, et al. Neutrophil to lymphocyte ratio might help prediction of acute myocardial infarction in patients with elevated serum creatinine. Pak J Med Sci, 2016, 31(1): 106-110.

[1444] Caimi G, Lo Presti R, Canino B, et al. Behaviour of the neutrophil to lymphocyte ratio in young subjects with acute myocardial infarction. Clin Hemorheol Microcirc, 2016, 62(3): 239-247.

[1445] Kalelioglu T, Akkus M, Karamustafalioglu N, et al. Neutrophil-lymphocyte and platelet-lymphocute ratios as inflammation markers for bipolar disorder. Psychiatry Res, 2015, 228(3): 925-927.

[1446] Toptas M, Akkoc I, Savas Y, et al. Novel hematologic inflammatory parameters to predict acute mesenteric ischemia. Blood Coagul Fibronolysis, 2016, 27(2): 127-130.

[1447] Venkatraghavan L, Tan TP, Mehta J, et al. Neutrophil lymphocyte ratio as a predictor of systemic inflammation-a cross-sectional study in a pre-admission setting. F1000Res, 2015, 4: 123. DOI: 10.12688/f1000research. 6474.1.

[1448] Kumar R, Geuna E, Michalarea V, et al. The neutrophil-lymphocyte ratio and its utilisation for the management of cancer patients in early clinical trials. Br J Cancer, 2015, 112(7): 1157-1165.

[1449] Nakamura Y, Watanabe R, Katagiri M, et al. Neutrophil/lymphocyte ratio has a prognostic value for patients with terminal cancer. World J Surg Oncol, 2016, 14(1): 148-148. DOI: 10.1186/s12957-016-0904-7.

[1450] Mitsuya K, Nakasu Y, Kurakane T, et al. Elevated preoperative neutrophil-tolymphocyte ratio as a predictor of worse survival after resection in patients with brain metastasis. J Neurosurg, 2017, 127(2): 433-437.

[1451] Nishijima TF, Deal AM, Williams GR, et al. Frailty and inflammatory markers in older adults with cancer. Aging (Albany NY), 2017, 9(3): 650-664.

缩略词表

（按英文缩写字母排序）

英文缩写	英文全称	中文全称
ACE	angiotensin-converting enzyme	血管紧张素转换酶
ACEI	angiotensin converting enzyme inhibitor	血管紧张素转换酶抑制剂
ACTH	adrenocorticotropic hormone	促肾上腺皮质激素
AKI	acute kidney injury	急性肾损伤
ALI	lung cancer inflammation index	肺癌炎症指数
ALK	anaplastic lymphoma kinase	间变性淋巴瘤激酶
AM	animal model	动物模型
APACHE II	acute physiology and chronic health evaluation II	急性生理学和慢性健康评分系统 II
ARB	angiotensin-receptor blocker	血管紧张素受体阻滞剂
ASA	American Society of Anesthesiologists	美国麻醉医师协会
ATC	anaplastic thyroid cancer	未分化甲状腺癌
BCC	basal cell carcinoma	基底细胞癌
BCLC	Barcelona-clinic liver cancer	巴塞罗那-临床肝癌
BLL	benign laryngeal lesion group	喉良性病变组
CAL	colorectal anastomotic leakage	结直肠吻合口瘘
CCB	calcium channel blockers	钙通道阻滞剂
CCL20	chemokine(C-C motif) ligand-20	趋化因子(C-C 模体)配体-20
CEA	carcino-embryonic antigen	癌胚抗原
CEI	continuous epidural analgesia	连续硬膜外镇痛
CGEA	combined general-epidural anaesthesia	全身-硬膜外联合麻醉

英文缩写	英文全称	中文全称
CIIA	combined intravenous and inhaled anaesthesia	静吸入复合麻醉
CIK	cytokine-induced killer cells	细胞因子诱导的杀伤细胞
CIS	carcinoma in situ	原位癌
CMC	circulating monocyte count	循环单核细胞计数
CNC	circulating neutrophil count	循环中性粒细胞计数
COA	combination of preoperative albumin concentration	结合术前白蛋白浓度
COCT-NLR	combination of enhanced contrast computed tomography with NLR	增强 CT 与 NLR 结合
COMBIPECS	single-injection technique combining both Pecs I and Pecs II blocks	单针注射胸部神经阻滞技术
COP-NLR	combination of platelet count and neutrophil to lymphocyte ratio	血小板计数和中性粒细胞与淋巴细胞比率的组合
COX	cyclooxygenase	环氧合酶
COX-1	cyclooxygenase-1	环氧合酶-1
COX-2	cyclooxygenase -2	环氧合酶-2
CPMP	chronic postmastectomy pain	乳腺切除术后慢性疼痛
CPSP	chronic post-surgical pain	术后慢性疼痛
CPTS	chronic post-thoracotomy pain syndrome	慢性开胸术后疼痛综合征
CRBD	catheter-related bladder discomfort	导尿管相关膀胱刺激征
CRC	colorectal cancer	结直肠癌
CRP	C-reactive protein	C-反应蛋白
CSS	cancer-specific survival	肿瘤特异性生存
CXCL1	chemokine（C-X-C motif）Ligand 1 Protein	趋化因子(C-X-C 模体)配体 1CXCL1
CYP450	cytochrome P450	细胞色素 P450
DEX	dexmedetomidine	右美托咪啶
DFS and OS	disease-free and overall survival	无病生存和整体生存
dIV-PCA	dexmedetomidine in combination with fentanyl-based intravenous-PCA	右美托咪定联合芬太尼静脉自控镇痛

续表

英文缩写	英文全称	中文全称
DTH	delayed-type hypersensitivity	迟发型过敏
EA	epidural analgesia	硬膜外镇痛
ECOG	Eastern Cooperative Oncology Group	东方合作肿瘤集团
EGF-COX-2	epidermal growth factor-induced COX-2	表皮生长因子诱导 COX-2
EGFR	epidermal growth factor receptor	表皮生长因子受体
EH	endometrial hyperplasia	子宫内膜增生
EMT	epithelial mesenchymal transition	上皮间质转化
EORTC	European Organization for Research and Treatment of Cancer	欧洲癌症研究与治疗组织
EP	epidural group	硬膜外组
E-PCA	epidural PCA	硬膜外 PCA
ER	estrogen receptor	雌激素受体
ERAS	enhanced recovery after surgery	术后加速康复
ERP	enhanced recovery pathway program	加速康复途径计划
ERα-positive	oestrogen receptor α	雌激素受体 α
ESP	erector spinae plane	竖脊肌平面
FEV1	expiratory volume for 1 second	1 秒呼气量
FFI	flexible fiberoptic intubation	弹性纤维插管
FVC	forced vital capacity	用力肺活量
GABA	gamma-aminobutyric acid	γ-氨基丁酸
GIST	gastrointestinal stromal tumours	胃肠道间质瘤
GLR	granulocyte/lymphocyte ratio	粒细胞/淋巴细胞比例
GPS	Glasgow prognostic score	格拉斯哥预后评分
Hb	haemoglobin	血红蛋白
HCC	hepatocellular carcinoma	肝细胞癌
HDNs	high-density neutrophils	高密度中性粒细胞
HER-2	human epidermal growthfactor receptor 2	人表皮生长因子受体-2

续表

英文缩写	英文全称	中文全称
HEs	hypotensive episodes	低血压发作
HES	hydroxyethyl starch	羟乙基淀粉
HIPEC	hyperthermic intraperitoneal chemotherapy	腹腔热灌注化疗
HM	human model	人体试验模型
HNC	head and neck cancers	头颈部肿瘤
HO-1	heme oxygenase-1	血红素加氧酶
HPA	hypothalamic-pituitary-adrenal	下丘脑-垂体-肾上腺（轴）
HPV	human papillomavirus	人乳头瘤病毒
HR−	hormone receptor−	激素受体阴性
ICC	intrahepatic cholangiocarcinoma	肝内胆管细胞癌
IF-γ	interferon-gamma	干扰素-γ
IIR	intense postoperative inflammatory response	严重的术后炎症反应
IL	interleukin	白细胞介素
IL-10	interleukin-10	白细胞介素 10
IL-12	interleukin-12	白细胞介素 12
IL-16	interleukin-16	白细胞介素 16
IL-17	interleukin-17	白细胞介素 17
IL-6	interleukin-6	白细胞介素-6
IMDC	International Metastatic Renal Cell Carcinoma Database Consortium	国际转移性肾细胞癌数据库联盟
iNLR	initial pretreatment NLR	初始 NLR
IP	intraperitoneal	腹膜内的
IPLA	intraperitoneal local anaesthetic	腹膜局部麻醉
IPMC	intraductal papillary mucinous cancer	导管内乳头状黏液癌
IT	intravenous patient-controlled analgesia	静脉患者自控镇痛
IV	intravenous	静脉注射的
IV PCA	intravenous patient-controlled analgesia	患者自控静脉镇痛

续表

英文缩写	英文全称	中文全称
LC	locus coeruleus	蓝斑
LDNs	low-density neutrophils	低密度中性粒细胞
LMR	lymphocyte-to-monocyte ratio	淋巴细胞与单核细胞的比例
LOX	lipoxygenase	脂氧合酶
LSCC	laryngeal squamous cell carcinoma group	喉鳞癌组
LTAP	laparoscope-assisted TAP	腹腔镜辅助腹横筋膜平面（阻滞）
MAOA	monoamine oxidase A	单胺氧化酶 A
MELD	model for end-stage liver disease	终末期肝病模型
MET	mesenchymal epithelial transition	间质上皮转移
mGPS	modified Glasgow prognostic score	改良格拉斯哥预后评分
MIBC	muscle-invasive bladder cancer	肌层浸润性膀胱癌
MIP	macrophage inflammatory protein	巨噬细胞炎性蛋白
MLR	monocyte-to lymphocyte ratio	单核细胞与淋巴细胞比率
MMP-9	matrix metalloprotein	基质金属蛋白酶 9
MOR	μ-opioid receptor or Mu opioid receptor	μ 阿片受体
MPO	myeloperoxidase	髓过氧化物酶
MPV	mean platelet volume	血小板平均容积
MRM	modified radical mastectomy	乳腺癌改良根治术
NC	neoadjuvent chemotherapy	新辅助化疗
NET	neutrophil extracellular traps	中性粒细胞胞外陷阱
NK cells	natural killer cells	自然杀伤细胞
NKCC	NK-cell cytotoxicity	NK 细胞毒性
NLR	neutrophil-to-lymphocyte ratio	中性粒细胞与淋巴细胞比值
NLRc	NLR change	NLR 变化
NMDA	N-methyl-D-aspartate	N-甲基-D-天冬氨酸
NMIBC	non-muscle-invasive bladder cancer	非肌层浸润性膀胱癌
NMSC	non-melanoma skin cancer	非黑色素瘤皮肤癌

英文缩写	英文全称	中文全称
NO	nitric oxide	一氧化氮
NRS	numerical rating scale	数字评分量表
NSAIDs	nonsteroidal anti-inflammatory drugs	非甾体抗炎药
NSCLC	non-small cell lung cancer	非小细胞性肺癌
OLV	one-lung ventilation	单肺通气
ONB	obturator nerve block	闭孔神经阻滞
OPL	oral premalignant lesion	口腔癌前病变
OS	overall survival	总生存期
OSCC	oral squamous cell carcinoma	口腔鳞状细胞癌
PACU	postanesthesia care unit	麻醉恢复室
PC3	prostate cancer cell line	前列腺癌细胞株
PCA	patient-controlled analgesia	患者自控镇痛
PCEA	patient-controlled epidural analgesia	患者自控硬膜外镇痛
PCIA	postoperative patientcontrolled intravenous analgesia	术后患者自控静脉镇痛
PCT	procalcitonin	降钙素原
PCV	pressure-controlled	压力控制
PDAC	pancreatic ductal adenocarcinoma	胰腺导管腺癌
PDTC	poorly differentiated thyroid cancer	甲状腺低分化癌
Pecs I	pectoral nerves I	I 型胸神经阻滞
Pecs II	pectoral nerves II	II 型胸神经阻滞
PEEP	positive end expiratory pressure	呼气末正压
PGE_2	Prostaglandin E_2	前列腺素 E_2
PLL	precancerous laryngeous lesion group	喉癌前病变组
PLR	platelet-to-lymphocyte ratio	血小板与淋巴细胞比率
PMNs	polymorphonuclear neutrophils	多核中性粒细胞
PNI	prognostic nutritional index	预后营养指数
PONV	postoperative nausea and vomiting	术后恶心呕吐

续表

英文缩写	英文全称	中文全称
PPP	persistent postoperative pain	持续性术后疼痛
PR	progesterone receptor	孕激素受体
PROCOLE	prognostic colorectal leakage	结直肠瘘预测因子
PS	performance status	行为状态
PSA	prostate-specific antigen	前列腺特异性抗原
PTC	papillary thyroid cancer	甲状腺乳头状癌
PVB	paravertebral nerve blockade	椎旁神经阻滞
RC	radical cystectomy	根治性膀胱切除术
RDW	red cell volume distribution width	红细胞体积分布宽度
RFA	radiofrequency ablation	射频消融术
ROM	reactive oxygen metabolites	反应性氧代谢产物
RSB	rectus sheath blockade	腹直肌鞘神经阻滞
RSC	rectus sheath catheters	腹直肌鞘导管
SAPB	serratus anterior plane block	前锯肌平面阻滞
SCC	squamous cell carcinoma	鳞状细胞癌
SII	systemic immune-inflammation index	系统性免疫炎症指数
sIL-2R	interleukin-2 receptor	白细胞介素-2受体
SIR	systemic inflammatory response	全身炎症反应
Sp1	specificity protein 1	特异性蛋白1
TACE	transarterial chemoembolization	肝动脉化疗栓塞
TAM	tumor-associated macrophage	肿瘤相关巨噬细胞
TAP	transversusabdominis plane	腹横肌平面
TARE	transarterialradioembolization	经动脉放射栓塞
TEA	thoracic epidural analgesia	胸段硬膜外镇痛
TILs	tumour infiltrating lymphocytes	肿瘤浸润淋巴细胞
TIVA	total intravenous general anaesthesia	全凭静脉麻醉
TLE	thoracoscopic-laparoscopic oesophagectomy	胸腔镜-腹腔镜食管切除术

英文缩写	英文全称	中文全称
TLR	toll-like receptor	Toll 样受体
TNF	tumour necrosis factor	肿瘤坏死因子
TNF-α	tumour necrosis factor-α	肿瘤坏死因子-α
TNM	tumour, node, metastasis	肿瘤、结节、转移灶
TPVB	thoracic paravertebral blockade	胸椎旁神经阻滞
TUR	transurethral resection	经尿道切除术
TUR-B	transurethral resection of bladder cancer	经尿道膀胱肿瘤切除术
UADT	upper aerodigestive tract	上消化呼吸道
VAS	visual analogue score	视觉模拟评分
VAS	Visual analogue scale	视觉模拟评分
VATS	video-assisted thoracoscopic surgery	电视胸腔镜外科
VCV	volume-controlled ventilation	定容控制通气
VEGF	vascular epidermal growth factor	血管表皮生长因子
WBC	white blood cell count	白细胞计数
WCC	white cell count	白细胞计数
WHO	World Health Organization	世界卫生组织
β_3-AR	β_3-adrenoreceptor	β_3-肾上腺素受体
β-ARs	β-adrenergic receptors	β-肾上腺素受体